ANGERER / LEHRBUCH DER AUGENDIAGNOSTIK

Handbuch der Augendiagnostik

Augendiagnostik als Lehre der optisch gesteuerten Reflexsetzungen

von

Josef Angerer

Mit 451 farbigen Abbildungen auf Tafeln
und 42 Abbildungen im Text

Verlag
Tibor Marczell,

ISBN 3-88015-050-8

2. Auflage 1975

3. Auflage 1977

4. Auflage 1979

Printed in Germany

VORWORT

Wenn eines der bedeutendsten Standardwerke der Augendiagnose nachgedruckt wird, dann hat dies mehrere Gründe:

1) Seit Jahren ist „Der Angerer" vergriffen und auch in Antiquariaten zu stark überhöhten Preisen nicht mehr zu haben.
2) Junge Kollegen, die das Buch nicht mehr bekommen können, fragen immer wieder danach. Ihnen sollte die Möglichkeit des Basisstudiums gegeben werden.
3) Das seinerzeit in vier Bänden erschienene Opus gehört zu den wesentlichsten und zugleich umfangreichsten Büchern der Iris- und Augendiagnose.

Josef Angerer ist — trotz Einsicht in die Notwendigkeit eines Neudruckes — jahrelang von dieser Idee nicht so begeistert gewesen wie wir. Er ist seit dem Jahr des Erstdrucks — 1953 — weitergegangen und für ihn liegt das eben 20 Jahre zurück. Nicht für uns aber, die wir erkennen, daß dieses fundamentale Werk in zwei Jahrzehnten nicht gealtert ist. Man kann also sagen, daß die Grundkonzeption dieses Buches stimmt wie eh und jetzt, die Grafiken und Zeichnungen teilweise allerdings ein Notbehelf sind (Fotografien wären besser, aber auch ungleich aufwendiger). Die Problematik von grafischen Darstellungen des lebendigen Objektes ist zum Teil gelöst in Josef Angerer's neuem mehrbändigen Werk „Ophthalmotrope Phänomenologie", wo neben textlicher Konzepterweiterung Fotografien zur Demonstration beigegeben sind.

Dieses inzwischen also historisch gewordene Grundlagenwerk kann eine weitere Generation von interessierten Heilern inspirieren und konsolidieren in ihrer täglichen Arbeit, auch zu eigener Forschung anregen. Das, so glaube ich, ist ganz und gar im Sinne von Josef Angerer, dem wir herzlich danken, daß er seine Erlaubnis zu einem Reprint gegeben hat. Dem Verleger Dank, daß er quasi als Laie ideel sich so sehr der Sache verbunden fühlt!

Pfingsten 1975

Stellvertretend für den Kreis der Angerer-Schüler:
Josef Karl

Vermerk des Verlages:
Die Erstfassung erschien in vier Fortsetzungsbänden. Der vorliegende wurde der Einfachheit halber in einen einzigen Band zusammengefaßt. Dadurch fielen einige Seiten aus (Titelseiten, diverse Inhaltsverzeichnisse etc.), so daß Lücken entstanden sind. Diese bedeuten aber keinen Inhaltsverlust.

INHALT

(Seitenzahlen im Gesamtinhalt sind die fettgedruckten Zahlen am Fuß der Seiten)

I. Teil

II. Teil

III. Teil

IV. Teil

V O R W O R T

„Wie im Leben der einzelnen Menschen und der Völker, so gibt es im Leben der Wissenschaft Momente, wo die fernere glückliche Entwicklung von der Energie zur Beschreitung neuer Wege abhängt."
(Gg. Hirth)

Auf allgemeinen Wunsch der Kursteilnehmer in Ingolstadt habe ich die dort gehaltenen Vorträge über Augendiagnostik in konzentrierter Textgestaltung in nachfolgender Arbeit niedergeschrieben. Als Zweck der Niederschrift ist beabsichtigt, den Teilnehmern das umfassende Stoffgebiet in klarer Übersicht als Nachschlagewerk zu übergeben und auch anderen an der Augendiagnostik interessierten Kreisen einen Einblick in die Problematik und Materialfülle dieser neuen Diagnostik zu gewähren. Es ist beabsichtigt, die Vorträge der weiteren Kurse in ähnlicher Darstellung jeweils nach Abschluß der Vortragsreihen folgen zu lassen, so daß nach Drucklegung aller Vorträge ein Lehrbuch der Augendiagnostik vorliegen wird.

Möge dann das Werk allen denen, die den Mut haben, im Interesse der Kranken neue Wege zu gehen, zu einem Berater für Diagnostik und Therapie werden.

Passau, 5. 2. 1953 *Der Verfasser*

Anatomischer Schnitt des Sehorgans

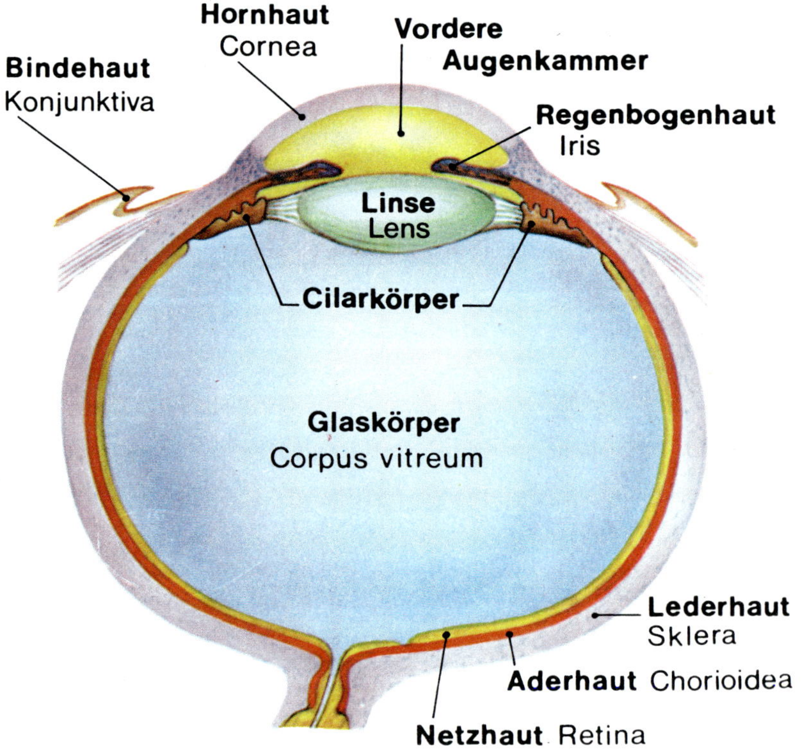

Geschichte der Diagnostik optisch gesteuerter Reflexe

Solange es Menschen gibt, ist das Auge jenes geheimnisvolle Organ, das nicht nur alles Sichtbare aufnimmt, sondern das auch persönliche Kraft und Bewegung ausstrahlt, das Mensch und Tier in seinen zauberhaften Bann schlägt, das alle seelischen Erregungen vom tiefsten Schmerz bis zum höchsten Entzücken wiederspiegelt, das auch das körperliche Leid, die Qual der Kreatur projiziert und zugleich im erlösenden Tränenfluß Beruhigung und Heilung spendet. Es ist daher verständlich, daß alle Völker der Erde sich auf irgendeine Art und Weise mit diesem magischen Organ beschäftigt haben, ob es nun symbolhaft durch das indische Mandala, oder durch das Chakra der tibetanischen Yoga, durch Shivas Stirnauge oder durch das Auge Gottes im Geheimnis des Dreiecks der christlichen Religion dargestellt wird. Daß es nicht lediglich als Symbol göttlichen Allsehens und Allwissens betrachtet wurde, sondern auch als Spiegel leib-seelischer Vorgänge, beweist uns die Auffassung des Evangelisten Lukas, des griechischen Arztes, wenn er sagt: „Das Licht deines Leibes ist dein Auge. Ist dein Auge klar, so wird dein ganzer Leib licht sein, ist es aber krank, so ist auch dein Leib finster".

In der abendländischen Geschichte erscheint zum ersten Mal in den Schriften der Hlg. **Hildegard von Bingen,** der Heilpraktikerin des Nahetales aus dem 12. Jahrhundert, eine größere Ausführung über das Auge als Spiegelbild seelisch- leiblicher Dynamik. Sicher sind diese Erkenntnisse gesammelt aus den Erfahrungen von weisen Frauen und Männern aus dem Volke, in deren Händen damals zum größten Teile die gesundheitliche Betreuung lag. Wie weit sich diese Diagnostik auf die kommenden Jahrhunderte erstreckte, entzieht sich heute noch unserer geschichtlichen Kenntnis. Erst im Jahre 1881 erscheint von dem bekannten Ignaz **Péczely,** der erst als Naturheilkundiger und später als Arzt arbeitete, ein Werk: „Anleitung zum Studium der Augendiagnose". Aus seiner Hand stammt die erste bekannte Topographie iridologischer Reaktionsfelder.

Unabhängig von ihm veröffentlichte im Jahre 1893 der Schwede Niels **Liljequist** ein Werk: „Om Oegendiagnosen". Der schwedische Pastor, der schlimme Erfahrungen gemacht hatte mit Jod und Chinin, 17 Jahre krank war und sich zum Schluß selbst heilte, beschrieb die Augenfarben und den Einfluß der allopathischen Gifte auf das Colorit der Iris. Besonders Arsenik, Quecksilber, Chinin, Eisen, Jod, Blei, Schwefel, Strychnin, Salizylsäure und Opium verändern die ursprüngliche Irisfarbe. Daß er damit, ebenso wie in

Ungarn **Péczely,** auf den Widerstand der Schulmedizin stieß, ist klar. Jedoch war die Sache nicht mehr aufzuhalten.

Im Jahre 1902 erschien ein neues Werk von P. Johannes **Thiel:** „Der Krankheitsbefund aus den Augen". Der Autor, ein Anhänger der Odlehre **Reichenbachs,** brachte nun zum ersten Mal eine regionäre und sektorale Einteilung der Iris und wies auf ihre bipolare Innervation hin, die wir heute als die sympathisch-parasympathische Tonuslage bezeichnen. Fast zur selben Zeit, im Jahre 1904, brachte der in Österreich geborene, in Görlitz als Heilpraktiker tätige, später nach Amerika ausgewanderte und dort zum Dr. med. promovierte Henry Edward **Lane** ein Buch heraus mit dem Titel: „Irodology, the Diagnosis from the eye", inhaltlich in engem Anschluß an **Thiel.** Dieselbe Anlehnung zeigt das Werk von Andreas **Müller** im Jahre 1907: „Die Augendiagnose nach Pastor Felkes Grundsätzen".

Topographische Probleme sind es, die die Forscher beschäftigen in jener Zeit. Dies gilt auch noch für das Buch von Dr. **Anderschou:** „Iris science Diagnosis of bodely diseases through examination of the eye" (1916). Der Verfasser setzt das vegetative Nervensystem mit **Liljequist** und **Hense** an den Rand der Iriskrause im Gegensatz zu **Thiel.** Kaum sind diese strittigen Probleme aufgetaucht, da erhebt sich ein neuer Stern am Himmel: **Rudolf Schnabel!** 1920 veröffentlicht er: „Symptome des Auges und seiner Adnexe". Ihm folgen: „Ophthalmologie und Symptomatologie, Handbuch der Irisdiagnose" und „Das Auge als Gesundheitsspiegel". Er, der feinsinnige Beobachter und gründliche Kenner der Physiologie und vitalen Kinetik, zeigt ganz neue Gesichtspunkte auf, er wird zum Meister der Linsen- und Pupillendiagnostik und bezieht bereits die Adnexe des Auges in das Strahlfeld optischer Reflexsetzung ein. Die Pathochromie der Iris schlüsselt er auf wie ein Seher und steuert durch seine wissenschaftliche Methodik das Schiff der Augendiagnostik in den gesetzmäßigen Hafen der Heilkunde. Sein äußerer Lebensweg ist ein Symbol für die Entwicklung der von ihm vertretenen Wissenschaft: Der Heilpraktiker Schnabel wird gegen Ende seines Lebens Dr. und Professor. Die mikroskopische Wunderwelt seines Wissens, die den Zusammenhang mit Kosmos und Entelechie nicht außer acht läßt, jedoch andererseits die Systematik vernachlässigt, überragt wesentlich die Veröffentlichung von Dr. Leon **Vannier** (Paris, 1923): „Le Diagnostic des maladies par les yeux", der noch im Schlepptau **Liljequists** segelt. Ebenso zu werten ist das Lehrbuch der Frau Pastor **Madaus** aus dem Jahre 1916 (3. Aufl. 1926), wenn auch der Versuch, Ursache und Erfolgsorgan in eine neue Verbindung zu bringen, überrascht. Auf derselben Linie liegen ferner die Arbeiten von K. **Baumhauer** („Die Augendiagnose, ausführliche Abhandlung über die Feststellung von Krankheiten des menschlichen Organismus im Wege der Augenuntersuchung", 1927) und Dr. **Wirz:** „Krankheitsbefund aus der Regenbogenhaut der Augen". 1931 veröffentlicht H. **Hense** sein Werk: „Augendiagnose und Gesichtsausdruckskunde". Neu hieran ist der Versuch, einen Nervenkreislauf in der Iris zur Darstellung zu bringen. Nicht mehr zu halten sind die Festlegungen der Innervation in den beiden Irisplatten. Interessante Einzelheiten bringen: **Kronenberger** „Die Irisdiagnostik" (1931), das „Handbuch der Irisdiagnostik" von **Struck** und **Flink** (1935) und „Krankheitszeichen in der Iris" mit Originalphotos von Theodor **Kriege** (1949—1952). In der neuesten Zeit gewann ein besonderes Interesse das Buch von **A. Maubach:** „Augendiagnostik als Konstitutionsdiagnostik, Frühdiagnostik und Differentialdiagnostik". Zum ersten Mal sind hier Irisbild, Röntgenbild und Operationsbefund einander gegenübergestellt und erhärten somit die Beweiskraft iridologischer Diagnostik. Die herrlichen Farbaufnahmen, die Sicherheit der Diagnostik, die Übereinstimmung mit dem klinischen Parallelbefund sichern dem Verfasser Anerkennung und dem Schüler gute Orientierungsmöglichkeiten auf diesem Neuland.

Das neueste augendiagnostische Werk stammt von Bernard **Jensen:** „The Science and Practice of Iridology" (Los Angeles 1952). Dr. Jensen, 1908 in Stockton, Californien geboren, geprüfter Chiropraktiker und Homöopath, hat uns in seinem Werk viel ausgezeichnetes Material geschenkt mit sehr schönen systematischen Zeichnungen, farbigen Irisphotographien und einem interessanten Anhang mit Beispielen aus der Praxis.

Dieser Überblick über die Literatur läßt wohl erkennen, daß die Beschäftigung mit der Diagnostik optisch gesteuerter Reflexe auch in medizinischen Kreisen nicht mehr aufzuhalten ist, daß es jedoch an der theoretischen Einordnung dieses Wissens- und Forschungsgebietes in die Architektur der Heilkunst und auch an einer geordneten Systematik noch fehlt.

Die folgenden Ausführungen bezwecken, das von den Vorgängern erarbeitete Gedankengut in einen umfassenden Rahmen einzuordnen, sowie die Phänomene als Ausdruck bestimmter bewegender Kräfte zu beschreiben und auf die Einheit alles Lebendigen auszurichten.

I.

Abgrenzung und Wesen der Diagnostik optischer Reflexsetzung

Dem Zweifel am medizinischen Dogma verdanken wir die ewige Fruchtbarkeit heilkundlichen Schaffens. Wie der Mensch im Verlauf seines physiologischen Alterns erstarrt und seine schöpferischen Kräfte sich reduzieren, so geht es auch einer wissenschaftlichen Epoche: sie überlebt sich selbst, sie reduziert sich vor dem Morgenrot neuer Intuitionen und Forschungsergebnisse, und wenn die Träger dieser in sich steril gewordenen Lehrmeinungen noch so sehr ihre Lorbeerkränze vom Katheder schwingen, es merkt eben jeder, daß das Laub bereits raschelt und abfällt. Dem Gesetze der Evolution, der Entwicklung, der periodenhaften Enthüllung der Schöpfungsgeheimnisse sind wir alle anheimgegeben; diese göttlichen Funken sind kein Reservat bestimmter Menschenklassen und -kasten, sondern erstrahlen nach selbständigen Gesetzen: Der Geist weht, wo er will! Gerade gegenwärtig leben wir wieder in einer solchen Ära eines geistigen Pfingststurmes, der die Zusammenhänge enthüllt von Bios und Kosmos, der das menschliche Dasein aufleuchten läßt im funktionellen Kräfteverhältnis zur ganzen Schöpfung, der in der Physis die Spuren der Metaphysis bloßlegt und so auf den Trümmern eines omnipotenten Materialismus eine neue Ganzheitsschau ermöglicht.

Wenn der Bios in seiner Gesamtentfaltung wie ein Mosaikstein in der Architektur der großen Schöpfung steht, dann sind auch die kleinsten Einheiten dieses Lebens genetisch und funktionell mit dem Ganzen verbunden und künden ihre Existenz und die Formen ihres Daseins in der ihnen gegebenen Sprache durch Lust und Schmerz, durch Farbe und Ton, durch Spannung und Erschlaffung, durch Strahlung und Sog. Umgekehrt erhalten sie ihre Ernährungs- und Erhaltungsimpulse aus dem Kosmos auf dem Wege über die Sinnesfunktion.

Das Geschöpf schlechthin und in seinen subtilsten Lebensäußerungen steht in einem kosmischen und metaphysischen Kraftfeld; die Sinne sind die Empfangs- und Sendeapparate, die Rezeptoren und Reflektoren und die Sinnesorgane sind als Durchgangsfelder die Potentiale dieser Kraftbeziehung einerseits und der beschriebene Streifen andrerseits. Dieser kosmische Schwingungskreis erstreckt sich nun auf Generationen und prägt somit den Genotyp, der aber nach seinem Eintritt ins Leben durch seine Eigenschwingungen im Kosmos sich zum Phänotyp ausbildet.

Genotyp und Phänotyp zusammen geben die psychosomatische Union des Individuums, das gleich dem Atom, welches mit seinem Kern in den Elektronenschalen schwingt, in seinen Sinnesschalen den Kosmos tangiert.

Die Funktionsbeziehung zur Erde und ihren Früchten, zum Wasser und seinen Strahlungen wird geregelt durch den Geschmackssinn. Der ganze Verdauungsschlauch mit seinem Vestibül, der Zunge, ist die nutritive Schale des Individuums. Auf ihr kreisen die „Elektronen" der positiven und negativen Einstellung zur Ernährung und materiellen Erhaltung, Lust und Unlust lenken Aufnahme, Verarbeitung und Ausscheidung und die Zunge bietet das sichtbare Reflexfeld der nutritiven Potenz.

Ebenso ist die pneumatische Schale mit der Nase, dem vorgeschobenen Luftrezeptor der Lunge, als nervaler Rezeptor und Reflektor in der Richtung der Beatmung des Individuums erkannt. Die Pneumatisation des Organismus, der Odem des Lebens setzen ihre Wegspuren und man hat bereits versucht, die Spuren abzutasten und therapeutisch zu nützen.

Eine fast unbekannte Größe ist noch die akustische Schale. Die klingende Welt vom liebewarmen Mutterwort bis zum Mißklang des Hasses, vom schluchzenden Vogelgesang bis zur klanggesättigten Symphonie kann nicht ohne Einfluß bleiben auf das somatisch-psychische Aggregat: Mensch. Es wird bestimmt Reflexe setzen, jedoch sehen wir noch nicht die Maschen dieses Netzes: Terra incognita.

Mehr erfaßbar sind uns jedoch die Reflexnetze des Tast- und Gesichtssinnes. Die Reflexzonen der Tastsinnsteuerung sind ja bereits in den Vordergrund der Forschung getreten, auch in der abendländischen Hemisphäre, nachdem das Morgenland schon seit Jahrtausenden sich mit diesen Dingen beschäftigt. Die Haut- und Muskeldecke des Menschen als graphische Anamnese der Organausstrahlung, gleichsam als Blindenschrift von Lust und Schmerz einerseits und als Matrize für kosmische, biophysische und geophysische Strahlen andererseits, stellt ein Forschungsgelände dar, auf dem sich die fortschrittlichen Heilbehandler tummeln. Ob wir von Brennpunkten, Reflexzonen oder Meridianpunkten reden, ist unwichtig; entscheidend ist, daß es sich hier um Teilausschnitte der apperzeptiven und rezeptiven Funktionen des Tastsinnes handelt. Inwieweit sie noch durchsetzt sind von Steuerungsergebnissen der anderen Sinne, ist noch nicht geklärt. Jedoch wird eine vorurteilslose, intuitive Forschung eine Differenzierung und eine Verfeinerung in der Erkenntnis der sensiblen Zonen erreichen und damit die Möglichkeit geben, nicht nur die auf terminalen Strombahnen geleiteten Energiestöße zu beobachten, sondern die noch viel feineren immateriellen Energieflüsse zu belauschen.

Ein solches Arbeits- und Forschungsgebiet ist auch die Beschäftigung mit den optisch gesteuerten Reflexsetzungen. Die letzte und höchste Verbindung der Kreatur mit dem Kosmos vermittelt das optische System auf dem Wege über die Lichtstrahlung. Das Licht ist der Spender des Wachstums; die vom Licht ausgestrahlte Wärme entfaltet die Entwicklung, das Sprossen, Blühen und Reifen; die Finsternis und das mit ihr gegebene Minus an Wärme bedingt das Welken und Sterben. Die Potenz dieses Antagonismus von Licht und Finsternis, von Wärme und Kälte dirigiert zum großen Teil den Ablauf des Lebens. Hinter dem Licht steht der Schatten, auf der Gegenseite der Wärme steht die Kälte, sie sind voneinander nicht zu trennen. Der Mensch ist mit seinem optischen Apparat, dem Sehsinn, in dieses kosmische Kraftzentrum eingeschaltet; sein Wachstum und sein Welken hängen in vielfacher Hinsicht von Sendung und Empfang dieser Energien ab. Natürlich verstehen wir hier unter Sehsinn nicht nur die Funktion des Auges, nicht nur die Reflexfähigkeit seines Strahlfeldes, sondern auch das ganze Melanophorensystem der Haut und ihre Wärmerezeptoren. Der Licht- und Wärmeempfang, die Verwertung und Rückstrahlung dieser Energien setzen nun, ähnlich wie bei den vom Tastsinn gesteuerten Reflexen, hier optisch gesteuerte Strahlbilder in dem ganzen Komplex der Sehsinnapparatur, am subtilsten natürlich im Zentralpunkt dieser Apparatur, dem Auge selbst. Daher ergibt sich bei der Betrachtung der optisch gesteuerten Reflexsetzung eine dreifache Einteilung der zu behandelnden Materie:

1. Die Reflexe im Zentrum der optischen Apparatur, im Auge; daher früher: Augendiagnostik;
2. Die Reflexe auf dem engeren Strahlfeld des Auges, dem Gesicht; daher früher: Adnexdiagnostik;
3. Die Reflexe auf dem Träger des Melanophorensystems, auf der Hautdecke: Die Koloritdiagnostik.

Nach dieser Orientierung fällt uns nun die Aufgabe zu, die Möglichkeit dieser Reflexvorgänge klarzustellen. Ich halte mich dabei an die Gedankengänge von **Scharrer** und **Hoff.**

Der Lichteinfall durch das Auge löst nach **Scharrer** über das vegetativoptische System auf einer der ältesten Nervenbahnen (Nervus opticus — Nucleus supraopticus im Zwischenhirn — Tractus supraopticohypophyseus — Hypophyse) vegetative Steuerungeinrichtungen aus, die über die an das Zwischenhirn gekoppelten Drüsen ablaufen. Umgekehrt kann nach **Hoff** eine vegetative Gesamtumschaltung durch die Aktivität der Drüsensysteme ausgelöst und so der Lichteinfall durch Regulation der Pupillenweite dosiert werden. Wenn schon das Pupillenspiel durch die Aktivierung der Drüsensysteme über den vegetativen Regulationsmechanismus gesteuert werden kann, so sind durch das Pupillenspiel gesetzte secundäre Reize auf den optischen Apparat die Folge und als Manifestationen der Agilität der Funktionskreise zu bewerten.

In der pathologisch gesteuerten Pupillenaktion erscheint daher auch die Fehldynamik der Funktionskreise (Bild II). Der Makrokosmos beeinflußt also auf optischem Wege den Organismus, und die kleine Welt des menschlichen Organismus reagiert auf demselben Wege hinaus in den Kosmos. Diese Tatsache führte mich zu der Hypothese:

Der Lichtapparat des Menschen zeigt die Dynamik dieser Wechselbeziehung und die Spuren dieser Arbeitsleistung. Daher ist die Betrachtung und Auswertung der optisch gesteuerten Reflexe nicht ein toter Sektionsbefund, sondern eine lebendige Schau in die vegetative Schaltungspotenz des Organismus und der von ihr gesetzten Verhältnisse. Darin liegt die Charakteristik der optisch gesteuerten Reflexdiagnostik und auch die Festlegung ihrer Grenzen.

Beistehendes Regulationsschema versucht obige Darstellung bildlich zu veranschaulichen.

Wir sehen aus dem Schema, wie die nervale Gesamtumschaltung aufs innigste mit dem vitalen Geschehen zusammenhängt. Die Betrachtung der endokrinen Stoffwechselsteuerung gibt einen tiefen Einblick in die Mannigfaltigkeit des Geschehens, die mit der Tätigkeit des optischen Apparates in direkter Funktionsbeziehung steht (Bild III).

Beachtenswert und interessant ist, wie Bild 4 zeigt, die Abhängigkeit des Phasenwechsels vom Tag- und Nachtrythmus, von der Sommer- und Winterwende und die automatische Schaltung der Organe auf Minimum und Maximum der Funktion. Wir sehen darin eine wunderbare Ausrichtung der menschlichen Natur zum kosmischen Geschehen und die Einschaltung des optischen Apparates in die Funktionsdynamik.

Daher sind folgende Aspekte der Funktionen des optischen Apparates und seines Strahlfeldes zu diskutieren:

1. Die vegetative Tonuslage
2. Das elektrolytische Gleichgewicht
3. Das vasale Kräfteaggregat
4. Der Säure-Basenhaushalt mit seiner Streuung auf die Endobiosis
5. Das Blutbild
6. Die Wärmeregulation in Zusammenhang mit klimatischen, geophysischen und pneumatischen Rezeptionsphasen
7. Stoffwechselumsatzenergie
8. Die glanduläre Potenz

9. Die hereditären Form- und Gestaltungskategorien
10. Der Gewebstonus
11. Die lymphatische Assimilations- und Abwehrdynamik
12. Fermentative und plasmatische Zellschädigung
13. Die Statik des Knochengerüsts und ihr Einfluß auf den Synergismus des Symp.-parasymp. Systems
14. Visuelle Quellpunkte und die Meridiane.

Dies nur einige Fassaden aus der Fülle des zu sichtenden Materials, das im Reservoir dieser diagnostischen Sparte zum großen Teil noch ungepflügtes Land ist. Ich bitte die große Schau in die Dinge, wie sie die Bilder aufzuzeigen suchen, immer im Unterbewußtsein mitschwingen zu lassen, wenn wir den einzelnen Phänomenen nun auf die Spur gehen. Vorher jedoch möchte ich noch **die Grenzen** der Erkenntnisse aus der optisch gesetzten Reflexsetzung umreißen:

1. Das optisch gesteuerte Reflexgeschehen beinhaltet nur $^1/_5$ der Sinnesphysiologie. Alles, was durch andere Sinnesfunktionen deutlicher zum Ausdruck gebracht wird, entfällt für uns.
2. Organische Erkrankungen des Sehapparates setzen natürliche Grenzen.
3. Ererbte oder erworbene Erschlaffung bzw. Übererregung der vegetativen Gleichgewichtsfähigkeit und Pendelpotenz setzt auch der Reflexbildung Grenzen. Die mangelnde oder überdosierte Schwingungsbreite der optischen Steuerung bringt entweder den Zustand der Ausdruckslosigkeit oder der Unklarheit.
4. Blockaden der Reizsetzung und -übertragung durch Bewußtseinseinschränkung oder -ausschaltung, vegetativ oder psychisch gesetzt (Narkose, Sedativa oder Schreck und Enthusiasmus), geben keine Strahlbilder.
5. Vorhandene Bahndefekte und fehlgesteuerte bzw. irgendwo abgefangene Fernimpulse machen die Reflexsetzung unmöglich.
6. Die Deutung vieler Phänomene ist noch unklar und zweifelhaft.
7. Die Auslegung der Strahlbilder hängt ähnlich wie beim Röntgenbild ab von der Intuition und Interpretationskunst des Diagnostikers.

Die Abtastung des Forschungsbereiches und seiner Grenzen, die Einordnung unserer Methode in das Heilsystem dachte ich mir als Präambel, als die Schau über das Ganze, dem wir nun die Betrachtung der Einzelheiten einordnen. Dann strahlt das Kleine wieder zurück in die Wunderwelt der großen Schöpfung.

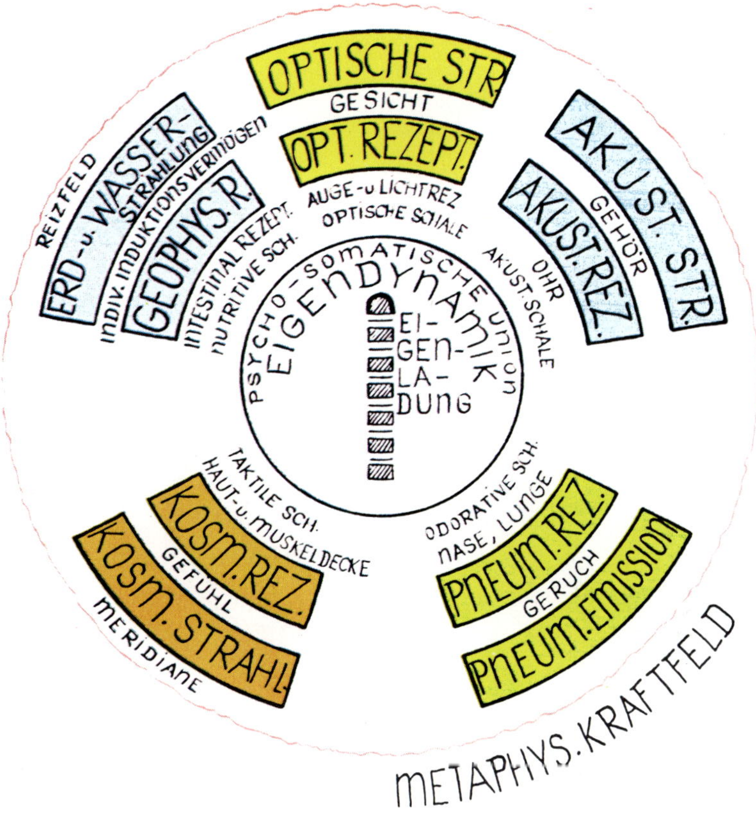

Abb. I. Versuch einer Synopse der Kraftfelder.

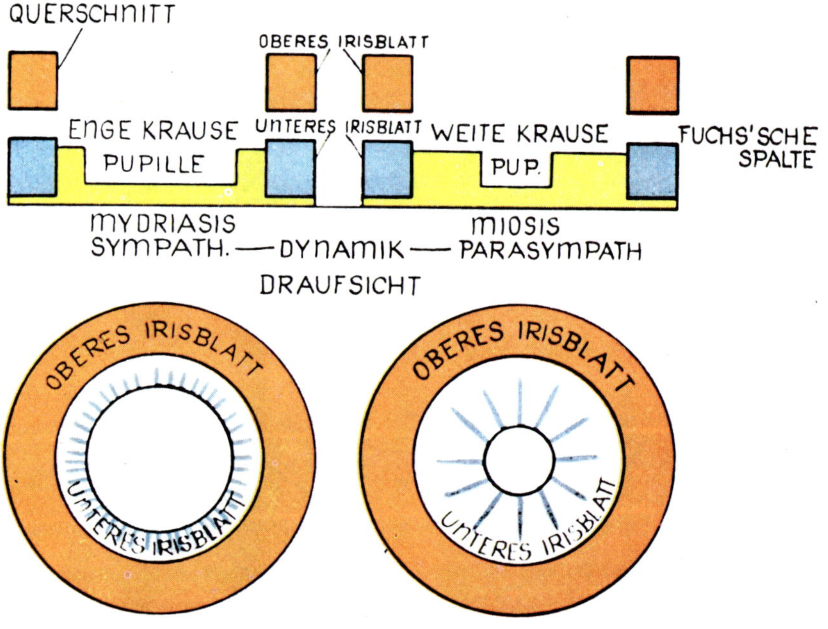

Abb. II. Das Auge als sichtbares Manometer der symp.-parasymp. Dynamik.

Optisch gesteuerte Gesamtschaltung des Endokriniums.

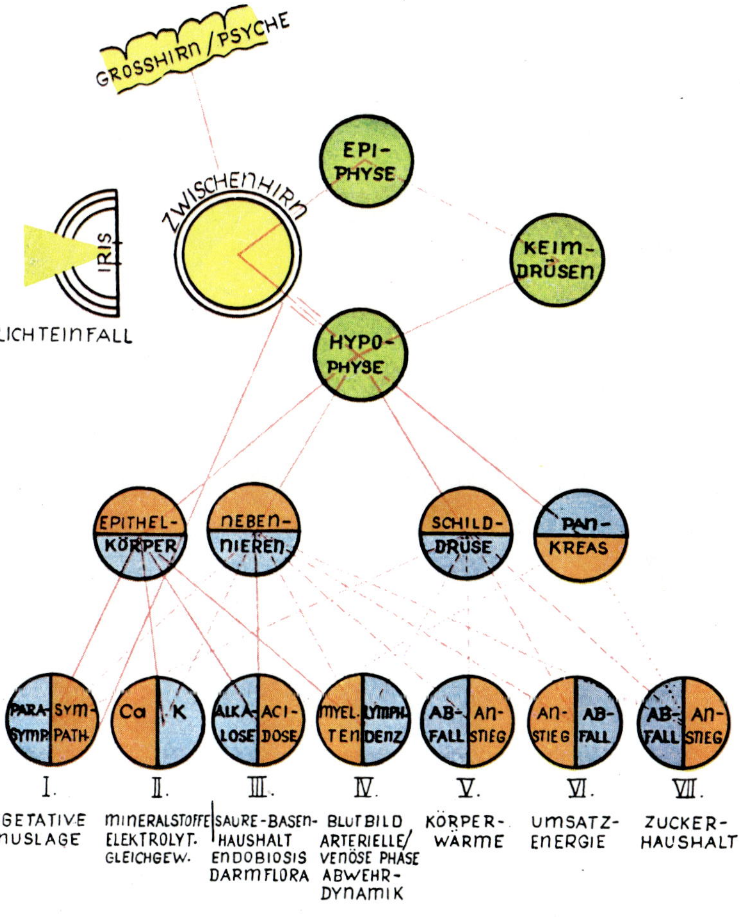

Abb. III. Modifiz. Schema der vegetativen Regulationen nach Hoff mit besonderer Berücksichtigung der opt. Steuerung.

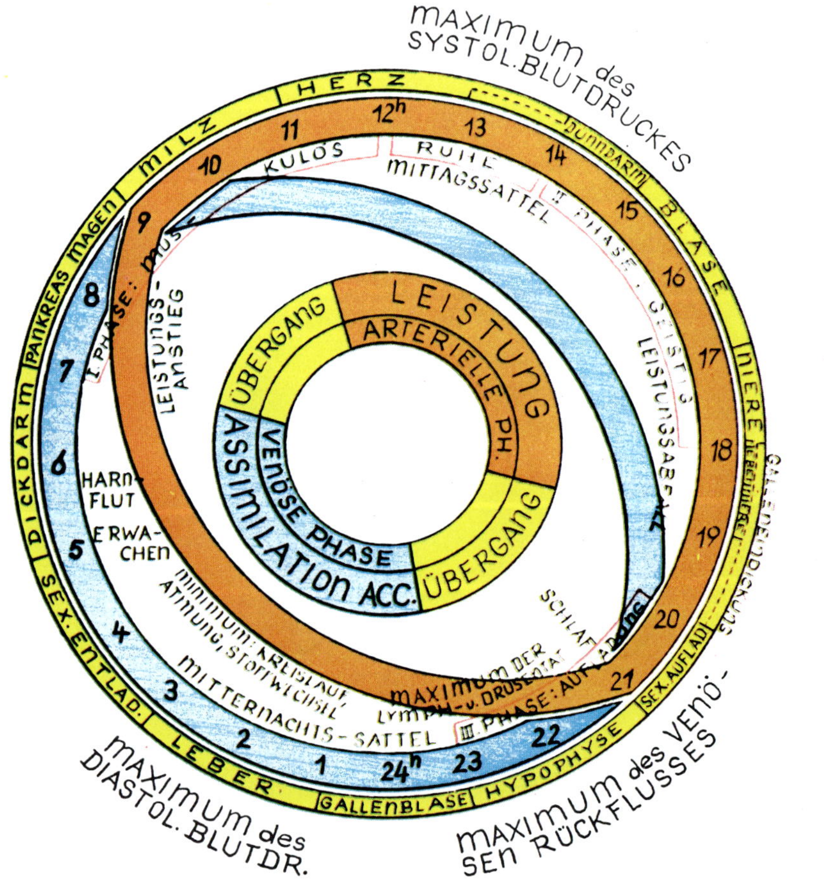

Roter Ring: Sympath. Phase = Lichtempfang.

Blauer Ring: Parasymp. Phase = Lichtsperre.

Äußerer Ring: Maximalzeiten der Organfunktion.

Abb. IV. Der menschliche Funktionsrhythmus in Analogie zum kosmischen Tagesrhythmus und zur vegetativen Gesamtumschaltung.

Die Pupille als Manometer der psychosomatischen Dynamik

Wohl den tiefsten Einblick in die Vita, in das sprudelnde Leben, gewährt die Betrachtung des Pupillenspiels des Auges. Dirigieren schon Tag- und Nachtrhythmus die Größe der Pupille, dosieren die jahreszeitlichen Schwankungen die Weite des Lumens, so spiegelt erst recht das schicksalhafte Erleben seine mannigfaltigsten Formen in der Bewegung der Pupille. Konzentration der geistigen Kräfte verengert, Schmerz und Freude erweitern das Sehloch, Staunen und Schrecken lassen die Pupille erstarren und der Tod sprengt mit unerbittlicher Hand den Raum des Lichteinfalls zu einer gähnenden Leere. Tief ergriffen steht der Beobachter vor den gestaltenden Kräften des Lebens auf dem kleinen Orbis und registriert mit zitternden Händen die Form- und Bewegungsveränderungen, die die Mannigfaltigkeit des Lebens auf diesen engen Raum konzentriert.

Lehrmäßig betrachten wir zunächst den habituellen Pupillenstand.

Der habituelle Pupillenstand

1. **Die Miosis.** Die kleine Pupille, das Zeichen einer überwiegend parasympathischen Tonuslage, kennzeichnet den Träger als Ernährungstypus, denn die Magenperistaltik ist in unaufhörlicher Bewegung. Dabei ist der Puls bradycard, dagegen die periphere Gefäßversorgung überwiegend kontrahiert. Harn- und Stuhlentleerung sind stark, der Sexualtrieb ist sehr entwickelt. Allgemeine nervöse Hyperästhesie und psychische Sprunghaftigkeit, gesteigerte Haut- und Sehnenreflexe disponieren für tabeforme Krisen. Die miotischen Augen sind stechend und lauernd und erscheinen vielfach schuldhaft wegen der Übertritte auf dem nutritiven und sexualen Gebiet. Draufgängertum und Brutalität, Geltungsdrang und Egoismus, Spott und Sarkasmus, Überschwang im Guten und Bösen, Verbrechertum und Heiligkeit, Atheismus und religiöses Zelotentum sind die Grenzmarkierungen dieser Typen.

2. **Die Mydriasis.** Die große Pupille, das Zeichen einer überwiegend sympathisch gesteuerten Natur, zeichnet den weichen sensiblen Menschen mit Neigung zu Tachycardie. Schwache Esser mit schlechter Magen- und Darmperistaltik, mit leichter Anfälligkeit des Harntraktus und geringer Sexualdynamik, mit empfindlichem Bronchial- und Lungensystem verfallen leicht allgemeinen Nervenerschütterungen: Phobien, Psychosen

und Manien. Die infolge der schlechten Nutritionskraft entstehenden sekundären Anämien disponieren zu schneller Ermüdung und Erschlaffung und zu Schlafsucht bei Tage. Die Leistung dieser Typen liegt hauptsächlich auf dem wissenschaftlichen, religiösen und künstlerischen Sektor; Intuition ist ihre Stärke. Der erhöhte Stoffwechsel, besonders im Mineralhaushalt, führt zu spastischen Zuständen, die sich in Dysmenorrhöen, Asthma, Steinkrisen und epileptoiden Insulten äußern. Der Typ der großen Pupille ist ansprechend und anschmiegsam, familiär eingestellt und freigebig, begeisterungsfähig und ideal und empfindsam für jegliche Strahlung.

3. **Der Hippus.** Einen extremen Wechsel von Mydriasis zu Miosis und umgekehrt zeigt der „Zickzackmensch". Somatische und psychische Traumen haben nervöse Zerrüttungen gesetzt, so daß der Mensch dauernd in einer Pendelbewegung schwingt, die einen schnellen Verbrauch der vitalen Kräfte verursacht. Auch als Frühsymptom einer Gehirnlues ist der Hippus zu verwerten. Wenn sich beide Pupillen in rascher Folge erweitern und verengen, haben wir einen gestörten Synergismus von Sympathicus und Parasympathicus, der sich in Hypernervosität, in choreatischen und epileptoiden Erregungszuständen manifestiert. Schwingen jedoch beide Pupillen nicht gemeinsam, sondern in einem fortwährenden Wechsel, so ist das ein Vorbote reflektorischer Starre auf paralytischer Grundlage.

4. **Pupillenungleichheit.** Ist die eine Pupille miotisch, die andere mydriatisch, so haben wir, abgesehen von entzündlicher Genese, einen Mischtyp vor uns. Die Ursache liegt meist in einer luetischen Erbschädigung (z. B. luetisches Aneurysma eines Elternteils). Auch als Residuum nach einer Meningitis oder Diphtherie ist häufig Anisokorie vorhanden. Psychopathische Belastungen sind meist die Ausstrahlungen angeborener Pupillenungleichheit. Akute wechselnde Pupillenungleichheit ergibt sich aber auch bei halbseitigen Erkrankungen und wird nach **Baur** als Merkmal für dringliche Diagnostik bewertet.

Die Betrachtung des habituellen Pupillenstandes ermöglicht eine habituelle Konstitutionsdiagnostik und ist die Voraussetzung für den dynamischen Aspekt der Reaktionsfähigkeit der Pupille.

Die Pupillenreaktion

Irgendein auf die Pupille gesetzter Reiz kann entweder eine zentrische oder eine longitudinale Reaktion auslösen. Dabei kann dieser Reiz von außen oder von innen kommen. Wenn wir zuerst **A) die zentrische Reaktion** aufführen, so müssen wir unterscheiden zwischen dem Tempo, der Schwingungsbreite, der Schwingungsunfähigkeit bzw. Starre und müssen die Schwingungspotenz differenzieren nach der Art des Reizes.

1. **Das Reaktionstempo:** Das Tempo zeigt einerseits die Sensibilität im Reizempfang und in der Reizübermittlung und andrerseits das Kräftepotential der sich bewegenden Teile. Beschleunigung und Verlangsamung der Pupillenbewegung und schlechtes Verharren der erforderlichen Blendeinstellung weisen auf pathologische Verhältnisse der Innervation. Ein spezifisches Krankheitszeichen ist das sogenannte Nachhinken des peripheren Iristeiles. Es ist als ein Symptom für MS anerkannt. Übererregung und Lähmung der sensiblen und motorischen Nerveneinheiten können am Reaktionstempo schon zu einer Zeit abgelesen werden, zu der noch keine klinischen Symptome vorhanden sind.

2. **Die Reaktionsunfähigkeit oder absolute Pupillenstarre,** die nicht durch entzündliche oder traumatische Affektionen des Auges bedingt ist, wird als ernstliches Symptom einer Gehirnerkrankung gewertet. Urämische Zustände, zentrale Lähmungen und Syphilis sind nach den bisherigen Erfahrungen die Hauptursachen.

3. **Die Schwingungsbreite:** Übergroße oder zu kleine Schwingungsverhältnisse verraten hypersensible oder asensible Zustände im Empfangs- bzw. Reizvermittlungssystem oder pathologische Veränderungen im Muskel- und Bandapparat des Auges. Psychische Erethismen bzw. Depressionen begleiten diese Phänomene und geben Einblick in die mentale und psychische Struktur des Individuums.

4. **Die Pupillenreaktion in der Abhängigkeit von der Art der Reizsetzung:**

   a) Die optische Reizsetzung in der bunten Skala der Farben ist die allgemeinste. Dabei ist die Reaktion auf das weiße Licht im allgemeinen die beste. Die Schwingungsantwort auf Reizung durch einzelne Spektralfarben ist meines Wissens noch nicht analysiert.

   b) Die Schmerzsetzung kann eine homolaterale und bilaterale Pupillenreaktion auslösen. Ob Unterschiede bestehen zwischen den Auswirkungen einer endogenen oder exogenen Schmerzsetzung auf das Pupillenspiel, ist mir unbekannt.

   c) Auch die Affekte: Freude, Trauer, Schreck, Angst, Schwermut und Übermut lassen die Pupillengröße schwanken, welche dadurch die seelische Haltung, die Erlebnistiefe und die Streubreite auf das Somatische verrät.

Im Gegensatz zur zentrischen Pupillenreaktion steht **die longitudinale oder Seitenbewegung.** Diese scheint von ganz anderen Nervenzentren dirigiert zu sein wie die zentrische. Ich bin zu der Auffassung gekommen, daß hier die großen Plexus am Werke sind wie der Plexus solaris, lumbalis, sakralis usw., weil die Seitenbewegung immer partielle Höhepunkte aufweist gerade auf jenen Sektoren, die topographisch gesehen zum entsprechenden Versorgungsgebiet gehören. Die Art der Seitenbewegung gleicht dem Faltenspiel einer Ziehharmonika und ist leicht festzustellen. Diese Störungen des autonomen Nervensystems, die hier sichtbar erscheinen, sind auch über die Behandlung des Plexus zu beeinflussen. Gerade die intestinalen Erkrankungen liegen vielfach auf dieser Basis und geben von ihrer nervalen Fehlsteuerung durch diese Pupillenreaktion Kunde. Eine Aufstellung über die Zuständigkeit des jeweiligen Plexus harrt noch der Belegung durch die Empirie. Merkwürdigerweise scheint hier eine **Parallele zu den Meridianen der Akupunktur** zu liegen, denn die gebündelte Zackenbildung ist das Merkmal einer intensiven Ausstrahlung von Energien, die schlaff gedehnte Seitenbewegung aber das Zeichen einer Leere und Erschöpfung von seiten der großen Nervengeflechte. An der Mechanik des Pupillenspiels beteiligen sich nicht nur alle Nervenarten, sondern auch alle Energieströme der psychosomatischen Einheit. Vielleicht ist daher hier eine bildhafte Energieschau gegeben, während bei der Akupunktur die Energien auf taktilem Wege zugänglich sind. Die Ahnung von der Einheit alles Lebendigen scheint sich auch hier zu verdichten. Eben dieser Schauer vor großen geahnten Zusammenhängen erfüllt uns auch bei der Betrachtung der Pupillenentformungen.

Entformungen der Pupille

A. Totale Entformungen. Wenn wir auch heute mit unseren Pupillenforschungen schon wieder neue Zusammenhänge schauen und dadurch zu neuen Ergebnissen gekommen sind, so wäre es doch eine Unterlassungssünde, den Urheber und Vater dieser Phänomenauslegung zu verschweigen, nämlich den verstorbenen **R. Schnabel.** Nach ihm liegt die Ursache dieser totalen Entformungen in der Erhöhung intracerebraler Druckzustände. Warum sich aus dem Kreis gerade eine Ellipse formt, ist jedoch noch unklar. Die totalen Entformungen sind Zeichen für eine baldige Rückkehr des Menschen in die geschaffene Materie und zum Schöpfer der Seele, gleicht sich vielleicht deshalb das Auge den kosmischen Gesetzen an, in denen die Ellipse das Grundprinzip bildet? Ists Symbol oder Wirklichkeit? Ignoramus.

1. **Die stehende elliptoide Pupille** weist auf die Gefahr einer tödlichen Apoplexie durch Ganzlähmung hin. Es gibt dabei Fälle, wo weder der Blutdruck noch sonstige klinische Befunde das Unheil erahnen lassen, die Pupille jedoch ihre Warnung verkündet.

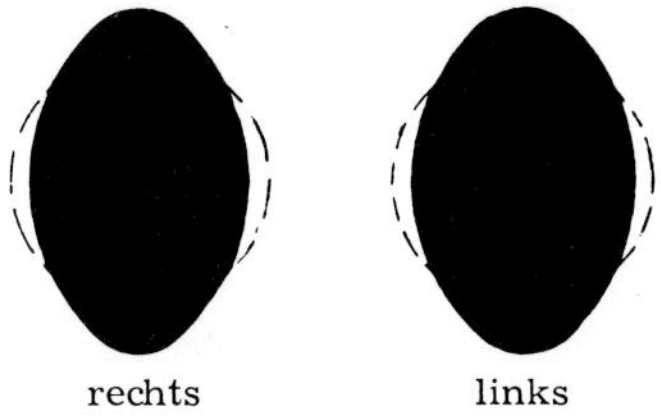

Abb. 1

2. Die liegenden Ellipsen weisen auf die Gefahr motorischer Störungen der unteren Extremitäten auf der Basis erhöhten Liquordrucks. Starke Gemütsdepressionen leiten die Phase ein. Allmählich entwickeln sich Ganzlähmungen, die mit der Stillegung des Atemzentrums den Exitus herbeiführen. Bei einseitigem Linksphänomen treten gerne auch Selbstmordpsychosen auf.

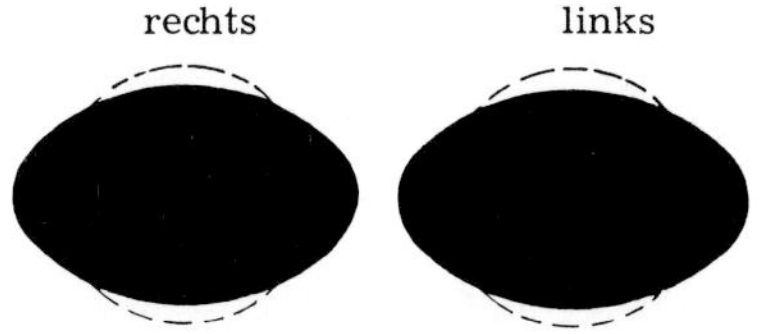

Abb. 2

3. Die rechts geneigten Ellipsen zeigen das Herannahen einer rechtsseitigen Lähmung. Schwindel- und Übelgefühl treiben den Patienten zum Behandler, Polyurie und Blasenschwäche weisen auf eine Störung des Urogenitaltraktus hin, besonders dann, wenn die rechts geneigte Pupille im linken Auge stärkeren Neigungswinkel zeigt oder isoliert auftritt. Wenn die Ovale kleine Einknickungen aufweisen, so beweist das eine apoplektische Veranlagung zu schwächeren Insulten. Manchmal kommt zum Oval auch eine Asymmetrie des Gesichtes auf der Neigungsseite mit Erschlaffung des Haut- und Muskeltonus und cyanotischer Verfärbung hinzu.

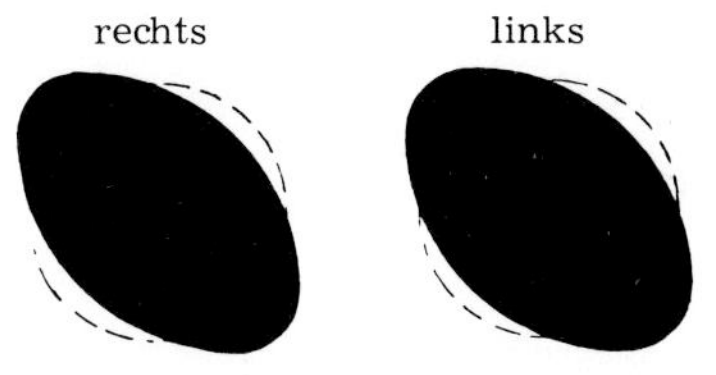

Abb. 3

4. Die linksgeneigten Ovale sind ein Zeichen für herannahende linksseitige Lähmung. Früh einsetzende Impotenz oder der Hang zu anormaler Geschlechtsbetätigung können als Frühsymptome die apoplektische Situation ankünden.

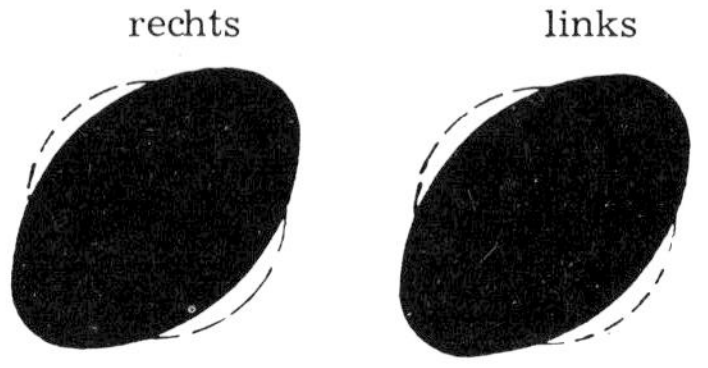

Abb. 4

5. Die nach oben divergierenden Ellipsen, deren verlängerte Längsachsen sich unten schneiden, prädisponieren zu sofort tödlich verlaufender Apoplexie.

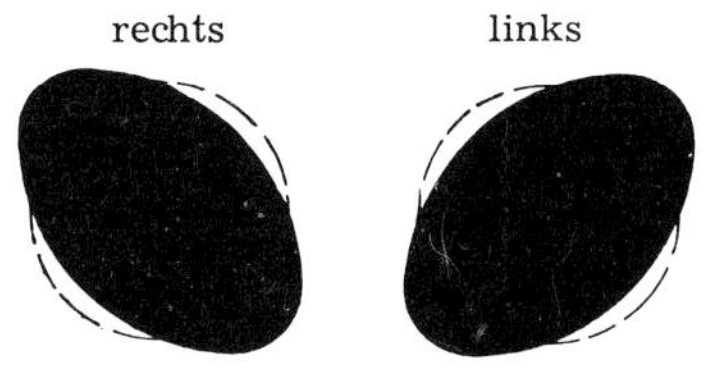

Abb. 5

6. Die nach unten divergierenden Ellipsen, deren Längsachsen sich oben schneiden, disponieren zu Lähmungen der unteren Extremitäten. Müdigkeit in den Beinen und das Bedürfnis sich zu setzen, sind schon frühzeitig vorhanden; bleierne Schwere läßt den Menschen nur mühselig die Arbeit verrichten, bis dann plötzlich die eingetretene Lähmung den wahren Sachverhalt zu Tage fördert.

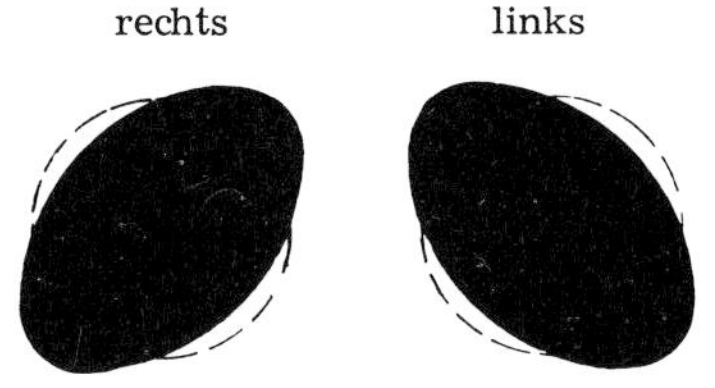

Abb. 6

B. Partielle Entformungen. Während die totalen Pupillenentformungen fast immer lebensbedrohliche Zustände offenbaren, ist die Mannigfaltigkeit der partiellen Deformationen ein dankenswerter Hinweis der Natur für therapeutischen Zugriff. Die Entstehung dieser Deformationen ist bis jetzt noch ungeklärt, jedoch scheinen verschiedene Gründe und Überlegungen dafür zu sprechen, daß sie in **Zusammenhang** stehen **mit der Dynamik der Wirbelsäule.** Stellungsanomalien der einzelnen Wirbelkörper und deren Ausstrahlungen auf die Gelenke, Innervationsstörungen der durch die Subluxation getroffenen Bahnen, Tonusverluste an Organen, Muskeln und Gefäßen scheinen die partiellen Entformungen zu verursachen. Adjustierung der Wirbel läßt in vielen Fällen die Deformation langsam verschwinden, ja bei manchen Patienten wird sofort nach dem chiropraktischen Eingriff die Pupille kreisrund. Bestätigt sich diese Hypothese, dann haben wir an der Pupille nicht nur die visuellen Energiepunkte der Meridiane, sondern auch den **dynamischen Aspekt der von der Wirbelsäule aus wirkenden Spannungs- und Entspannungskräfte,** die von der Natur selbst nicht ausgependelt werden können. Zugleich gibt uns die spezifische Deformation einen Einblick in die Schädigungsbreite der Subluxation, die wir durch reines Wirbeltasten niemals gewinnen können. Wenn wir heute von diesem vollständig neuen Gesichtspunkt aus die Teilentformungen der Pupille betrachten, so ist meinen Ausführungen zugutzuhalten, daß wir uns auf einem Neuland bewegen, das noch vom Schleier des Geheimnisvollen umwehte neue Perspektiven der Diagnostik und Therapie eröffnet.

1. **Die frontalen Abflachungen** betreffen hauptsächlich die Gemütsaffekte und zwar haben wir rechts den negativen Ausschlag, den asthenischen Pol, und links den positiven Ausschlag, den sthenischen Pol. Die Skala des negativen Gemütsausschlags bewegt sich von der einfachen Gedankenjagd, krankhaften Grübelsucht, illusionistischen Eifersucht und Schwarzseherei bis zu ernster zu nehmenden Gemütsdepressionen und Schwermutsanfällen. Wachträume, die mit der Wirklichkeit identifiziert werden, und Verfolgungspsychosen begleiten die melancholischen An-

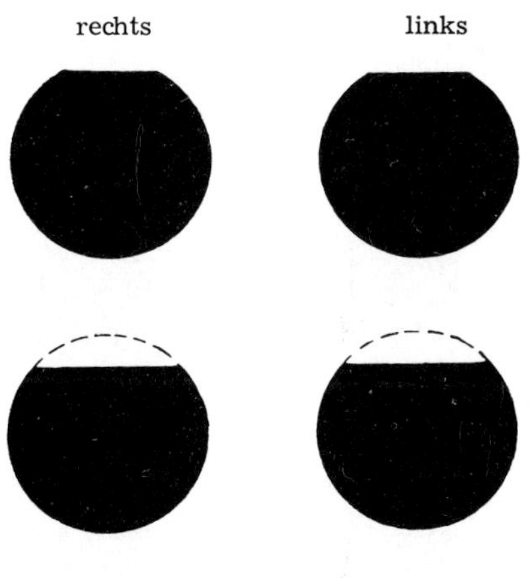

Abb. 1

fälle, jedes Wort und jeder Blick der Umgebung wird in bösem Sinne aufgefaßt und auf die eigene Person bezogen und am Ende einer solchen Entwicklung steht das depressive Irresein, das vielfach im Selbstmord endet. Interessanterweise versucht der Asthenische eine unblutige Todesart zu wählen (durch Erhängen, Gasvergiftung, Ertränken usw.), während der sthenische linke Typ eine blutige Todesart sucht durch Pulsöffnen, Erschießen, Sprung aus dem Fenster usw.

Der linke frontale Abflachungstyp ist der vulkanartig in Jähzorn ausbrechende, der hemmungslos alle Bande sprengt, alles zerschlägt und das Kind — wie man so sagt — mit dem Bade ausschüttet, der sich in eine Idee verrennt und nicht mehr davon wegkann, ja sie bis zum Unsinn leidenschaftlich verteidigt, ein Menschentyp, der mit dem Kopf durch die Wand geht. Religionspsychosen, politisches Amokläufertum, Tobsuchtsanfälle, Säuferdelirien, Katastrophen und Verbrechen in der Familie und Selbstmord umschreiben den unheilvollen Bezirk, in dem sich diese Unglücklichen bewegen.

Inwieweit die immer vorhandene Wirbelfehlstellung von Atlas und C 4 hier eine ursächliche oder begleitende Rolle spielt, ist schwer zu sagen, da die chiropraktischen Lehrbücher bis heute nur auf somatische Krankheiten Bezug nehmen.

2. **Die ventralen Abflachungen** beziehen sich auf die sensiblen und motorischen Verhältnisse der unteren Extremitäten. Bewegungshemmung in den Beinen, Steifigkeit, Unempfindlichkeit und Schmerz vergesellschaften sich mit Spreiz- und Senkfuß, verursachen Gelenkschmerzen in Knie- und Hüftgelenk und disponieren zu Arthrosen. Selbst mancher Kopfschmerz ist infolge der spinalen Überreizung daraus abzuleiten. Die stärkste Deformation entspricht dem ausgesprochenen Plattfuß.

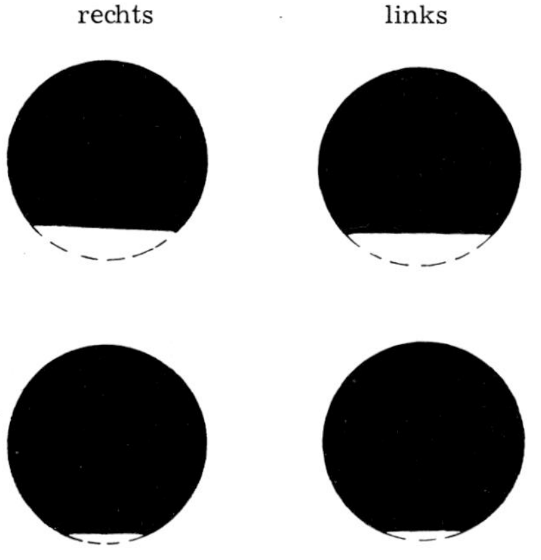

Abb. 2

Dieses Pupillenphänomen ist eindeutig auf Wirbelveränderungen zurückzuführen, und das kunstgerechte Adjustement der Wirbelsäule läßt die Abflachung verschwinden.

3. **Die nasalen Abflachungen** stehen in Beziehung zum Spinalsystem und zeigen in ihrer schwachen Form Hemmung der Atemtätigkeit im Sinne einer Verringerung der Vitalkapazität mit Neigung zu Bronchitis und Asthma. Psychisch disponiert die rechte Abflachung zu hysteroiden, die linke zu hypochondrischen Erregungszuständen, die einerseits zu Kleinmütigkeit und Zurückgezogenheit, andererseits zu krankhafter Furcht vor Krankheit und zu Todesangst führen.
   Bei stärkerer Ausprägung der Abflachung wirkt sich der spinale Schwächezustand rechts in einer Veranlagung zu nervösen Zusammenbrüchen mit Dyspnoe aus, während links die Neigung zu cardialen Kollapserscheinungen auf nervöser Grundlage vorherrscht. Für die vertebrale Kausalität kommen hauptsächlich C 1 und D 1—4 in Frage.

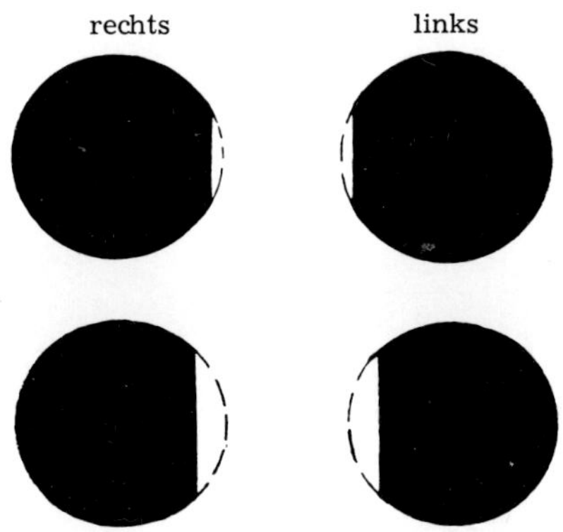

Abb. 3

4. **Die temporalen Deformationen** stehen prinzipiell in Korrelation zur Innervation der Lunge, der Interkostalmuskel und des Zwerchfells, also zu den muskulösen Einheiten der Brust- und Bauchatmung. Diese nervösen

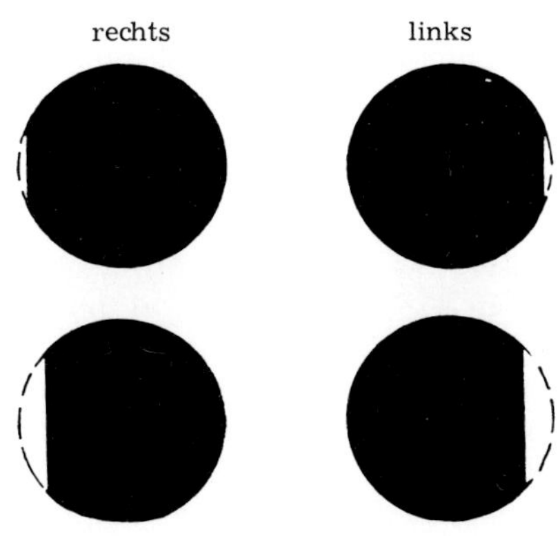

Abb. 4

Atemhemmungen können im gegebenen Fall zur Lungenlähmung führen. Für den chiropraktischen Eingriff kommen D 3—7 in Frage.

5. **Die Abflachung im oberen Nasalquadranten** steht in Beziehung zur optischen Apperzeption und Reproduktion. Die sich rechts manifestierende Verwertung und Registrierung der durch das Auge aufgenommenen Inhalte ist gehemmt. Daher ist das Erinnerungs- und Vorstellungsvermögen für visuelle Eindrücke ebenfalls abgeschwächt oder reproduktionsunfähig, und eine entsprechende Abflachung links zeigt die seelische Blindheit in der Wiedergabe. Konzentrationsmangel und Rezeptionsunfähigkeit können zu Zuständen plötzlicher Verwirrung und optischer Umnachtung führen, die in seelische Überempfindlichkeit und Verfolgungspsychosen umschlagen können.

   C 1, C 3 und D 8 scheinen die zuständigen Wirbel zu sein, deren Adjustierung Erleichterung bringt.

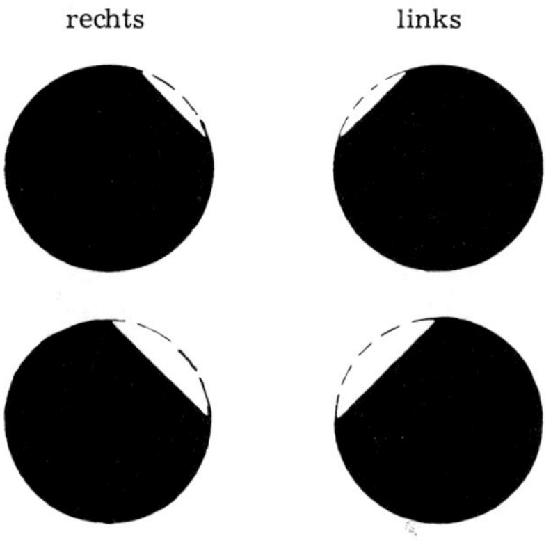

Abb. 5

6. Den Gegensatz zur optischen Steuerungshemmung bildet die akustische. Sie zeigt sich in einer **Pupillendeformation im oberen Temporalquadranten.** Die seelische Taubheit, die sich in psychischen Hemmungen des Gehörapparates kundtut, ist die Unfähigkeit, die akustische Sendung normal zu empfangen und einzuordnen und andererseits das Gehörte aus der Registratur im Gehirn wieder zu reproduzieren und in den Vorstellungszentren antönen zu lassen. Diese Unordnung und dieser Wirrwarr führen zu Zerstreutheit und Geistesabwesenheit, Gehörshalluzinationen und Nachtwandeln. Hysteroide Bewegungen und Verkrampfungen begleiten häufig diese Hemmungsphasen. Ist die Abflachung am linken Auge besonders deutlich, so wirkt sich die Bremsung der akustischen Zentren in epileptoiden Erscheinungen aus mit Störungen des Gleichgewichts und

rechts links

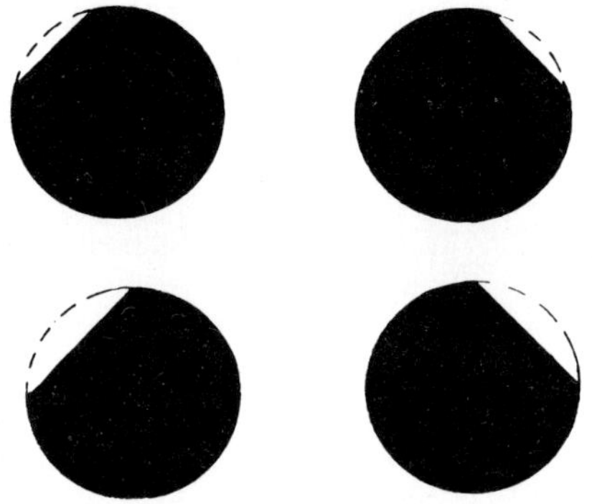

Abb. 6

Spasmen des Muskelgefühls. Auch ausgebildete epileptische Anfälle sind beobachtet worden. Die Störung des Gleichgewichts äußert sich vielfach auch in der Lebensführung, indem solche Menschen hin- und herpendeln von Habsucht zu Verschwendung, von Einfalt zu Hochstaplertum, von religiöser Inbrunst zur gotteslästerlichen Anklage, von der simplen Beschränktheit zum plötzlichen genialen Durchbruch.

Wirbelstörungen liegen vor allem im Bereich der cervikalen Abschnitte von 1—5 vor.

7. **Die Abflachungen im unteren Nasalquadranten** umfassen die pathologischen Zustände des Lumbal-, Sakral- und Sexualplexus. Funktionelle Störungen am Urogenitaltraktus, Sensibilitätsstörungen und Parästhesien, sexuelle Schwäche und Erschöpfung sind die Erscheinungen, die durch die Abflachung am rechten Auge gekennzeichnet werden. Da links die sthenische Situation in Frage kommt, haben wir es mit einer geschlecht-

rechts links

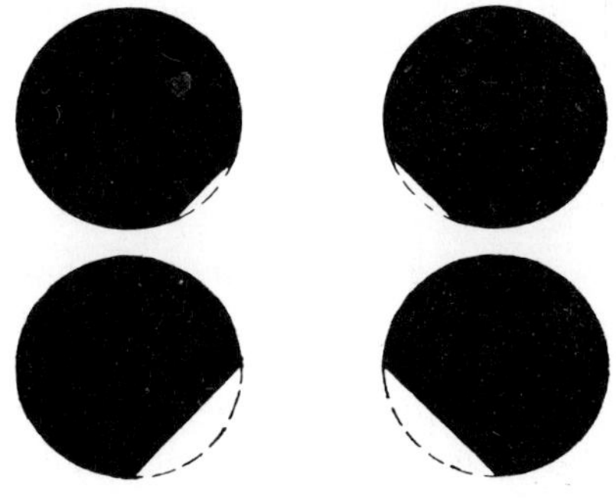

Abb. 7

lichen Überreizung zu tun, die im Frühstadium als Ejaculatio präcox, später jedoch als Impotentia coeundi oder generandi sich offenbart. Spermatorrhoe und Insuffizienz des Blasenschließmuskels sind gewöhnlich Begleiterscheinungen. Zur Ergänzung wäre noch zu sagen, daß eine stärke Deformation rechts verdächtig ist für onanistische und perverse Betätigung.

Chiropraktisch kommen die Lumbal- und Sakralwirbel in Betracht.

8. **Die Deformationen im unteren Temporalquadranten** deuten bei schwacher Ausprägung auf Bewegungshemmungen der beiden Arme mit neuralgischen Schmerzattacken. Verklemmungen und Subluxationen im Bereich des Plexus cervicalis sind als Ursachen zu eruieren. Schreibkrampf und lähmende Müdigkeit bis zu Omarthritis in der schmerzhaftesten Form sind die Folgen. Muskelschaltungen entlang der Wirbelsäule können D 1—4 und 6—7 in Mitleidenschaft ziehen, und wir bekommen nerval fehlgeleitete Impulse: rechts hinsichtlich Leber und Pfortadersystem, links in Bezug auf das Herz. Rechts haben wir dann den leberkranken, mißmutigen und gehässigen, aber schlauen und listigen Menschen vor uns und links den von Herzlähmung bedrohten, angsterfüllten, fragenden Apoplektiker.

Abb. 8

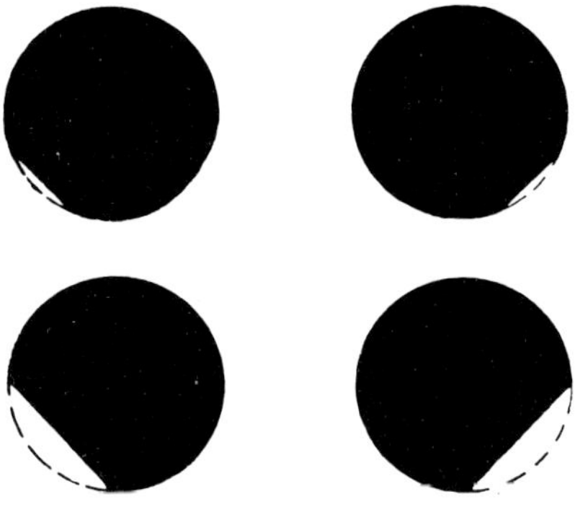

9. **Große Deformationen, die 2 kleine umfassen** deuten nach **Schnabel** unfehlbar auf eine luetische Grundlage mit Ausstrahlungen auf die dem Sektor entsprechenden Organe. Frontal betreffen sie das Zentralnervensystem, temporal Herz und Leber, ventral die Sensibilität und Motorik der Muskeln, nasal das Rückenmark und die Sexualorgane.

Abb. 9

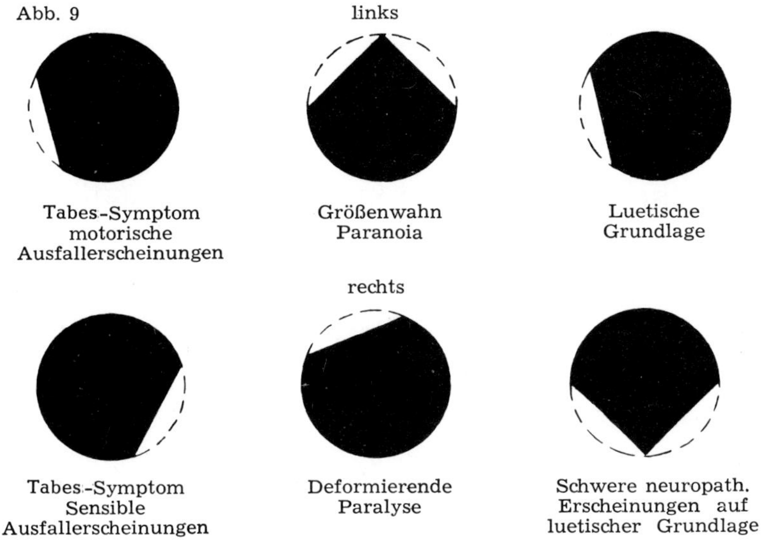

10. Die welligen Deformationen als Elastizitätsschwankungen, in denen die wechselnden Impulse der elektrostatischen Dynamik der Wirbelsäule zum Ausdruck kommen, bedürfen noch der empirischen Differenzierung.

Abb. 10

Eine umfassende Schau pathologischer Zustände ist an unserem Auge vorübergezogen. Die Energieströme menschlicher Vitalität und ihre Fehlleitungen, die große Bedeutung der Wirbelsäule für den normalen Lebensablauf, das Zusammenspiel und Gegenspiel der großen Nervensysteme, die Kräfte des menschlichen Blutes und der Noxen treten selten so komprimiert in Erscheinung wie gerade an der Pupille. Der Einklang der Lebensfunktionen leuchtet auf in diesem kleinen Wunderwerk der Schöpfung und der Kenner und gläubige Betrachter dieser diffizilen Phänomene bekommt einen erschütternden Einblick in die Diskrepanzen und tragischen Schicksale des Lebens. Die Geheimnisse des Daseins und Soseins enthüllen sich vor dem staunenden Auge und geben dem Helfer die Möglichkeit, den Kurs des Lebens harmonisch zu steuern und Glück zu spenden den Leidenden. Und das ist der beglückende Dank für unsere so oft noch verkannte augendiagnostische Arbeit.

III.

Lumenphänomene und hereditäre Stigmatisation

(Siehe Abb. der Seiten 41, 42, 43.)

Wenn wir das Licht unseres Ophthalmoskops auf das Lumen der Pupille einstellen, so liegt in unserem Beobachtungsfeld die in ihrer Kapsel eingehüllte Linse. Sie ist der Sammel- und Brennpunkt allen Lichtes und aller Strahlen aus dem Kosmos und strahlt umgekehrt alles innere Licht in die Außenwelt. Ihre Abstammung aus dem Ektoderm versinnbildlicht gleichsam diese Beziehungs- und Vermittleraufgabe als Rezeptor und Reflektor jeglicher Strahlungsfunktion. Es ist daher kein Wunder, wenn sich auf diesem kleinen Sektor des menschlichen Organismus eine Welt von Manifestationen abspielt, die das Leben in seiner Mannigfaltigkeit aussprüht.

Besonders die Spuren gelebten Lebens aus der Ahnenreihe und des geheimnisvollen Wachstums im Mutterschoße tauchen auf der kleinen Linse auf, so daß **Vogt** in seinem Lehrbuch der Spaltlampenmikroskopie sagt: „Es gehört zum Erstaunlichsten in der Erbpathologie, daß auf einem scheinbar so kleinen Gebiet wie dem der Linse, das Keimplasma mit einer Genauigkeit differenziert, die an chemische Reaktion erinnert . . . wir staunen vor dem Wunder des Erbgeschehens, das uns das Keimplasma hier vor Augen führt, ein Geschehen, dessen Wesen so geheimnisvoll ist wie das Rätsel des Lebens".

Wenn **Vogt** weiterhin erklärt: Wir stehen hier vor einem vitalen Geschehen, das wir lediglich registrieren, aber nicht erklären können, so hat doch die Empirie einige Falten des geheimnisvollen Schleiers bereits gelüftet und es ist wohl als Verdienst der vom Ophthalmologen offiziell abgelehnten Arbeit der sogenannten Augendiagnostiker anzusprechen, wenn wir heute in der Lage sind, einen Teil der Phänomene genetisch abzuleiten und diagnostisch auswerten zu können.

Wenn ich heute zum ersten Male versuche, das bisher geklärte Material zu sichten und darzustellen, so stütze ich mich dabei auf die Forschungsergebnisse des leider zu früh heimgegangenen **R. Schnabel** und auf eigene Studien und Erkenntnisse, die ich mir in 15jähriger Praxis zusammengetragen habe.

Da die Linse in erster Linie das erbpathologische Geschehen illustriert, habe ich das Thema der Lumenphänomene unter dem Aspekt der erblichen Prägung aufzurollen versucht.

Die weitaus größte toxische Schädigungsbreite auf die Abkömmlinge setzt die Tuberkulose. Daher bringen wir **alle Linsenphänomene, die auf eine Tbc-Belastung zurückzuführen sind.***)

A) 1. Graue, **strahlenförmig gebündelte Trübungen** der Linse weisen auf eine Tuberkulose in der Ascendenz, die eine besondere Schädigung im Mineralhaushalt des Abkömmlings zur Folge hat. Der durch den tuberkulösen Prozeß erhöhte Verbrauch der Mineralien im Organismus, der meist auch einen Schock auf die Schilddrüse setzt und daher entweder eine funktionelle Steigerung der Schilddrüse oder eine Vergrößerung des Schliddrüsengewebes heraufbeschwört, hat eine allgemeine Schwächung des Knochengerüsts zur Folge, die sich vererbt. Der mit Tbc belastete Abkömmling leidet daher überwiegend an entformten Gliedmaßen (O- und X-Beine), an Wirbelsäulenverkrümmungen und Osteochondrosen, z. B. Bandscheibenprolaps. Die Anlage und Struktur der Leimsubstanzen ist gestört und daher sind die knorpeligen Bestandteile des Knochengerüstes minderwertig und führen zu rachitischen Entartungen. Vitamin D-Mangel ist das nutritive Symptom.

A) 2. **Fadennetze,** entstanden durch fötale Zerstörungsprozesse der Tunica vasculosa membranae pupillaris auf Grund tuberkulöser Intoxication, überziehen spinnengewebsartig das Lumen der Pupille, vielfach adhärierend an der vorderen Linsenkapsel, und laufen von einem Krausenrand zum anderen. Sie manifestieren Tuberkulose in der Familie und im Träger. Sehr häufig beobachtet man starke Kopfsymptome im Sinne einer Meningitis.

A) 3. Der **Kapselmond** ist eine eigenartige Eluminescens an der vorderen Linsenkapsel. Wir finden sie beinahe immer bei Descendenten Tuberkulöser. Das Phänomen weist auf die persönliche Inklination des Trägers für tuberkulöse Prozesse hin.

A) 4. Radiäre **retro-iridale Pigmentlinie** als Reste der Tunica vasculosa lentis deuten auf fötale Zerstörungsprozesse auf Tbc-Basis. Die Träger sind auch immer belastet im Sinne rachitischer Schwäche und sonstiger Anfälligkeit des Knochensystems (Osteomalacie).

A) 5. **Fadennetze mit einem Coccon.** Dieses weiche Konglomerat, das auf der vorderen Linsenkapsel festgewachsen ist und einer Spinne im Netz gleicht, deutet auf tuberkulinische Belastung nicht nur im Sinne von Tbc-Disposition, sondern vor allem von bronchial-asthmatischen Zuständen oder Polyarthritis. Selten sind beide Krankheitszustände vereint. Man könnte sie m.E. als „sekundäre Tuberkulose" bezeichnen.

*) Bei den folgenden Abbildungen handelt es sich um schematisierende Zeichnungen; zur besseren Verdeutlichung des Wesentlichen mußten kontrastierende Farben gewählt werden, die nicht immer der Wirklichkeit entsprechen!

A) 6. **Einfädige Seile** mit körnigen Gebilden als Reiter überspannen das Lumen der Pupille und sind an den Krausenrändern befestigt. Diese Art der tuberkulösen Belastung betrifft das Abdomen. Durch den stark herabgesetzten Phosphorhaushalt ist auch eine abnorme Darm-Bakterienflora möglich sowie der Befall mit Helminthen.

A) 7. **Geflochtene Seile** in starker sehniger Ausführung, manchmal mit Gefäßeinheiten versehen, weisen generell auf tuberkulös-genetische Polyadenitis hin. Rotbraune Körnung bedeutet renale Komplikationen (Tonsille-Ren), gelblich-weißliche Körnung Verschiebung des weißen Blutbildes (Leukämie).

A) 8. Das **flottierende Seil,** das zum Teil mit der Strömung des Kammerwassers geht **(Vogt)**, zum Teil durch das Pupillenspiel geschleudert wird, deutet auf tuberkulinische Herde im Gehirn, die verantwortlich sind für nervöse Ausfallerscheinungen.

A) 9. Der **Drüsenballon,** eine gelblich gefärbte Kugel an einem Gewebsfaden, der entweder am Pupillen- oder am Krausenrand angeheftet ist und mit der Strömung in der vorderen Kammer schwimmt, ist ein Hinweis auf Drüsentuberkulose, besonders der lymphatischen Einheiten des Mesenteriums.

A) 10. Der **vordere Polstar,** der vermutlich durch eine fötale Iritis entsteht, deutet auf Disposition für Hilusdrüsentbc.

A) 11. **Cataracta pisciformis** ist nach **Vogt** ein Zeichen für Rachitis und Mikrodontie auf dem Boden tuberkulös geschädigten Knochenwachstums.

Diesen viel verbreiteten Linsenphänomenen, die auf Tbc-Intoxikation hinweisen, steht eine noch größere Mannigfaltigkeit **luetischer Zeichen** gegenüber:

B) 1. Der graue Star als **Cataracta juvenilis** hat außer der seltenen Ursache eines großen Altersunterschieds der Eltern meist eine Erblues als Voraussetzung. Der eigenartige seelische Habitus eines Sonderlings und Eigenbrödlers ist vielfach kombiniert mit jugendlichen apoplektischen Insulten. Unter den luetisch belasteten Ascendenten lassen sich häufig notorische Alkoholiker eruieren.

B) 2. Die **Cataracta diabetica,** die fast ausnahmslos dicht subcapsulär in der vorderen oder hinteren Rindenschicht beginnt, ist leicht erkennbar durch schneeballenartige Verdichtungen. Wie der Name sagt, ist der Träger schweren Stoffwechselstörungen auf diabetischer Grundlage unterworfen. Die Empfänglichkeit für Ruhr und Typhus ist bei diesen Patienten sehr stark und die Erkrankung an solchen Infektionen bringt meist eine dunkle Kolorierung der kreisförmigen Gebilde mit sich. Die primäre Ursache dieses Linsenphänomens ist in der Lues eines Ascendenten zu suchen.

B) 3. Die **Cataracta urämica,** die mit dem Schneegestöber **R. Schnabels** identisch ist und die Linse angefüllt zeigt mit kleinen, flockigen, leuchtenden Gebilden, ist ein Zeichen für verstärkte Harnstoffretention infolge nephrocirrhotischer Prozesse.

B) 4. Die **Cataracta disseminata glaukomatosa,** blaugrünen Granatsplittern ähnlich, die sich in der vorderen Embryonalkernzone befinden, ist vielfach begleitet von Rheuma, das lancienierende Schmerzattacken entlang den langen Röhrenknochen verursacht. Wird das vordere Kapselhäutchen durch Scheuern zertrümmert und verstopfen die Fetzen die Kanäle des Kammerwassers, dann erfolgt der Glaukomanfall. Exsiccosen am Periost und Austrocknung zwischen Kapsel und Linse erscheinen als parallele pathologische Vorgänge auf dem Boden einer luetischen Intoxikation.

B) 5. Auf derselben Linie liegt die blaugrüne **Rosettencataract** mit Ypsilonnaht. Verminderte Harnstoffausscheidung, renale Steinkrisen, polyarthritische Schwellungen kennzeichnen den Habitus dieses Starträgers, meist gesellt sich auch eine Hypertonie zum Gesamtbild.

B) 6. Grauweiße schmierige Verdichtungen von faserigem, schleimigem Aussehen, die man klinisch als **Cataracta intumescens** ansprechen dürfte und die schon im Kindesalter anzutreffen sind, sprechen für Erblues. Die Patienten klagen vor allem über morgendliches Kopfweh bei Verdauungsstillstand und geben das Bild eines hepatogenpankreatisch belasteten Menschen. Psychisch zeigt sich eine Neigung zur Isolierung und zur Selbstanalyse.

B) 7. Die **Spiesscataracta,** die als dominant vererblich bezeichnet wird, imprägniert das Individuum zum rheumatischen Typ. Die Beschwerden äußern sich meist als lanzierende Schmerzen entlang den langen Röhrenknochen und scheinen ihre letzte Ursache zu haben in einem luetischen Agens, das als Mitgift der Vorfahren in den Nachkommen noch aktiv ist.

B) 8. Der in mehreren ring- und kreisförmigen Bildern auftretende Star, der klinisch als **Vossius'sche Ringauflagerung** bekannt ist und auf eine Contusio cerebri zurückgeführt wird, manifestiert nach **Schnabel** spastische Zustände im Cerebrum und in der perineuralen Versorgung der Gefäße. Präcordialangst, Claudicatio intermittens und Herzparalyse sind die äußeren Symptome dieser spastischen Situation.

B) 9. **Hell leuchtende** Punkte in der Linse, die dem Sternenbild am nächtlichen Himmel gleichen und wahrscheinlich stark lichtbrechende kleinste **Vakuolen** im Linsenkörper darstellen, werden in Zusammenhang gebracht mit neurohumoralen Dissonanzen und kennzeichnen das Individuum als nervös-labil mit psychischen Hemmungen, Kopfbeschwerden und geringer Leistungsbreite.

B) 10. Davon zu trennen sind die **dunklen Vakuolen,** die als schwarze Punkte im Linsenkörper auftauchen und als Cataracta centralis pulverulenta dem Kliniker bekannt sind. Sie tragen eine dominante Vererbungstendenz wie Hasenscharte und Wolfsrachen und werden mit erbluetischer Schädigung in Zusammenhang gebracht. Gerade dieses Vererbungsbild im Embryonalkern wird in Bezug auf die Größe der Trübung, den zentralen Sitz und die Punktzeichnung als spezifische Keimplasmaschädigung angesehen.

Nach **A. Siegrist** (Der graue Altersstar, Berlin 1928) beruhen sehr viele Linsentrübungen auf einer **Insuffizienz der endokrinen Drüsen.**

C) 1. So wird die **Cataracta glaukomatosa subepithelialis,** die wie mit einem meergrünen Schimmer die Linse überzieht, auf eine endokrine Erbbelastung zurückgeführt. Da gerade bei dieser Linsentrübung eine Störung des hepatorenalen Diuresesystems vorherrscht, finden wir bei solchen Patienten apoplektische Neigungen, labiles Triebleben, starke Sensibilitätssteigerungen und manchmal auch psychische Anomalien.

C) 2. Die Chagrinierung der vorderen Linsenkapsel, die durch Wasserspaltenbildung hervorgerufen wird **(Wachstuchlinse),** zeichnet einen Typ endokriner Verarmung mit arteriosklerotischer Entartung des Gefäßsystems, Exsiccose der Gewebe, Abnützungskrankheiten und Empfänglichkeit für hämolysierende Intoxikationen.

C) 3. Eine besondere Form des Schichtstars **(Cataracta zonularis)** mit grauen, strichförmigen, schraffierten Verdichtungen mit opaleszierenden Zwischenräumen (Wasserspalten) markieren den nephrocirrhotischen Patienten. RR-Wert ist mindestens an der oberen Grenze der Norm, wenn nicht schon Schrumpfungsprozesse eine eklatante Hypertonie manifest gemacht haben.

C) 4. Auch die **Speichenform** fußt auf einer endokrinen Fehlsteuerung. Dyskrasien des Blutes, Zuckerspiegel, Mineralhaushalt, Harnstoffabgabe sind zu beachten.

C) 5. Sehr interessant sind ferner die Modalitäten der fötalen Resteinlagerungen in der Linse. Besonders die kreisförmige Anordnung der **pigmentierten Sternchen,** die als physiologische Reste der Tunica vasculosa lentis gedeutet werden, von dunkel orange bis braunroter Farbe, weisen auf familiäre Nervenbelastung hin. Tremor senilis und

Paralysis agitans sind häufig anamnestisch zu eruieren. Nach **Schnabel** ist damit meist ein feingezahnter, sonst regelmäßiger Pupillenrand kombiniert als Zeichen von gichtischen Entartungen der Schädeldecke und der Wirbelsäule.

C) 6. Die Überreste der Pupillarmembran, die einen Durchmesser von 20 bis 60 Mikra haben, treten auch gern in Gänsemarschrichtung auf und durchziehen wie eine lineare Sternenkette das Lumen. Da die embryonale Pupillarmembran kein Pigment enthält, muß sich die Pigmentation dieser Sternchen erst nachträglich bilden und man kann im Laufe der Jahre diese Kolorierung verfolgen. Die spezifische Anordnung in Längsrichtung deutet auf thyreoide Störungen in Korrelation mit hormonellen Vorgängen in den Nebennieren. Schwankungen im Gegenspiel von Adrenalin und Acetylcholin stehen mit erhöhter Thyrosinausschüttung in funktioneller Beziehung und haben außer dieser hormonalen Bedeutung auch irgendwie einen Einfluß auf das Pigmentationsgeschehen. Tachycardie, Strumabildung, Nephropathien, Pigmentanomalien sind der faßbare Ausdruck dieses endogenen Geschehens.

C) 7. Statt Sternchenformen können auch vielgestaltige Körner auf der vorderen Linsenkapsel **(polymorphe Körperchen)** auftreten. Sie können hellweiße bis dunkelbraune Farbe tragen und stellen ontogenetisch die Reste der Arteria hyaloidea dar. **Vogt** bezeichnet sie als Noduli hyaloideae. Empirisch hat sich herausgestellt, daß die Träger solcher Körperchen psychisch-labile Kranke sind mit großer Reizbarkeit, mit Kopfbeschwerden, Ohrensausen und Schwindelanfällen. Vielleicht sind gerade diese Gefäßreste Zeichen einer minderwertigen allgemeinen Gefäßstruktur und leuchten so als Pars pro toto dem Diagnostiker entgegen

Zur bisher aufgeführten hereditären Stigmatisation kommen nun noch zwei **carcinomatöse Phänomene:**

D) 1. Vorwiegend bei starkleibigen Personen findet man gelegentlich **Bläschen** in der Linse **mit pigmentiertem Inhalt.** Zu einer Störung im Bereich von Leber-Bauchspeicheldrüse-Niere, die sich diabetisch oder arthritisch auswirkt, tritt gern im Alter ein Carcinom des Intestinaltraktus. Sicher liegen diesem Vorgang irgendwie fermentative Schädigungen am Zellplasma zugrunde, die eine Enthemmung des Zellwachstums bewirken.

D) 2. **Zirkuläre Pigmentlinie** von der jeweiligen Farbe der Iris finden sich ab und zu auf dem Areal der Linsenkapsel, besonders nasal. Sie werden als retroiridale Pigmentlinie bezeichnet. Meist erscheinen sie bei starker Mydriasis und weisen auf carcinomatöse Disposition in der Familie.

Wenn wir abschließend die Erscheinungen der menschlichen Linse im Zusammenhang mit dem großen Geschehen des ganzen Organismus zusammenfassen, so erscheint das kleine durchsichtige Etwas gleich einer Laterna magica, die uns Einblick gewährt in die gesundheitliche Struktur der Ahnen, in die pathologische Belastung des gegenwärtig lebenden Menschen und in die Mitgift, die den Nachkommen auferlegt wird. So wandern Schuld und Leid durch die Geschlechterreihen und hinterlassen ihre Spuren auf der weichen Matrize der kleinen Linse.

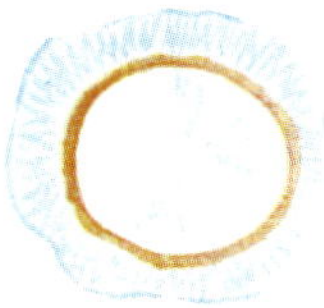

A 1 *Graue strahlenförmig gebündelte Trübungen*

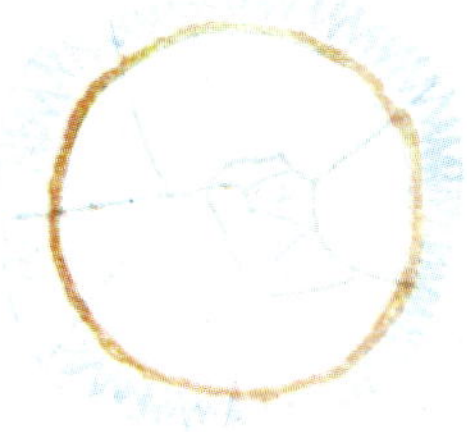

A 2 *Fadennetz*

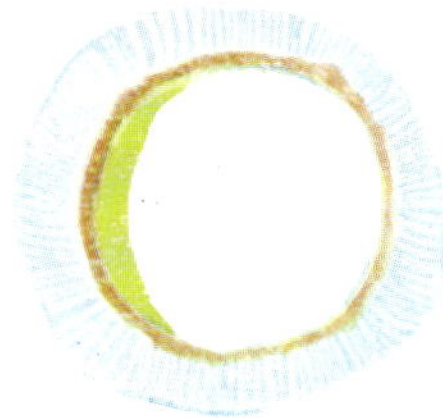

A 3 *Kapselmond*

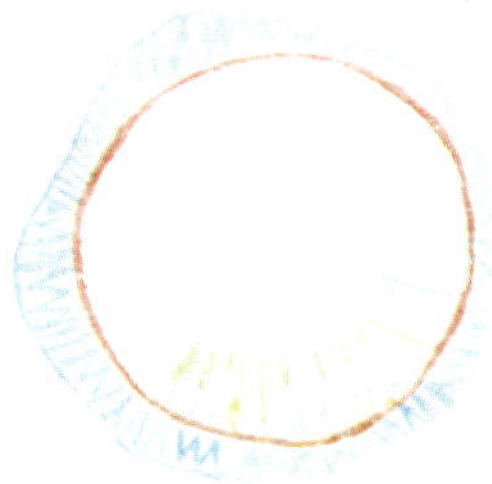

A 4 *Retro-iridale Pigmentlinien*

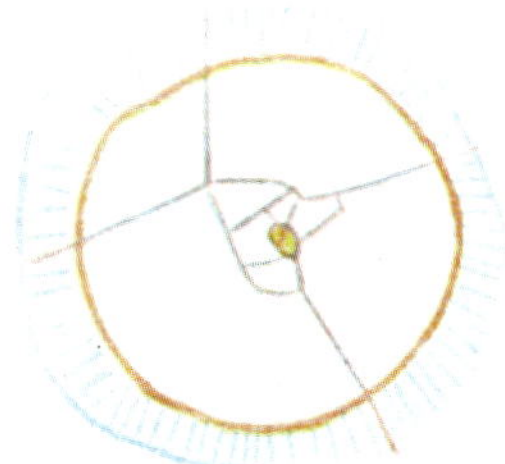

A 5 *Fadennetz mit einem Coccon*

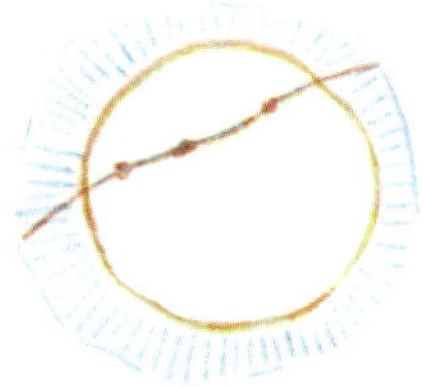

A 6 *Einfädiges Seil*

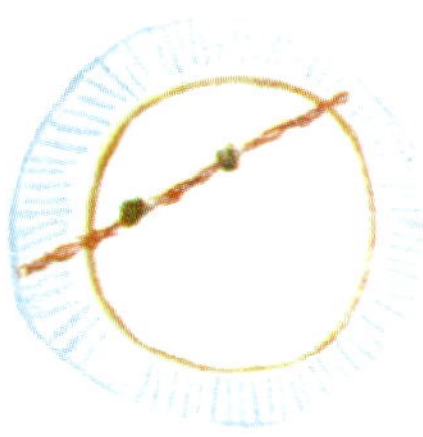

A 7 *Geflochtenes Seil*

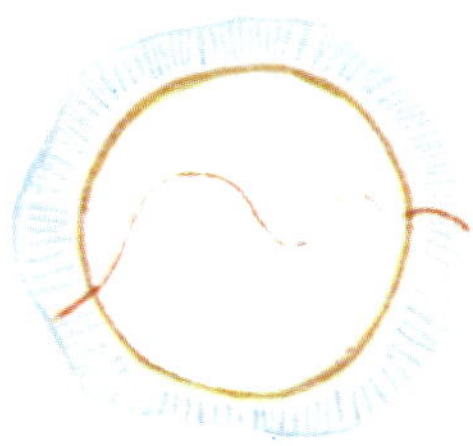

A 8 *Flottierendes Seil*

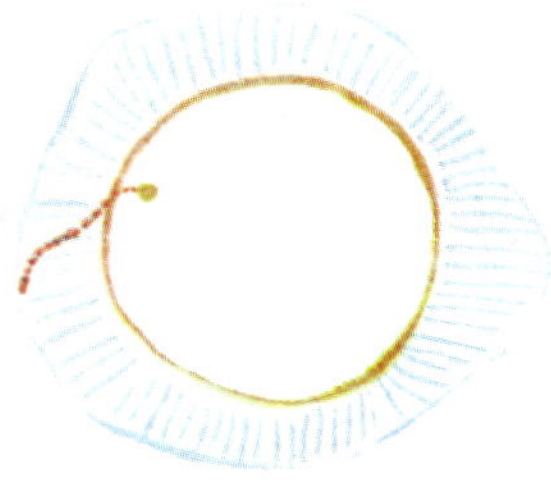

A 9 *Drüsenballon*

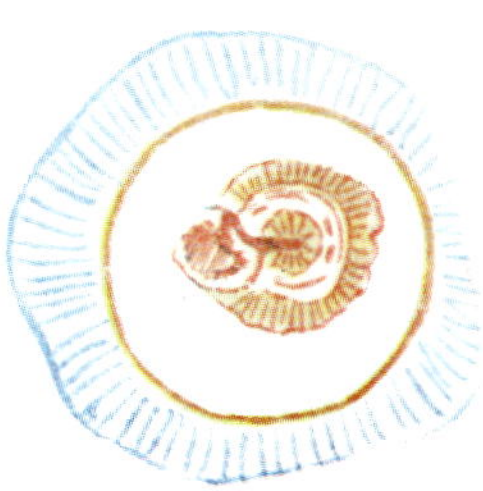

A 10 *Vorderer Polstar*

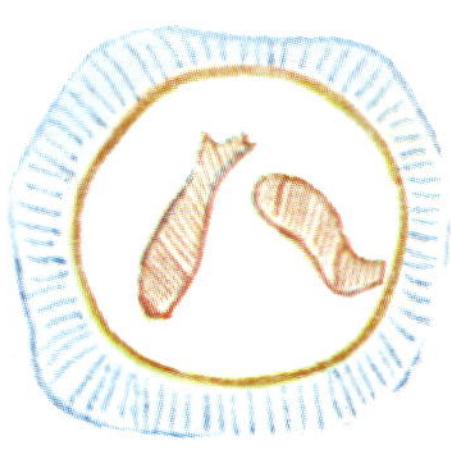

A 11 *Cataracta pisciformis*

Abbildungen zum Kapitel: „Lumenphänomene und hereditäre Stigmatisation“.
A) Tbc-Belastung.

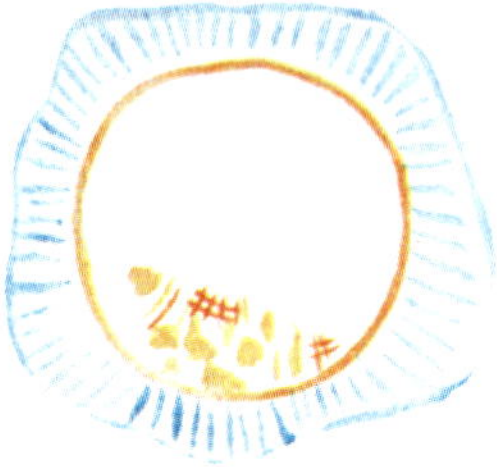

B 1 *Cataracta juvenilis*

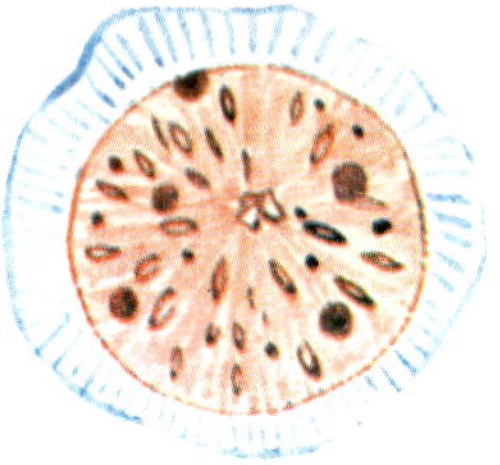

B 2 *Cataracta diabetica*

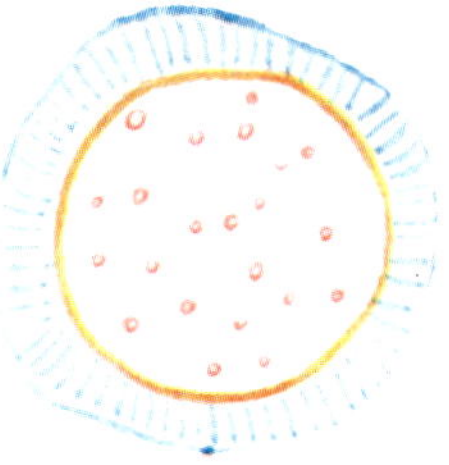

B 3 *Cataracta urämica*

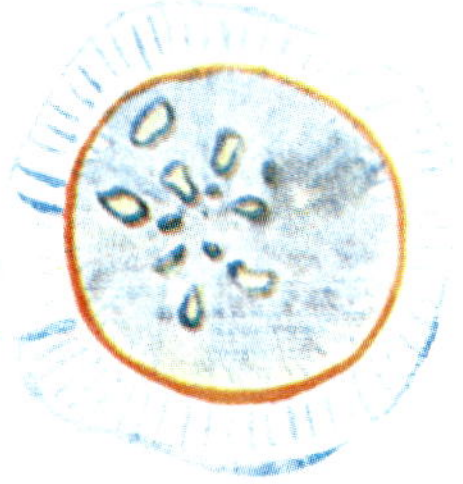

B 4 *Cataracta disseminata glaukomatosa*

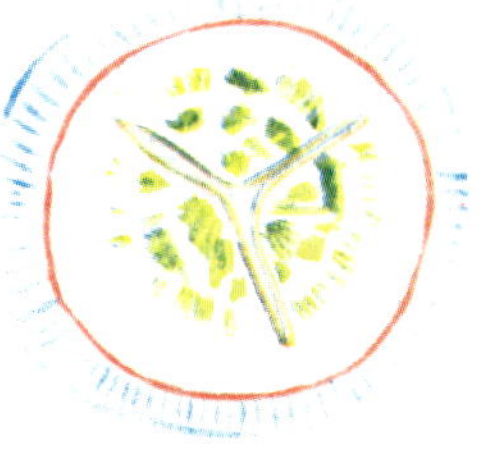

B 5 *Rosettencataract*

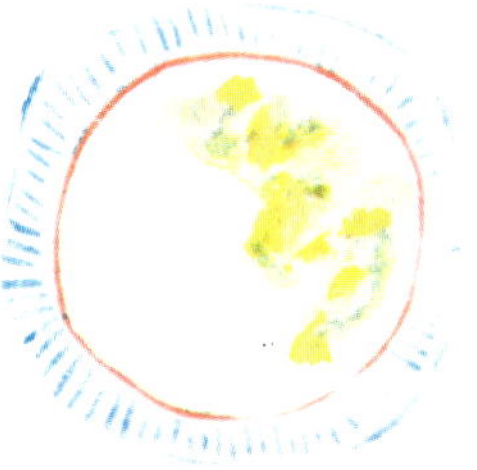

B 6 *Cataracta intomescens*

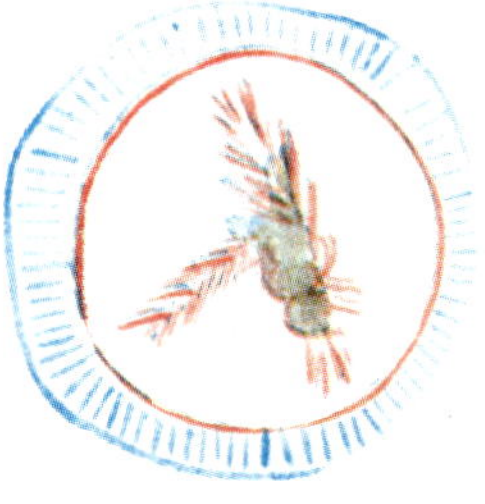

B 7 *Spiesscataract*

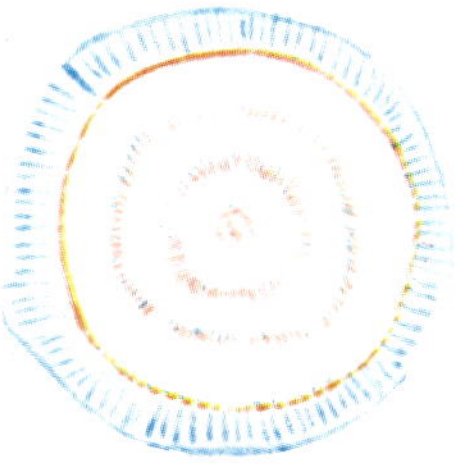

B 8 *Vossius'scher Ring*

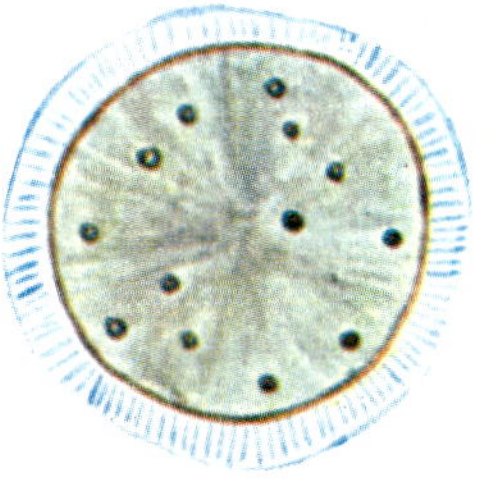

B 9 *Helle Vakuolen*

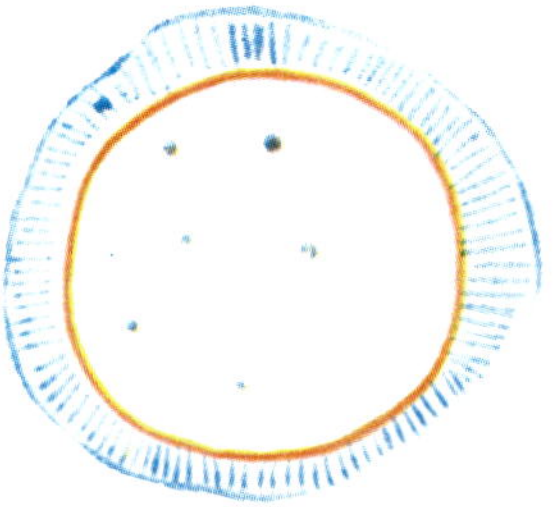

B 10 *Dunkle Vakuolen*

Abbildungen zum Kapitel: „Lumenphänomene und hereditäre Stigmatisation".
B) Luetische Zeichen.

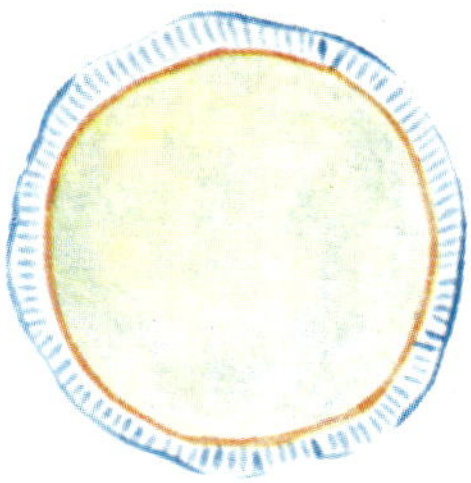

C 1 Cataracta glaukomatosa subepithelialis

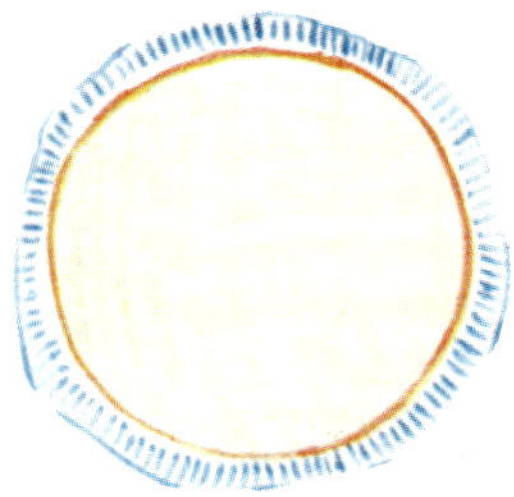

C 2 Wachstuchlinse

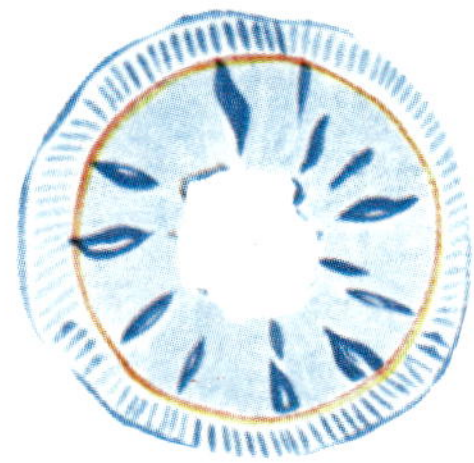

C 3 Catatacta zonularis

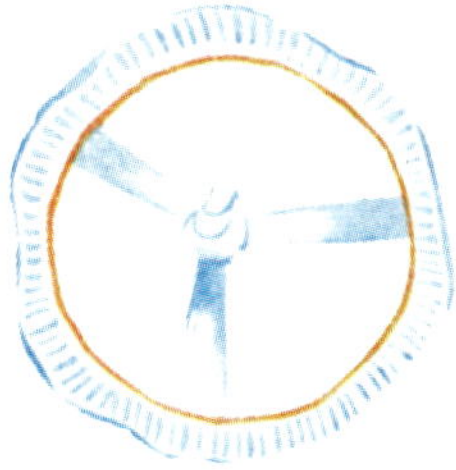

C 4 Speichenform

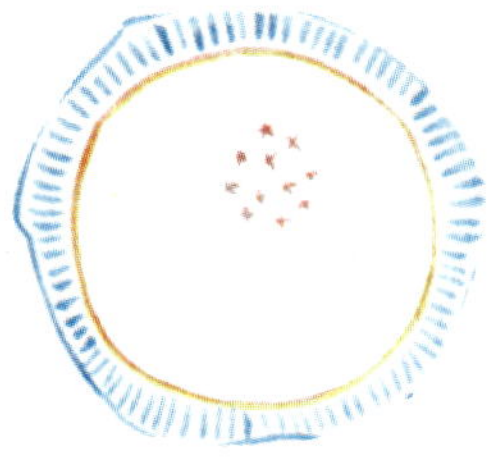

C 5 Circuläre Sternchenanordnung

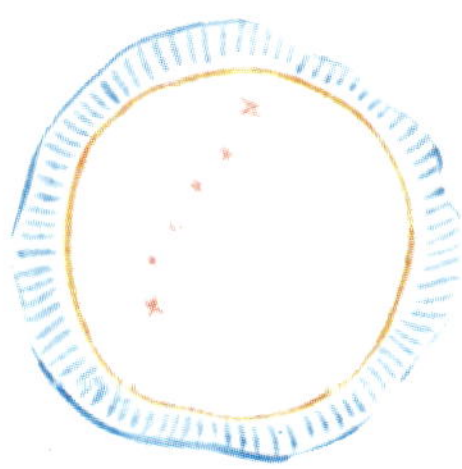

C 6 Lineare Sternchenanordnung

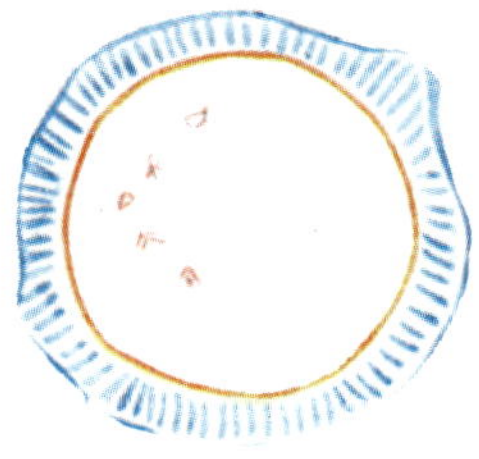

C 7 Polymorphe Körperchen

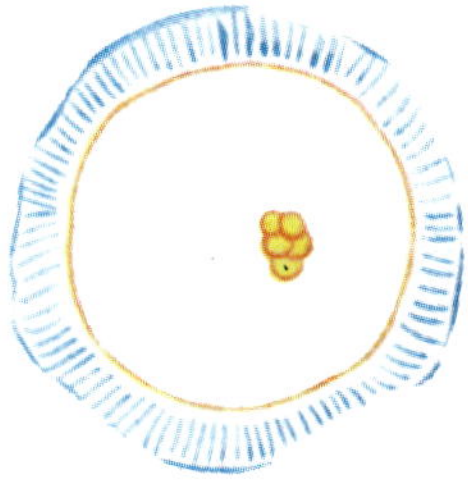

D 1 Pigmentierte Bläschen

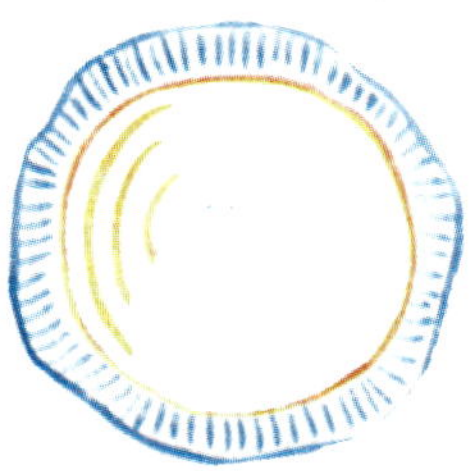

D 2 Zirkuläre retroiridale Pigmentlinien

Abbildungen zum Kapitel: „Lumenphänomene und hereditäre Stigmatisation".
C) Insuffizienz der endokrinen Drüsen. D) Carcinöse Phänomene.

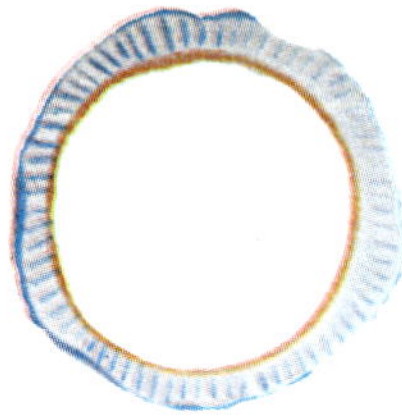

1. Astheniker-Ring

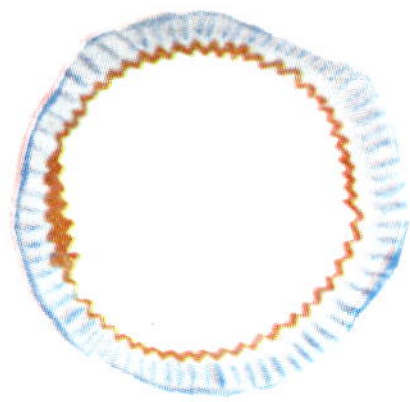

2. Wirbel-Ring

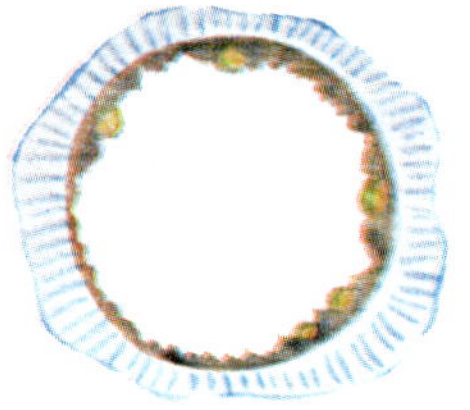

3. Greisenring

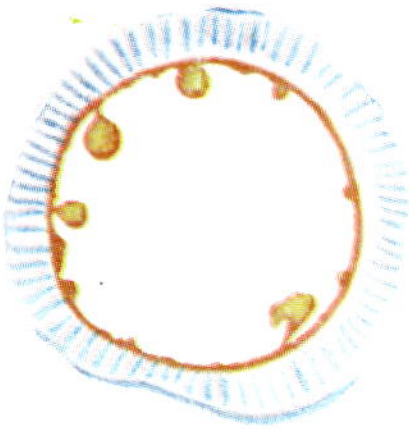

4. Intestinal-Ring

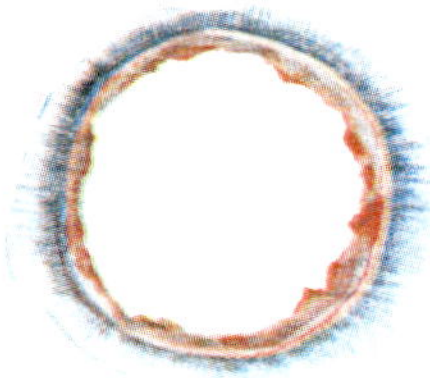

5. Schlafring

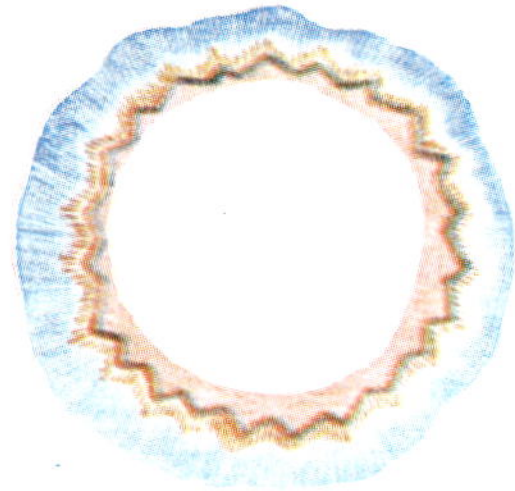

6. Stotterer-Ring

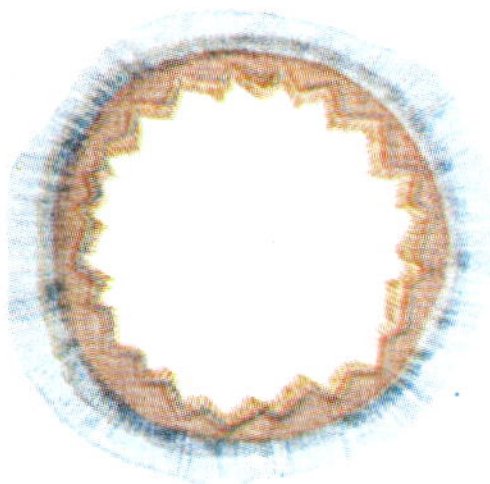

7. Mystikerring

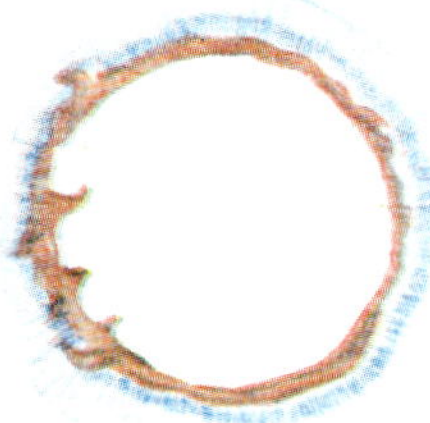

8. Krampfring

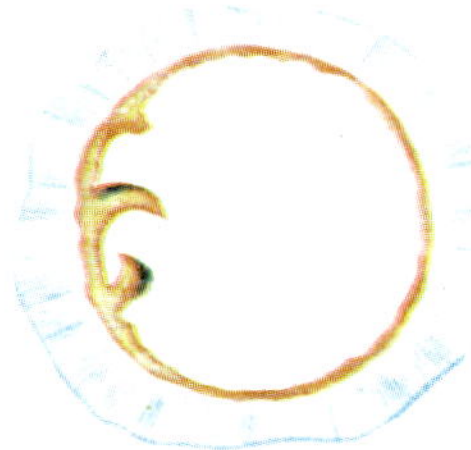

9. Epileptiker-Ring

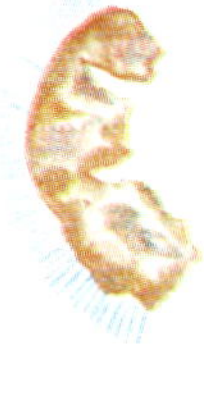

10. Traumaring

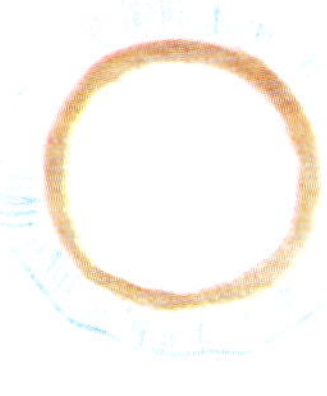

11. Apoplektiker-Ring

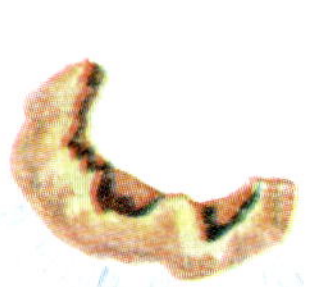

12. Blutungsring

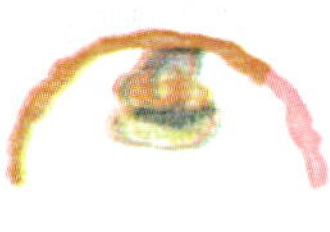

13. Neurolappen

Abbildungen zum Kapitel: „Pupillenrandphänomene und nervale Organsteuerung".

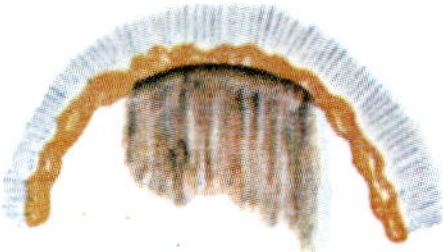

14. Fransenteppich

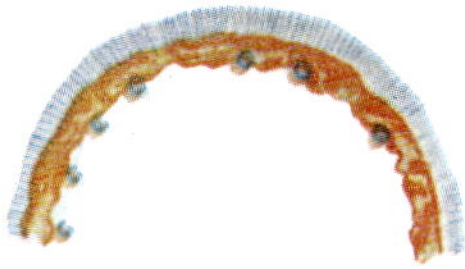

15. Luetische Trabanten

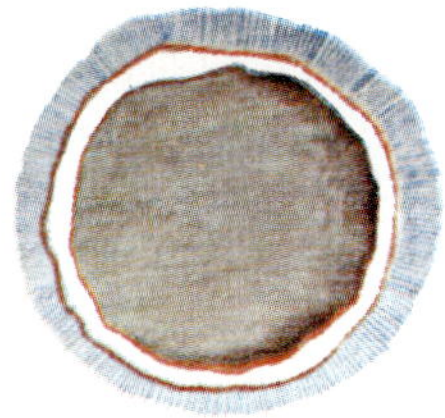

16. Dekadenz-Ring

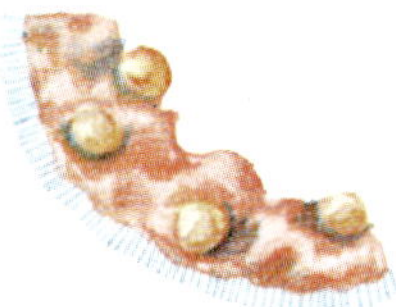

17. Tbc-Ring

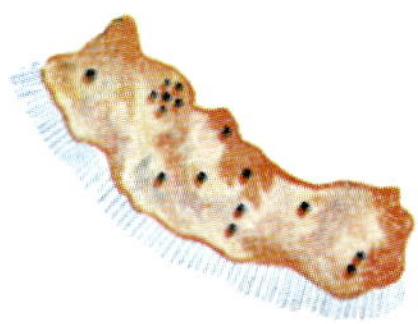

18. Tremor-Ring

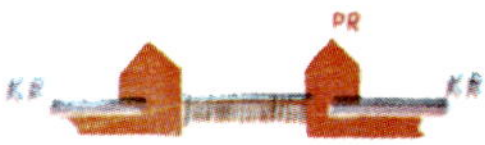

19. Psychopathen-Ring
Querschnitt

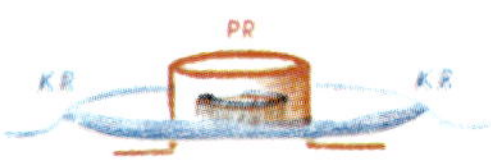

20. Röhren-Ring

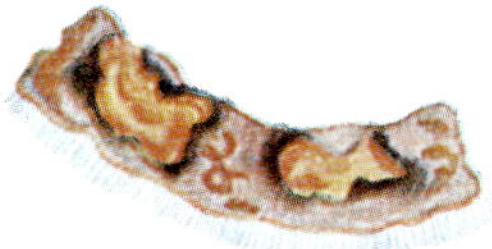

21. Rheuma-Ring

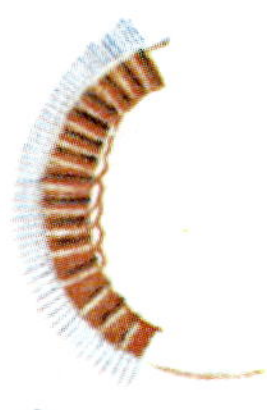

22. Herzneurose-Ring

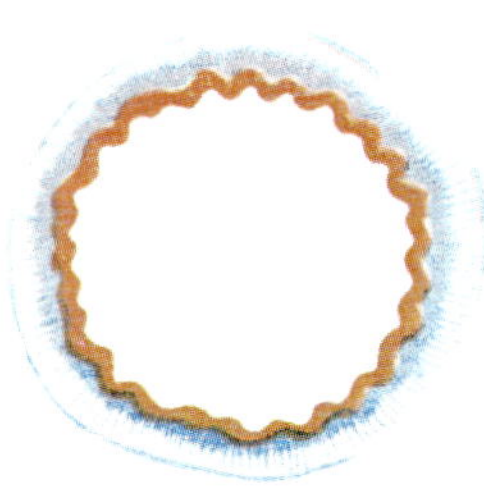

23. Erethiker-Ring

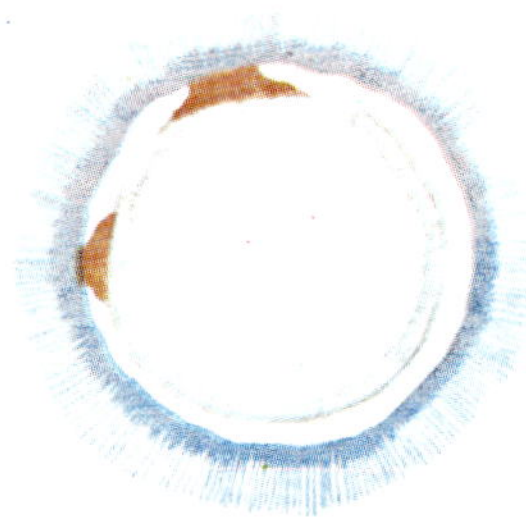

24. Demontierter Ring

Abbildungen zum Kapitel: „Pupillenrandphänomene und nervale Organsteuerung".

I. Architektur der Krause

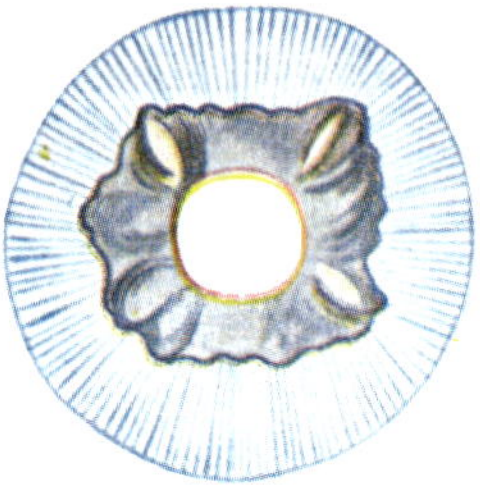

I a.

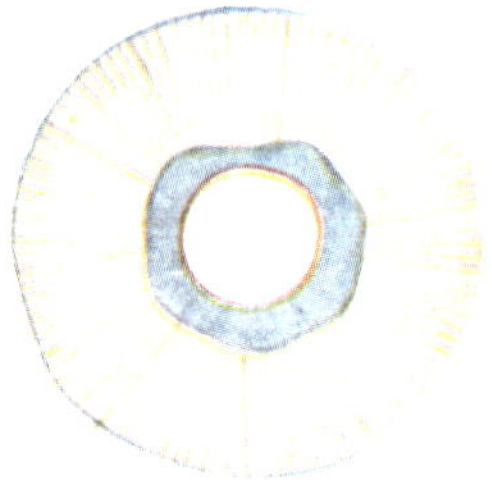

I b.

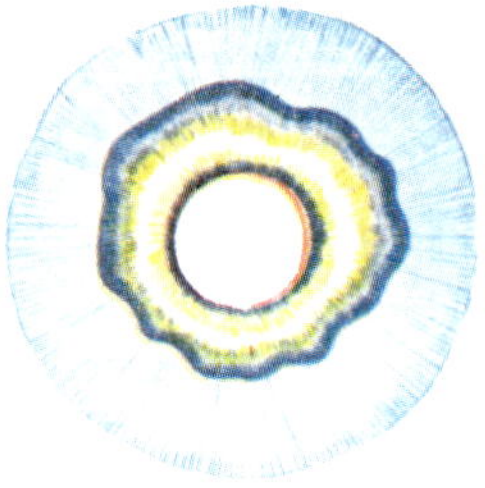

I c.

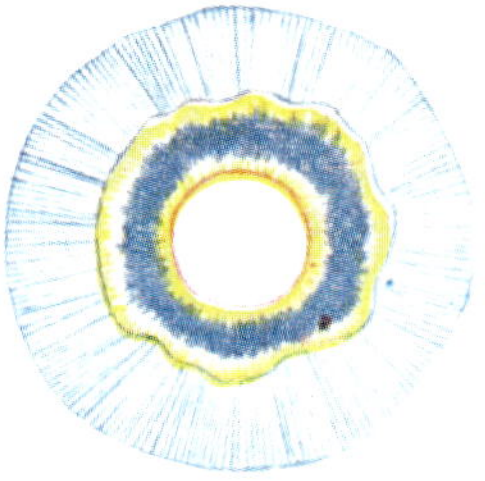

I d.

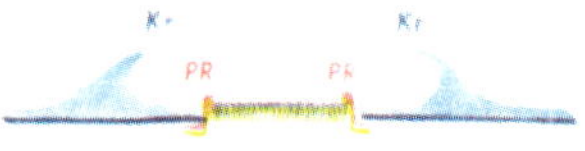

I e.

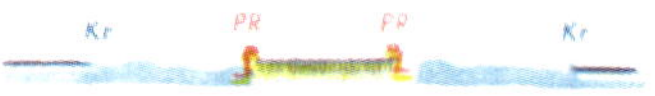

I f.

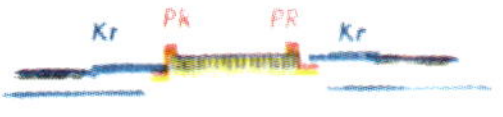

I g.

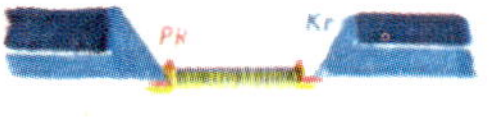

I h.

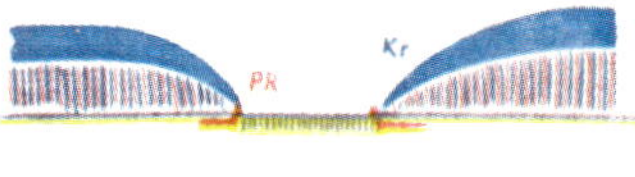

I i.

II. Krausenrelief

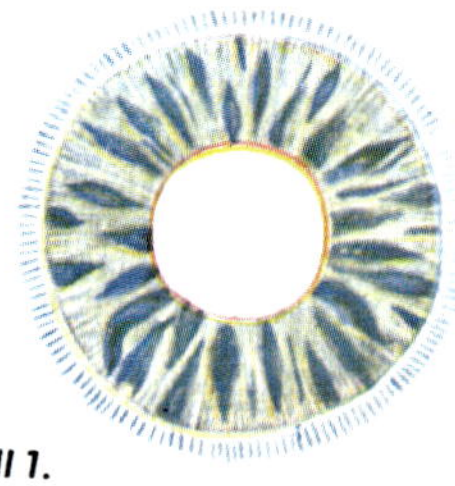

II 1.

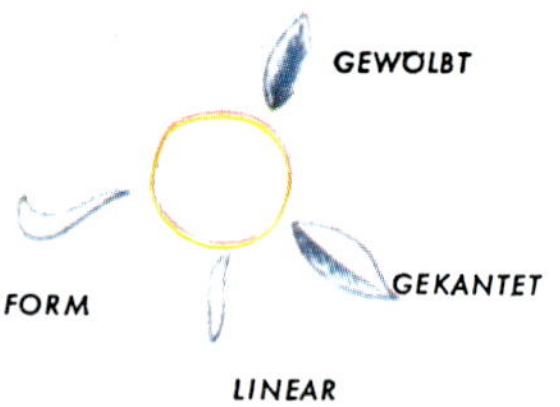

Abbildungen zum Kapitel: „Die Krause — das magische Auge der Nutritionsdynamik“.

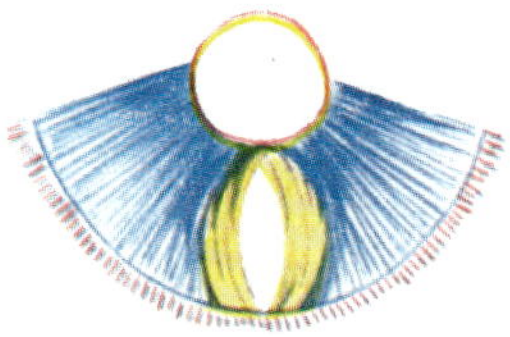

II 2.

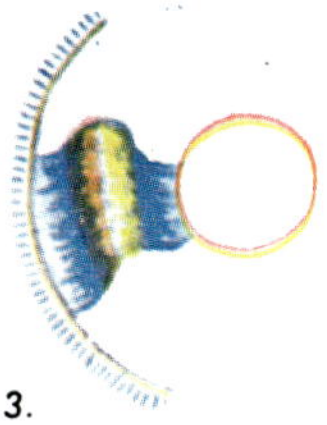

II 3.

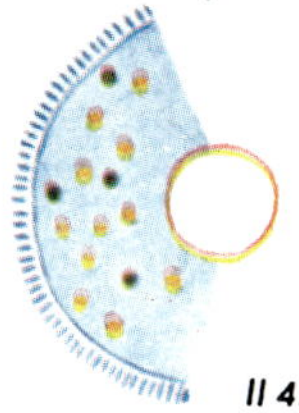

II 4.

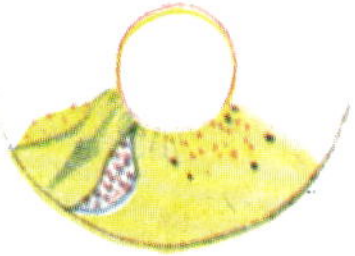

II 5.

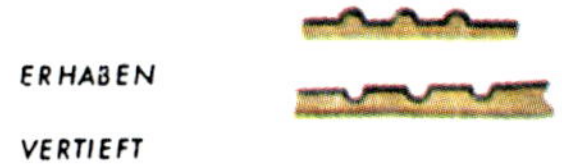

III. Kolorit der Krause

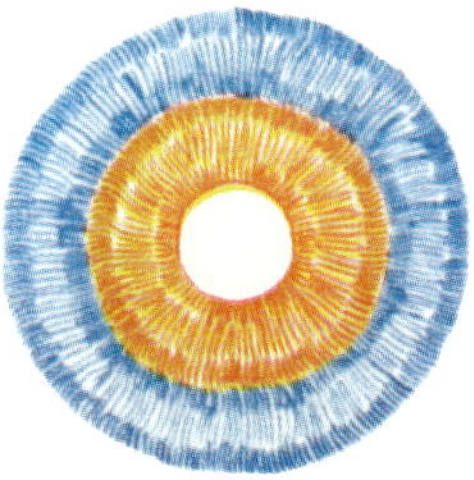

III 1.

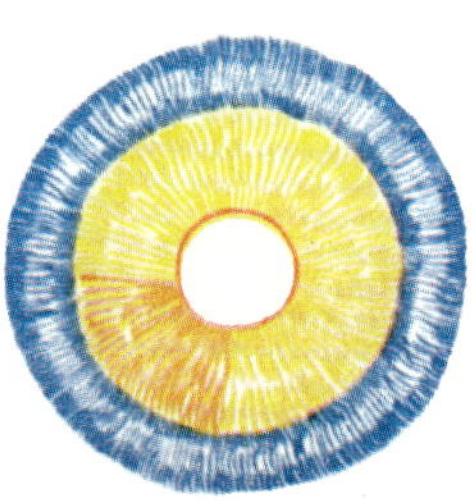

III 2.

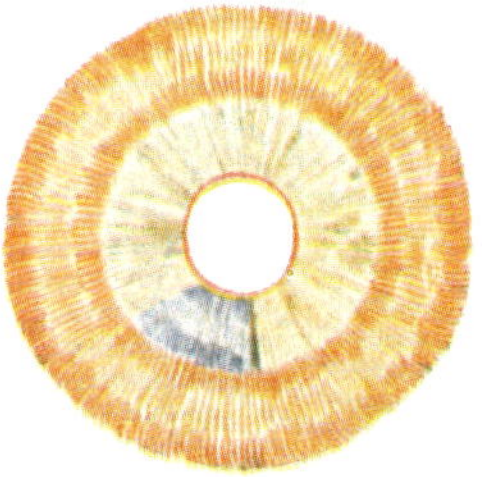

III 3.

IV. Nutritionsring

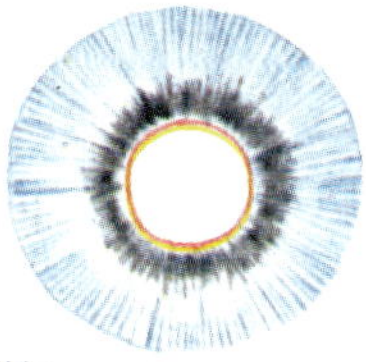

IVa.

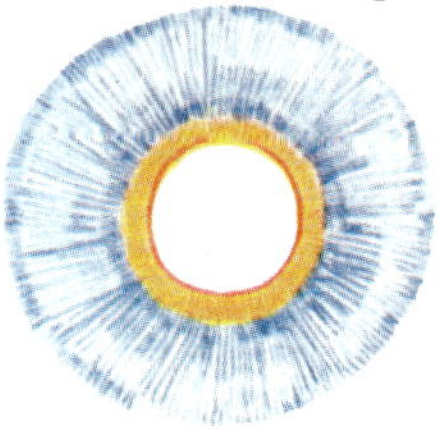

IVb.

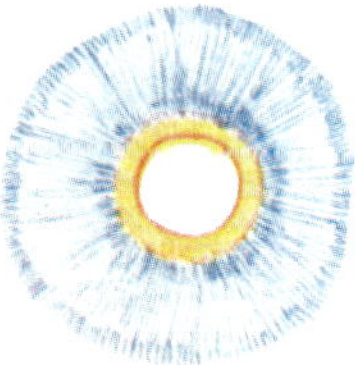

IVc.

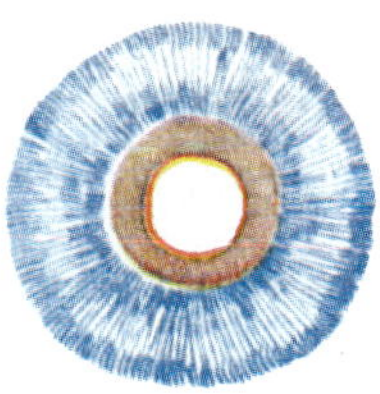

IVd.

Abbildungen zum Kapitel: „Die Krause — das magische Auge der Nutritionsdynamik“

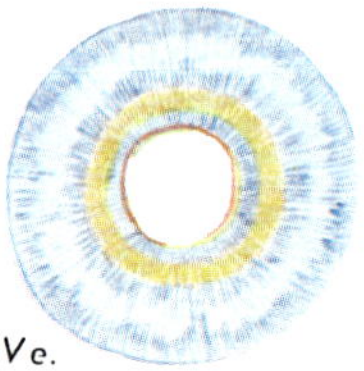

IVe.

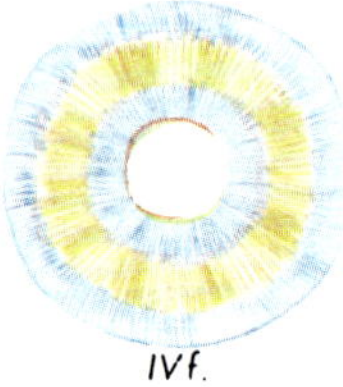

IVf.

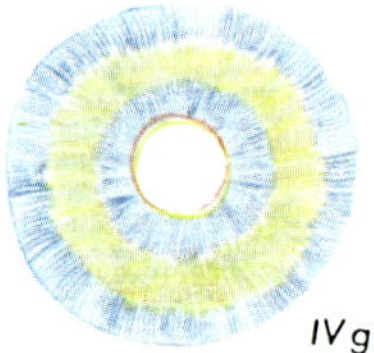

IVg.

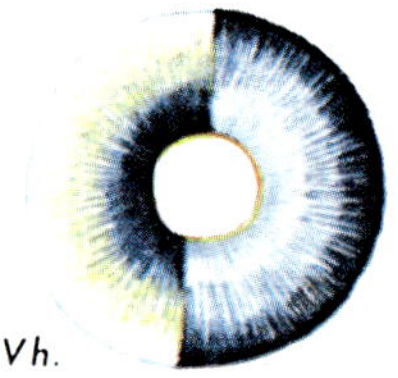

IVh.

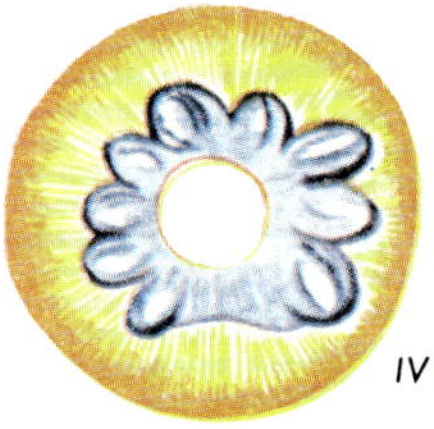

IVi.

V. Stromaführung

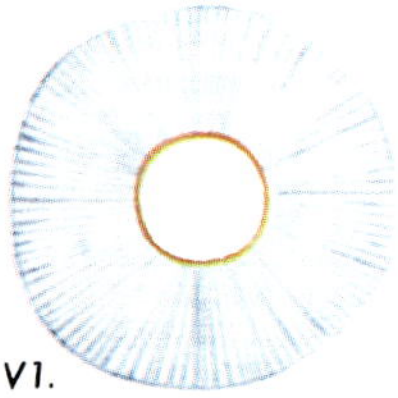

V1.

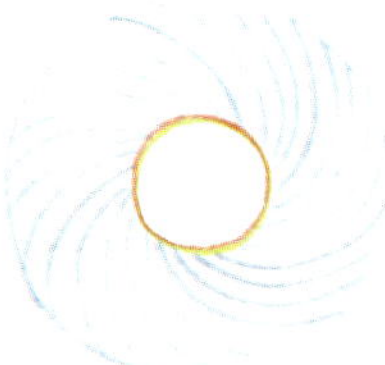

V2.

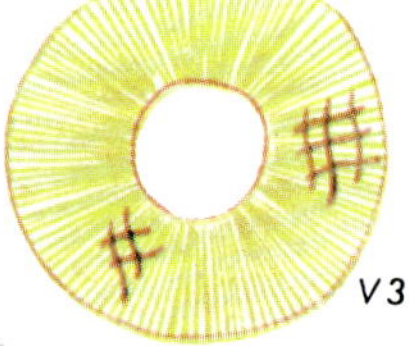

V3.

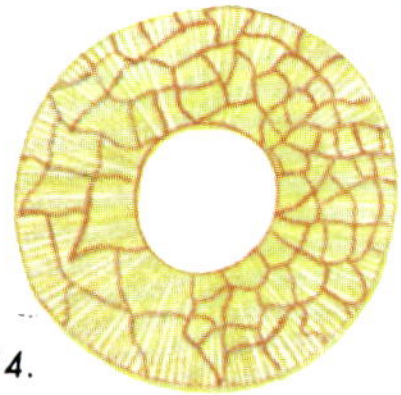

V4.

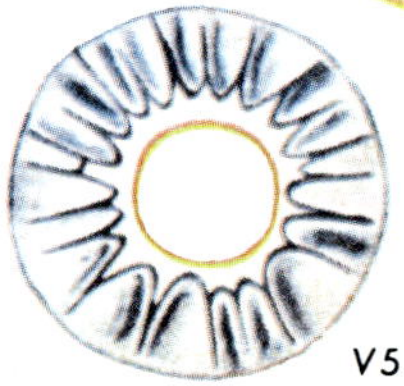

V5.

VI. Gewebsveränderung

1. Entzündung
2. Erosio simplex
3. Nekrose

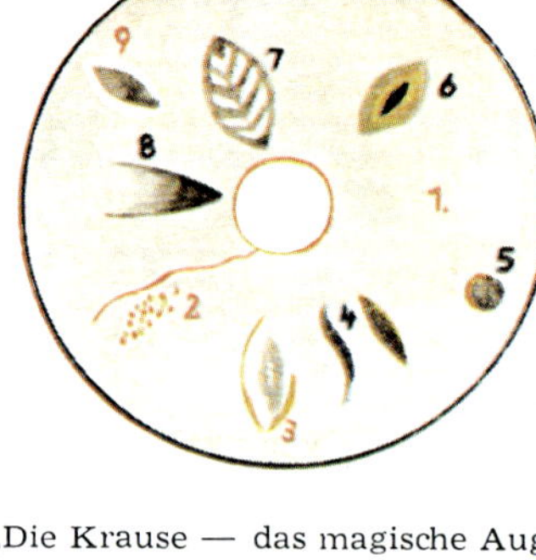

4. Adeno Tumor
5. Ulcus penetrans
6. Ulcus pepticum
7. Ulcus malignum
8. Carcinom
9. Heilung

Abbildungen zum Kapitel: „Die Krause — das magische Auge der Nutritionsdynamik".

IV.

Pupillenrandphänomene und nervale Organsteuerung

(Siehe Abb. der Seiten 44 und 45.)

Zeigen die Pupillenbewegungen Veränderungen in der elektrobiologischen Dynamik, die von einer Ladeveränderung im Akkumulator der Wirbelsäule ausgehen, so ist der Pupillenrand das Ergebnis dieser Kraftimpulse bzw. Impulsausfälle. Der Pupillenrand (PR) wird gebildet aus der Traubenhaut, die ihrerseits wiederum aus der Netzhaut entsteht. Der PR wird betrachtet nach Form, Architektur, Struktur, Kolorierung und endlich nach seinen Begleitsymptomen und Trabanten. Es kommen daher in Frage alle Abweichungen von der normalen kreisrunden Form, alle architektonischen Einzelheiten, alle Differenzierungen vom weichwachsigen bis zum kristallharten strukturellen Aufbau, feinste Farbnuancierungen, die ihrerseits wiederum säftehinweisend sind, und schließlich alle Begleiter des PR, die zentripetale und zentrifugale Richtung einschlagen können.

Der PR gibt also Einblick in die verschiedenen Zustandsbilder der nervalen Steuerung, er ist das jeweilige Sediment, ich möchte sagen: das Stoffwechselprodukt der Nervenfunktion, die Brandstelle der Kontaktfunkenstrecke. So wie die Nierenfunktion im Harn, die Darmträgheit im Stuhl geprüft wird, so diagnostizieren wir die Nervenfunktion am Pupillenrand.

Dabei ist zu beachten, daß die nasalen Segmente hinweisen auf die spinale Energetik, die frontalen auf die rationale und emotionale Kräfteentfaltung, die temporalen auf die Innervation der Pneumatik und die distalen Abschnitte auf Urogenitalpotenz, Darmfunktion und Kreislauf.

Bei der großen Mannigfaltigkeit der Erscheinungen und bei der Subtilität der Analyse der psychosomatischen Lage ist es praktisch unmöglich, eine vollständige Beschreibung der Skala aller Möglichkeiten zu geben. Es ist daher notwendig, die wesentlichsten Stadien herauszustellen, um ein bestimmtes Grundwissen zu erreichen. Ich habe mich außerdem bemüht, die Benennung der Symptome gleich nach ihrer Bedeutung zu gestalten im Gegensatz zu **R. Schnabel,** der nach Konzentrität und Exzentrität, nach Hypertrophie und Atrophie eingeteilt hat.

1. **Der Astheniker-PR:** Ein zarter feiner Rand des Uvealblattes erscheint innerhalb der Krause, von runder Form, weicher Konsistenz, korallenroter Farbe, ohne Adnexe. Wir haben den empfindlichen und empfindsamen Menschen vor uns mit reduzierter Lebenskraft und unterwertigem Ernährungszustand, der daher geistig sehr beweglich und aufnahmefähig

ist, zartfühlend und weich in seinem Gemüt, aber rasch ermüdet. Gewissenhaftigkeit und religiöse Verankerung der Lebensführung lassen ihn den Materialismus verabscheuen und führen ihn mehr zur Erfassung der geistigen Werte.

2. **Der Wirbel-PR:** Wie ein Zahnrad füllt er die Lücke zwischen Linse und Iris aus und ist somit schon der Signatur nach das Zeichen einer insuffizienten Wirbelsäule, die durch Subluxationen alle möglichen Deformierungen aufweist. Feine dünne Zähnelung weist auf Arthrosen und Arthritiden mit Exsiccose und Ödembereitschaft in einzelnen Segmenten; dicke Zähnelung dagegen auf Dehnungen der Ligamente mit Hängebauch, Aufschwemmung und Plethora, Senkungen und Hernien, Gefäßerweiterungen und daraus resultierende Kongestionen und venöse Tümpelbildung. Kreuzschmerzen, Varizenbildung an Beinen und Anus sind meist die Begleitsymptome einer im Hintergrund stehenden Wirbelsäulenschwäche.

3. **Der Greisen-PR:** Er gleicht dem Wirbel-PR, jedoch sitzen zwischen einzelnen Zähnen zarte, weißlich-hellgrau gefärbte Bildungen, wahrscheinlich degeneriertes Uvealblattgewebe. Die Träger sind stark arteriosklerotisch gezeichnet und zeigen Symptome einer Dementia senilis. Fragmentarisches Vorhandensein der Randzacken weist auf fortgeschrittenes Stadium des Seniums.

4. **Der Intestinal-PR:** Einzelne Brocken des Uvealsaums hängen wie Perlen am inneren Krausenrand und zeigen zum Teil einen schimmelpilzartigen Überzug. Manchmal sind noch feine Verbindungen von einem Brocken zum anderen erkennbar. Der Unterschied zum Greisenrand ist manchmal schwer festzustellen. Der Intestinalring weist auf ein stark degeneriertes Nutritionssystem hin, das durch Über- bzw. Unterreizung gastro-intestinale Störungen verursacht. Im Alter neigen diese Prozesse gern zu intestinalem Carcinom.

5. **Der Schlafring** (früher Nachtwächterring): Eine ringförmige graue bis weiße Einschmelzung des Uvealblattes bedeutet Schlafstörungen, die entweder seelisch oder durch Verdauungsstörungen, arthritische Beschwerden oder Gefäßstauungen verursacht werden. Eine dunkelbraune, eine gepunktete gelbe oder eine rötliche Farbtönung auf dem weißen Untergrund läßt nach der je spezifischen Ursache fahnden. Die graue Färbung deutet nach **Schnabel** auf äußere Ursachen der Ruhestörung.

6. **Der Stotterer-PR:** Er sieht aus wie ein Stern, dessen äußerer Rand flimmernde Protuberanzen trägt, und ist ein Zeichen für Überempfindlichkeit bzw. Übererregbarkeit der Sinnesorgane. Sprach- und Gehörstörungen,

Ausfällen im Geschmack- und Geruchsinn, Schwächezustände im Tastempfinden, auch Hyperemesis sind die Klagen solcher PR-Träger.

Ein gleichsam umgekehrtes Bild zeigt:

7. **Der Mystikerring:** Die flimmernden Protuberanzen strahlen hier nach innen und verleihen dem Auge unter dem Mikroskop einen eigenartig geisterhaften Anblick. Das sind die begabten Sinnesmenschen, die Strahlen tasten, Farben riechen, alles im Gehör behalten, das Zweite Gesicht haben, hellhören und hellsehen, die Kennziffern von 100 vorbeifahrenden Pkw's sich merken usw. Die Beschäftigung mit occulten Dingen ist häufig ihr Beruf. Astrologie, Kartenschlagen, Horoskopberatung usw. gehören zu ihrem Lebenskolorit.
8. **Der Krampf-PR:** Dieser Pupillenrand artet in krallenförmige Auswüchse aus, die entweder nach dem Lumen der Pupille oder in das Krausenareal hineinragen. Spasmophilie im Wechsel mit Atonie im Bereich des Digestionstraktus sind die durch ihn versinnbildlichten Krankheitserscheinungen. Und zwar: Krallen nach der Krause bedeuten mehr Spasmus im Drüsenbereich, daher stoßweise Magenbesaftung; Krallen nach dem Lumen der Pupille zu weisen auf Spasmen in der Muskulatur der Verdauungsorgane. Wir haben also auf der einen Seite: Achylie, Flatulenz und Meteorismus mit Senkung, Hernien und Varizen; auf der anderen Seite: Gallendyskinesien, Cholelithiasis, Migräne, Asthma usw.
9. **Der Epileptiker-PR:** Umgebogene Krallen, aus dem Uvealblatt gebildet, scheinen mit ihrer Spitze sich in die Linsenkapsel einzukrallen. Besonders, wenn sie sich auf 11 und 1 zeigen, hat man die schwersten Formen genuiner Epilepsie; auf anderen Sektoren epileptiforme Erscheinungen an den betreffenden Organen: Dysmenorrhoe, Herzanfälle, Gallenspasmen usw.
10. **Der Trauma-PR:** Der Pupillenrand zeigt tiefe Rupturen und Spalten. Schlag, Fall, Stoß oder Verletzungen auf wichtige Nerveneinheiten werden dadurch illustriert und erklären nach Jahren noch die Genese der geäußerten Beschwerden.
11. **Der Apoplektiker-PR:** Ein einfacher, strukturloser, aber hypertrophischer Pupillenrand umsäumt den Innenrand der Krause. Von der einfachen Reizbarkeit des Hypertonikers bis zu schwersten Kongestionen des Kopfes mit Stauung, Schwindel, Ohrensausen und bis zu apoplektischen Insulten in leichteren Etappen reichen die entsprechenden pathologischen Zustände. Je dunkler der PR, desto näher und schwerer sind die Blutungen.
12. **Der Blutungs-PR:** Ähnlich den Schuppenabhebungen bei der Psoriasis hängen vom Pupillenrand abgeschilferte Fetzen in das Lumen der Pu-

pille. Bei roter Kolorierung bedeuten sie hämorrhagische Infiltrationen in den motorisch-sensorischen Ganglien und damit Lähmung und Unempfindlichkeit; bei schwarzer Verfärbung jedoch Blutungsbereitschaft im Zentralnervensystem mit Erweichungsherden im Gehirn.

Die neuropathische Belastung zeigt sich in Schwachsinn, krankhaftem Verbohren in harmlose Erlebnisse, Verstricktsein in fixen Ideen, Prophetendünkel, Rechthaberei, Genialität auf einem isolierten Sektor und Schizophrenie. Der Blutungs-PR scheint eine gewisse Erbdominante zu besitzen.

13. **Der Neurolappen-PR** (Nach **Schnabel:** Ektropium): Große, breite Lappen des Uvealgewebes quellen unter dem Pupillenrand hervor und hängen wie eine Wolke über dem Lumen der Pupille.

    a) vereinzelte Lappen bedeuten starke Labilität der psychischen Haltung: Größte Vertrauensseligkeit — schwerstes Mißtrauen, ausgelassene Heiterkeit — melancholischer Trübsinn usw. Zu dieser schwankenden psychischen Haltung tritt eine erhebliche Wechselfähigkeit im Sensorium und im motorischen Apparat;

    b) in Kettenform aneinandergereihte Lappen weisen auf nervös höchst komplizierte Typen. Genialität und plötzliches Vakuum, moralisch-religiöses Eifertum und zwischendurch tiefstes Absinken in Morast und Atheismus, Hang zur Familie und wiederum plötzliches Isolationsbedürfnis kennzeichnen diesen schwerlebigen Typ;

    c) zwei- und dreireihige Anordnung der Lappen in Dachziegelform verstärkt das Krankheitsbild nach der Seite mannigfaltiger Ausfallserscheinungen. Nervöse Hemmungen und psychische Kurzschlüsse wechseln mit körperlichen Gebrechen und stempeln das Individuum zu einer unberechenbaren Kreatur.

14. **Der Paralytiker-Fransenteppich** (Dilazeratio): Das Uvealblatt erweitert sich pupillenwärts zu einem großen Teppich, dessen Fransen wirr in das Lumen der Pupille hineinragen. Dieses Zeichen können nur Abkömmlinge eines Paralytikers tragen, die leider dann auch selbst mit den Schädigungen der Lues stigmatisiert sind.

15. **Der Lues-Trabanten-PR:** An der Innenseite des Pupillenrandes siedeln sich kleine grauweiße körnchenartige Trabanten an. Diese Gebilde finden sich bei Menschen, die eine Lues durchgemacht haben, jedoch noch unter den Intoxikationserscheinungen leiden und wegen der mangelnden Hilfe für ihre Beschwerden zu Sarkasten und Galgenhumoristen geworden sind.

16. **Der Dekadenz-PR:** hat seine natürliche Farbe verloren, ist schneeweiß und randscharf geworden und gibt dem Auge unter der Lupe eine irr-

lichternde Note. Die Patienten sind auch immer psychisch und moralisch dekadent (haben oft das „Gefühl von etwas Lebendigem im Leib").

17. **Der tuberkulöse PR:** Hellgelbliche Erhöhungen von blasiger Struktur sammeln sich auf und um den Pupillenrand und geben ihm ein geflecktes Aussehen. Es handelt sich bei diesem Phänomen um Personen, die an tuberkulösen Prozessen leiden und bei denen eine gewisse Schädigung des Nervensystems eingetreten ist.

18. **Der Tremor-PR:** Aus dem Areal des PR haben sich kleinste kugelige Einheiten selbständig gemacht und sich als heterochrome Pigmentkörnchen reitend auf dem PR angesiedelt. Sie sind Zeichen eines renal-thyreoid gekoppelten Hochdruckes mit senilem Tremor.

19. **Der Psychopathen-PR:** trägt eine keilförmige Randzeichnung und ragt etwas aus der Krause hervor. Er verleiht dem Auge einen stechenden und unruhigen Blick und ist somit Symbol für die seelische Haltung des Trägers. Angst vor den Mitmenschen, Mißtrauen, Verfolgungspsychosen treiben diesen Typ zu äußerster Vorsicht und erschweren ihm die Eingliederung in die soziale Gemeinschaft.

20. **Der Röhren-PR:** ragt wie eine cylindrische Röhre weit über die Krause hinaus und gibt dem Auge einen ängstlichen Blick. Plötzliche Blockaden der nervalen Versorgung verursachen ohne besondere Vorzeichen Herzanfälle mit Ohnmacht, sensorische Ausfälle, Angstzustände und Beklemmungen im Sinne einer Angina pectoris, intestinale Atonien mit plötzlicher Darmstille und prädestinieren wegen der Unberechenbarkeit der Insulte den Patienten zu einer Dauerangst.

21. **Der rheumatische PR:** Rötliche bis dunkelgelbe Ausschwitzungen, Abschürfungen und Verquellungen sammeln sich auf der Oberfläche des PR. Sie werden als Intoxikationsresultate einer Nieren- und Leberschädigung gewertet und als Stoffwechselschlacken einer gestörten Harnstoffverarbeitung in die rheumatische Gruppe eingeordnet.

22. **Der Herzneurose-PR:** Erscheint aufgebaut wie eine Ziegelmauer, Stein auf Stein ist ziegelrot gefärbt, und das besonders gern in den nasalen Hälften. Er bedeutet nervöse Herzstörungen auf dem Boden eines allgemein schwachen und spasmophilen Nervensystems.

23. **Der Erethiker-PR:** Der Pupillarsaum verläuft hier in Wellen und zeigt damit den nervösen Erlebnisablauf im Berg- und Tal-Rhythmus: Der Aufregung folgt die Erschöpfung, der Lethargie die Überspannung. Die geistige und körperliche Leistungskurve schwankt um 180 Grad, daher ist die Vitalität dieser Menschen schwach und adynamisch.

24. Der demontierte PR: Vom sichtbaren Pupillenrand ist alles abgebaut bis auf den Grund, so daß nur mehr ein weißes Häutchen sichtbar ist. Das bedeutet eine große Herabminderung der Leistungsfähigkeit, der allgemeine Muskeltonus ist erschlafft, die Gefäße sind arrodiert (Ulcus cruris), die Beine sind durchgetreten und deformiert, die Spannkraft ist dahin und die Kraft reicht gerade noch aus, um sich aufrecht zu halten.

Man könnte noch viele Einzelheiten aus der Mannigfaltigkeit der Phänomene zur Darstellung bringen, jedoch gewährt die Beschäftigung mit der oben gegebenen Auswahl schon einigermaßen Einblick in das nervale Kräfteaggregat, das im Pupillenrande so farbenfroh zum Ausdruck kommt.

V.

Die Krause - das magische Auge der Nutritionsdynamik

(Siehe Abb. der Seiten 46, 47, 48.)

Kein anderer Aspekt gewährt uns einen so tiefen Einblick in die Ernährungspotenz des Menschen wie die Beobachtung der Krausenverhältnisse. Die Nutritionssensibilität, die Steuerung der fermentativen Vorgänge, die motorische Kraft der Peristaltik, das psychische Reflexpotential, die vasale Berieselung und die substanzielle Plasmaschädigung im Verdauungstrakt sind die Hauptmomente, die sich uns zur Beobachtung in der Krause darbieten.

I. **Die Architektur der Krausenzone**

zeigt uns in der Mannigfaltigkeit ihrer Formen den **Sensibilitätszustand der Nutritionsorgane.** Die jeweilig vorherrschende Tonuslage der vegetativen Phase (Sympathicus-Parasympathicus) erhellt aus der Größe der Krause. Eine große Krause bezeichnet den überwiegend parasympathisch gesteuerten Typ, während eine kleine Krause den sympathischen Typ manifestiert.

a) Die **große Krause** prägt also den Träger zu einem voluminösen Ernährungstyp mit Römheld'schen Symptomenkomplex. Viel Schlafbedürfnis und geringe Leistungsbreite kennzeichnen das Ernährungsnaturell. Materielles Hamstertum und geistige Anspruchslosigkeit charakterisieren diese Menschen. Im Gegensatz dazu steht der Träger

b) einer **kleinen Krause:** Der vorwiegend sympathische Tonus beschwingt den Menschen zu großen und zähen Leistungen körperlicher und geistiger Art, während das Bedürfnis nach Speise und Trank in den Hintergrund tritt. Dieser Typ legt mehr Wert auf die Qualität der Nahrungszufuhr als auf die Quantität. Daher ist er nutritionsmäßig gesehen auch weniger anfällig für Erkrankungen der Verdauungswege.

c) Die **vorgewölbte Krause** mit einer bauchförmigen Auftreibung der unteren Irisplatte deutet auf spastische Abwehr der Verdauungsmuskulatur mit Verstopfung. Steinkrisen der Gallenwege begleiten meist diese Obstipation, und ein Gürtelgefühl um den Oberbauch läßt jede Umschnürung als lästig empfinden. Zeigt diese Vorwölbung auf ihrer Höhe stärkere Konzentration graugelben Pigments, während die Talseiten infolge Pigmentabbaues dunkel erscheinen, so besteht Neigung zu Magen-Ca. Der somatischen Spasmophilie entspricht auch eine psychische Verspannung im Sinne von Mißmut, Launenhaftigkeit, Melancholie und Zyklothymie.

d) Das Umkehrbild zur vorgewölbten Krause ist die **schüsselförmige Eindellung.** Sensible Atonie, nervöse Erschlaffungszustände, die sich in Diarrhoe oder Verstopfung äußern und Meteorismus und Flatulenz nach sich ziehen, bedingen zugleich eine Disharmonie in der Magensaftzusammensetzung. Die stoßweise und sprunghaft ablaufende Peristaltik markiert zugleich geistige und seelische Sprunghaftigkeit und Leistungsstöße.

e) Ein Bild genereller Spasmik bietet die **eingeengte Krause.** Nach epileptiformen Prinzipien läuft der Vorgang der Nahrungsaufnahme und Nahrungsabgabe ab. Plötzliche Blutüberschwemmungen im Intestinum wechseln ab mit spontaner Abströmung, Hungerattacken mit Sattgefühlen infolge Drüsensekretüberschwemmung und fast völliger Austrocknung, stürmische Peristaltik und völliger Stillstand, ja sogar Potenzschwankungen und geistige Spontanreaktionen, sprunghafte Affekthandlungen und psychische Überlagerungen illustrieren die Zickzackkurve im körperlichen und geistigen Geschehen. Dieser großräumigen Wechselhaftigkeit der eingeengten Krause steht gegenüber die kleinphasige der

f) **welligen Krause.** Die Phasenumkehrung der somatischen und psychischen Abläufe geschieht hier kurz und schnell. Dadurch entsteht ein dauernd unruhiger Menschentyp, der in kurzen Abständen Nahrungsaufnahme und Schlackenabgabe tätigen muß. Der Habitus asthenicus ist das Endprodukt dieses Funktionswechsels, der ewig Unruhige, der Ahasver, der Unberechenbare, der immer seine Ziele wechselnde Mensch, ein Kreuz sich selbst und seiner Umgebung.

g) Diesem Schaukeltyp steht gegenüber der Träger der **flachen Krause.** Schwerfällig und träge, langsam und spät eintretend ist hier die vegetative Umschaltung. Der langen Essenszeit entspricht eine lange Periode der Verdauung. Es ist ein ausgesprochener Wiederkäuertyp in körperlicher und seelischer Hinsicht. Reaktionsarmut, schlechte Ansprechbarkeit charakterisiert ihn in Krankheit und Behandlung.

h) Die **Becher — oder Trichterkrause** ist ein Zeichen für Vielesser, bei denen aber nichts anschlägt. Sie charaktersiert einen lebhaften, leistungsfähigen Typ, der alles mit Leidenschaft anpackt, aber bald die Geduld verliert. Sanguinisches Temperament, große Klappe, starke Esser und gierige Trinker, große Sogwirkung!

i) Eine interessante Krausenform ist die sogenannte **Krallenkrause.** Das obere Irisblatt greift krallenartig, das untere Irisblatt miteinbeziehend, in den Pupillenrand hinein, und die Spitzen sind meist mit ihm verlötet. Starke Spasmen ergreifen wehenartig die Verdauungsmuskulatur ohne irgendwelche erkennbare Ursache und treiben die Patienten von einem Arzt zum andern, denn klinisch läßt sich keine Krankheit eruieren. Auch das Seelenleben unterliegt diesen plötzlichen Verzweiflungssituationen und imprägniert diese Menschen mit Angst und Furchtsamkeit, aber auch, scheinbar als Kompensation, mit Brutalität und Grausamkeit gegenüber dem Nächsten. Man nimmt als Ursache dieses Phänomens eine hereditäre Lues an.

Diese Auswahl aus der Vielfalt der architektonischen Formen genügt zunächst, um einen Einblick zu gewinnen in die nerval-sensiblen Konstitutionsverhältnisse der Nutritionsorgane und ihrer Streuung auf den ganzen Menschen.

II. Das Krausenrelief.

Wenn die Architektur besonders die sensiblen Zustände im Verdauungstraktus schildert, so zeigt **das Krausenrelief** in hervorragendem Maße **die motorische Dynamik.** Die nach bestimmten Gesetzen ablaufende Peristaltik formt im Laufe der Jahrzehnte die Schleimhaut nach einer bestimmten Richtung; Verschleiß und Abnützung prägen die Form der Faltungen, in den Knickungen wird die Blutversorgung gedrosselt, Erstarrungen und Mumifizierungen treten ein, Vernarbungen und Indurationen verringern die Elastizität, und so besitzt jedes Individuum ein spezifisches Relief der Magen-Darm-Schleimhaut. Und das Krausenrelief bietet nun das Spiegelbild dieser durch die Peristaltik gesetzten Veränderungen und Erstarrungen.

Die Tiefe und Länge der Faltenbildung, die Form, die Imprägnierung und die Kolorierung sind dabei die entscheidenden Größen hinsichtlich der Abschätzung der symbolisch gezeichneten Stigmata. Grundsätzlich ist jede Reliefbildung in der Krause ein Warnruf!

Nachdem mir nicht bekannt ist, daß eine Reliefbeschreibung in der bisherigen Literatur veröffentlicht ist, habe ich versucht, folgende Einteilung einzuführen:

1. Die wesentlich **radiär gerichtete Relief**-Führung, bei der wir wieder unterscheiden zwischen linearen, gekanteten und gewölbten Aussparungen.
2. Das sektoral beschränkte **radiär-lineare Relief.**
3. Die **circuläre Reliefbildung,** die ringförmig und sektoral auftreten kann.
4. Die **gepunktete Reliefbildung,** wobei die Punkte konkav oder konvex ausgebildet sein können.
5. Die **kolorierte Reliefbildung,** wobei die Erhabenheiten meist heller gefärbt sind als die Täler und Senken.

ad 1) Die radiär geführten linearen Reliefs weisen auf Erstarrungszustände bestimmter Mucosaeinheiten mit einer Verschiebung der Magensäfte nach der alkalischen Seite hin. Symptomatisch äußert sich diese Situation durch Drückgefühl und Sauerstoffverarmung im Magen.

Eine Abweichung dieser Linie von der Geraden in der Nähe des Krausenrandes bedeutet zugleich eine Veränderung der Bakterienflora im Darm (kranke Colistämme). Die Anlage für Colitis mucosa, Dyskinesie der Gallenwege und Überempfindlichkeit der Schilddrüse ist damit automatisch gegeben.

Ist das radiäre Relief in der Tiefe gekantet, dann treten Magen- und Darmspasmen auf, Konvulsionen und Krämpfe, die im Darmbereich zu Incarcerationen (Darmschlingen in Netztaschen), zu Volvulus (Lageveränderungen des Darms in seiner Längs- und Querachse), zu Invaginationen (Ineinanderschieben) und letztlich zur Strangulation (Achsendrehung) führen können.

Verläuft dagegen die Einsenkung gewölbt, dann besteht die Gefahr von Neubildung in Richtung eines Carcinoms.

ad 2) Erscheint die lineare Relieferhabenheit nur sektoral, dann haben wir es mit einer durch Gift erzeugten Mucosaschwellung zu tun (Pilz-, Fleisch-, Wurst- oder Fischvergiftung), die im Alter in ein Carcinom übergeht.

ad 3) Die ringförmige Aufwerfung des Krausenreliefs bedeutet eine canceröse Induration im Magenbereich, die durch eine in der Mitte der Krause konzentrierte Pigmentanreicherung als besonders akut markiert wird.

ad 4) Die gepunktete Reliefbildung weist auf multiple ulceröse Prozesse hin, und zwar bei Erhabenheit auf gutartige Geschwüre, bei Vertiefungen auf penetrierende Ulcera, die meist ohne Schmerzalarm plötzlich durchbrechen.

ad 5) Die Pigmentierung der Relieftäler in der Skala von strohgelb bis rötlich bzw. blauschwarz aggraviert die Situation. Und zwar bedeutet gelbe Einlagerung ins akute Stadium übertretende Tbc-Prozesse im Intestinum, während rötliche bzw. blauschwarze Verfärbungen auf acut beginnendes Ca hinweisen. Interessant sind auch die wie Sektperlen aufquirlenden feinsten Teilchen der Uvea, die sich aus den Spalten und Rinnen an die Oberfläche drängen und auf acutes intestinales Ca hindeuten.

Diese bis jetzt kaum beachteten Phänomene sind dringende Hinweise auf schwere intestinale Störungen und haben Motilitätsstörungen der Verdauungsmuskulatur zur Ursache.

III. **Kolorit der Krause.**

Noch viel reichhaltiger und komplizierter ist **das Kolorit der Krause,** das uns einen tiefen Einblick gewährt in **die fermentative Steuerung,** in den Säftehaushalt der Verdauungsfunktionen.

Wir unterscheiden dabei die Grundfarbe der Krause und ihre Unter- bzw. Übermalung.

Bekannt sind bereits die zentrale und die sektorale Heterochromie, die zentrale Hyperchromie und die Anachromie.

1. Die zentrale Heterochromie bedeutet generell eine Belastung des Verdauungsapparates.

   a) hellrot: Hyperacidität mit Neigung zu Lithiasis;

   b) rostrost: Chronische Verdauungsstörungen mit Sodbrennen;

   c) kotbraun: Anacide Gastritiden, Obstipatio, Ca-Neigung;

   d) schwarzrot: Chronische Magenblutungen, suspekt auf Ca;

   e) ockergelb: Cirrhotische Prozesse im Leber- und Pankreasbereich mit Säfteverarmung im Duodenum;

   f) strohgelb: Durch Bauchtbc gestörter Verdauungsablauf (häufig Durchfälle);

   g) bleigrau: Atrophie der Mucosa und der Belegdrüsen, Einschrumpfungsprozesse und Indurationen, infauste Prognose.

2. Die sektorale Heterochromie im Krausenbereich bedeutet trophische Störungen in Teilgebieten des Verdauungstraktes, die im Alter in maligne Degeneration übergehen.

3. Die zentrale Anachromie in der Krause, die einen Sektor oder die ganze Krause erfassen kann, weist auf mangelhafte Durchblutung des Intestinums hin. Meist sind damit auch Kopfschmerzen intestinaler Genese verknüpft. Die Menschen frieren gern, neigen zu Katarrhen und Ödemen. Die schlechte Durchblutung der Verdauungsorgane führt außerdem gern zu Atrophie und Atonie des Magens. Eine sekundäre Anämie begleitet diese Krankheitssymptome.

Weniger bekannt jedoch als die Heterochromien sind **die Unter- bzw. Übermalungen der eigentlichen Krausenfarbe.**

IV. **Der Nutritionsring,**

der sich eng an den Pupillenrand anschließt, kann die verschiedensten Farbanomalien aufweisen.

a) **Der Begleitschatten,** der leicht abgesetzt vom PR besonders gern nasal auftritt und wie ein Schatten den PR begleitet, ist ein Zeichen für schlechte spinale und vasale Versorgung des Digestionstraktus, der dabei oft atrophiert. Appetitlosigkeit, Magendrücken, schlechtes Aussehen sind das Spiegelbild seelischer Unlust, körperlicher Müdigkeit und geistiger Erschöpfung. Die Magensäfte versiegen, die

Verdauung stockt, die Körperkräfte nehmen ab, und trotzdem gibt das Röntgenbild keinen Anhalt für eine Erkrankung. Das Auge jedoch zeigt die Gefahr, die heraufzieht, und der Kenner weiß, wo er angreifen muß, um den drohenden Zerfall aufzuhalten.

b) **Der Pepsinring:** In leichter Absetzung vom PR zeigt sich ein Ring in der Farbe des Goldregens. Bei stärkerer Vergrößerung erscheint die Körnung als feinste Filigrananlagerung. Pepsin ist ein Ferment, das in saurer Lösung Eiweiß verdaut. Seine Vorstufe in den Magendrüsen ist das Pepsinogen, das durch Zusatz von Salzsäure in Pepsin übergeführt werden kann. Tritt nun die Überführung dieses Pepsinogens in Pepsin nicht ein, so erscheint der sogenannte Pepsinring. Die Therapie liegt also in einer Fermentsteuerung durch Salzsäurezusatz.

c) **Der Salzsäurering:** Geht die Salzsäureanreicherung im Magen über das Maß von 0,3% hinaus, dann erscheint ein elfenbeinfarbener Ring um den Pupillenrand. Pepsinring und Salzsäurering können zusammen nicht bestehen, da durch Salzsäure die Pepsinogenblockade behoben wird. Dagegen weist der Salzsäurering auf Gastritis und Ulcus pepticum infolge der Magenschleimhautverätzung.

d) **Der Labfermentring:** Die Vorstufe des Labferments, das Labzymogen, das durch Salzsäurezusatz in Lab übergeführt werden kann, bleibt im Magen vorstufenmäßig bestehen und zeigt sich am Nutritionsring durch aluminiumfarbiges Kolorit. Die Funktion des Labferments: die Kaseingerinnung der Milch zu bewirken, kommt also in Wegfall und verursacht damit Gärungsdyspepsien und im Gefolge davon eine Dysbakterie im Darm. Atypische Colistämme im Dickdarm führen zu einer Colitis mucosa, setzen die Vitamin-B-Resorption herab und streuen damit sogar auf die Schilddrüse. Es ist also erklärlich, daß diese Patienten bei jeder stürmischen Darmperistaltik eine Tachycardie bekommen, die Angst und Schrecken verbreitet.

e) **Der Zuckerring:** Längliche Pfeilspitzen in der Farbe des Neugoldes formieren sich radial in der Mitte der Krause in lichteren oder dichteren Reihen und weisen daraufhin, daß Ptyalin, welches Stärke in Malzzucker, Maltase, die den Malzzucker in Traubenzucker, und Laktase, die den Milchzucker in Dextrose und Galaktose spaltet, in ungenügender Menge und unzureichender Potenz vorhanden sind. Dieses Minus blockiert die Glykogenspeicherung in der Leber und führt zu einer diabetischen Situation.

f) **Der Trypsinring:** Dunkles Ockergelb von unterschiedlicher Dichte lagert sich radial in der zentralen Zone der Krause. Es zeigt, daß die Vorstufe des Trypsins in der Pankreasdrüse, das Trypsinogen, welches bei der Sekretion in den Pankreassaft gelangt und durch die Enterokinase unter dem Einfluß von Sauerstoff und organischen Säuren in Trypsin verwandelt werden sollte, nicht aktiviert wird. Daher wird die Spaltung von Eiweiß in Proteosen und Aminosäuren fehlerhaft oder überhaupt nicht durchgeführt. Die Verdauung besonders von tierischem Eiweiß wird gehemmt und es entsteht daher beim Patienten eine völlige Abneigung gegen Fleisch als automatische Schaltung zur Erhaltung des Lebens. Wiederum ist eine Toxinüberschwemmung von seiten einer geschädigten Bakterienflora im Darm die Folge.

g) **Der grüne Steapsinring:** Steapsin, das die Neutralfette in Glyzerin und Fettsäuren spaltet, bildet sich im Darm durch die Einwirkung der Gallensäuren aus dem Steapsinogen. Dieses Pankreasferment gelangt mit dem Drüsensekretstrom in den Darm, wird aber genetisch gesteuert durch das Sekretin, das aus dem Prosekretin der Duodenalschleimhaut durch Säure gebildet und über die Blutbahn dem Pankreas zugeführt wird. Spaltung und Resorption der Fette durch Steapsin und Gallensäuren (überwiegend Glykocholsäure) sind für den menschlichen Körperhaushalt so wichtig, daß sie auch in der Krause sehr häufig zu einer entsprechenden Darstellung kommen.

h) **Der Darmsaftring:** Gegen den Krausenrand zu bemerken wir häufig einen dunklen nach außen abfallenden oder einen hellen weißlichen aufsteigenden Ring, der den Pegelstand des Darmsaftes anzeigt. Während wir im Dünndarmgebiet noch das Aufleuchten von Fermentdissonanzen (Laktase, Erepsin, Enterokinase) als farbige Aufmalungen finden können, ist im Dickdarmgebiet nur die Schwarz-Weiß-Skala als Ausdruck für das fermentlose schleimige Sekret der Becherzellen gegeben.

i) Zum Nutritionsring gehört, wenn auch etwas abgerückt, der in der inneren Krausenrandzone auftretende **Schleimhautring.** Multiple Kryptenbildung weist zum Beispiel auf Beschädigung des Zottenepithels durch Enterobionten und zugleich auf eine schlechte Regenerationsmöglichkeit von seiten der Darmdrüsen hin. Bekanntlich werden in den Darmdrüsen durch indirekte Kern- und Zellteilung fortwährend neue Zellen gebildet, die zum Ersatz der auf der freien Schleimhautoberfläche zugrunde gehenden Epithelzellen in die Höhe rücken. Weißliche Einlagerungen in den Krypten deuten bereits auf entzündliche Reizungen der Darmzotten und damit auch des Schleimhautepithels.

Dieser Überblick, der vielleicht etwas schematisiert erscheinen kann, was aber mit Rücksicht auf die Lehrbarkeit erforderlich ist, möge zeigen, wie herrlich und mannigfaltig das Kolorit der Krause Einblick gewährt in die Steuerung der Säfte und Sekrete, der Enzyme und Fermente des Verdauungstraktus und in ihre Wirkungen auf den Gesamtorganismus.

V. **Stromaführung.**

Ebenso interessant aber ist auch **die Stromaführung in der Krause,** die uns aufklärt über das psychische Reflexpotential der Verdauung, über emotionale und rationale Querverbindungen zum Ernährungssystem, über intestinale Induktionsvorgänge im Cerebrum und umgekehrt über cerebrale Impulse auf das Abdomen.

Die Anordnung der Stromaführung, ihre Harmonie, Kosmologie oder ihr Chaos, ist kein blinder Zufall, kein Spiel der Natur und keine künstlerische Laune des Schöpfers, sondern ein Produkt oder eine Projektion gegebener Kräfte. Sein und Sosein, Subjekt und Individuum sind gezielte Realitäten bis ins Kleinste, an denen nur ein oberflächlicher oder negierender Geist achtlos vorübergehen kann. Die Mannigfaltigkeiten des Soseins, der individuellen Struktur, und die Achtung und Beachtung mikroskopischer Daseinsformen fordern die ehrfurchtsvolle Schau theurgisch-kosmischer Ganzheitsbeziehungen, wie sie dem Menschen gemäß seiner Stellung in der Schöpfung zukommt.

Ein kleiner Manometer des Kräftepotentials zwischen Geist und Materie, zwischen Formprinzip und Gestaltungsformung, zwischen Psyche und Soma ist die Faserführung in der Krause.

1. Die **normale radiale Faserung** vom PR zum Krausenrand scheint die harmonischen Beziehungen zu schildern von Gemüts-, Willens- und Verstandesimpulsen zur Nahrungsrezeption und -assimilation; und umgekehrt die normalen intestinalen Induktionsvorgänge auf die geistig-seelische Vitalität.
2. Die **Querfaserung** des Krausenstromas zeigt die Dissonanz zwischen nutritiven Lustgefühlen und ihrer Befriedigung. Das Gleichgewicht zwischen Anforderung und Entsprechung ist gestört entweder nach Minus oder nach Plus. Substanzmäßige Überernährung lähmt die geistigen und seelischen Kräfte, die in Speise und Trank ersticken; oder aber eine spirituelle und seelische Hypertrophie vernachlässigt die materielle Zufuhr zum Schaden des leiblichen Daseins und widerspricht somit ebenfalls dem alten Motto: Mens sana in corpore sano!
3. Die **Gitterzeichnung** des Stromas versinnbildlicht psychisch gesetzte Reizzonen im Splanchnicusgeflecht. Erschütternde Leidensphasen, erregende freudige Affekte und ekstatische Lustzustände blockieren den nervalen Ablauf in der Verdauung; Angst und Schrecken, Furcht

und seelische Traumen in Form von schweren Enttäuschungen lähmen den Plexus solaris und verursachen Motilitätsstörungen und Sekretstöße im Intestinum, die bei längerer Dauer chronische Schädigungen setzen.

4. **Netzzeichnung** der Faserung, grob- oder feinmaschig, kennzeichnet den Träger nach der neurolabilen Seite. Sthenie wechselt mit Asthenie, himmelhoch jauchzend mit Genuß ohne Maß und Ziel und zu Tode betrübt mit völliger Enthaltsamkeit; Tobsuchtsanfälle mit Übertreibung im Essen und Trinken und vollständige Lethargie mit übertriebener Entsagung, Tugend und Laster wechseln regellos, Freundschaft und Feindschaft, Lachen und Weinen, Selbstüberhebung und tiefste Erniedrigung rollen ab wie die Würfel des Glücksspielers. Analog dazu variiert der körperliche Zustand: Der Mensch kann in Stunden aufblühen und zusammensinken, Gewicht verlieren und zunehmen: ein Zickzackgeschehen in leiblicher und geistiger Hinsicht.

5. Die **Lamellenzeichnung**, PR-abgerückt oder PR-nahe, bezeichnet den epileptiformen Rückstoßtyp. Subcorticale Spasmen und intestinale Dyskinesien wechseln fortwährend, bedingen sich gegenseitig oder lösen einander ab. Die Aura beginnt mit Magenbeschwerden oder mit Kopfschmerzen, die perineurale Gefäßversorgung schwankt und vibriert, das Bewußtsein kann ganz oder teilweise schwinden, Absencen und epileptische Insulte folgen mit unwillkürlichem Stuhlabgang oder hartnäckiger Verstopfung und lassen somit die Zusammenhänge von Soma und Psyche aufleuchten.

VI. Gewebsveränderung.

Im Gegensatz zur Stromaführung als psychosomatischem Aspekt steht **die Gewebsveränderung der Irisplatte innerhalb der Krause** in Form von Aufquellung oder Einschmelzung, also einer Plasmaschädigung, angefangen von der einfachen Entzündung bis zum malignen Carcinom.

1. Die Aufquellung des Gewebes in der Krause ist das Zeichen für eine Erosio simplex im Bereich der Mucosa. Die Gewebserhöhung ist hellweiß, mit einzelnen Reizfasern bestückt und im fortgeschrittenen Stadium mit vaskularisierten Transversalen durchzogen als Zeichen der erfolgten Hyperämie. Die Reizfasern zeigen die alarmierten Nerven und versinnbildlichen die Schmerzreaktion.

2. Die beginnende Einschmelzung des Gewebes zeigt sich in einer trichterförmigen Vertiefung mit grauschmierigem Belag bei der käsigen Form oder in einer rötlichen Filigranimprägnierung bei der inflammatorischen, abszeßartigen Form. Aus der Erosio simplex entsteht

das Ulcus. Dabei weist die Raumform auf die Art des befallenen Gewebes: Lanzettform — Drüsen, Kreisform — Ulcus penetrans, Ovalform — stenosierende Tumoren, Blattrippenkrypte — maligne Entartungstendenz, Torpedolakune — Adenocarcinom usw.

3. Die weißliche, hermelinartige Verbrämung der Gewebssenken ist ein Zeichen für in Intervallen aufflammende Ulcera, deren Periodik an den tages- und jahreszeitlichen Rhythmus gebunden scheint.
4. Die Tiefe des Gewebseinbruches und dessen Kolorierung deutet hin auf die Gefahrenmomente und auf die Zeitdauer der Entwicklung.
5. Eine Gewebseinschmelzung mit klargezeichnetem Rand und ohne accidentelle Auffüllung und Bemalung ist die geschriebene Anamnese überstandener und ausgeheilter Gewebsdefekte und bleibt erhalten bis zum Tode des Individuums. Calor, Tumor, Rubor und Dolor als die Cardinalsymptome der Entzündung, Einschmelzung und Nekrose, Regeneration und Granulierung zeigt die Iriskrause für einen bestimmten Teil der Verdauungswege in bewundernswerter Exaktheit; Gutartigkeit und Bösartigkeit der Geschwülste kann der geübte Beobachter differenzieren an der Spezifität der Gewebsdefekte.

So beleuchtet das „magische Auge" der Krause die Nutritionsdynamik dem adaptierten Beobachter wie ein Zauberlicht. Er sieht die Kräfte im Dunklen schalten und walten, bekommt Einblick in die Werkstätte der menschlichen Natur, erschrickt vor dem Kampf, der sich im Verborgenen abspielt, sieht das Leid heraufziehen und hört den Tod an die Türe klopfen und beugt sich in Ehrfurcht vor den Schicksalsmächten, die Leben und Sterben verwalten.

Topographie der Iris

nach Angerer

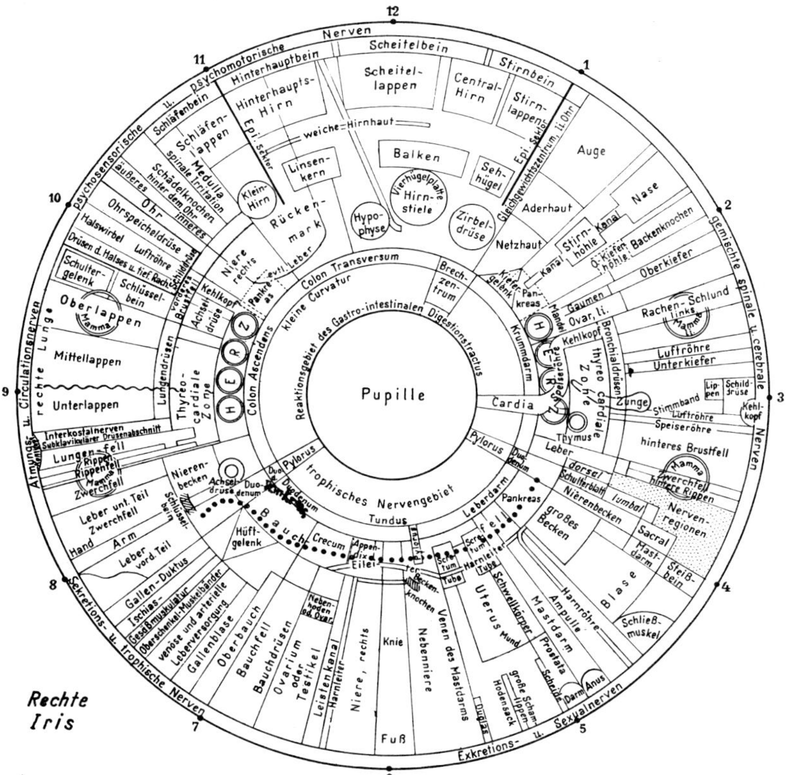
12
1
2
3
4
5
6
7
8
9
10
11
Nerven
Scheitelbein
Stirnbein
Hinterhauptbein
Scheitel-lappen
Central-Hirn
Stirn-lappen
Hinterhaupts-Hirn
Schläfenbein
Schläfen-lappen
weiche Hirnhaut
Balken
Linsen-kern
Seh-hügel
Vierhügelplatte
Hirn-stiele
Klein-Hirn
Rücken-mark
Hypo-physe
Zirbel-drüse
Auge
Aderhaut
Netzhaut
Nase
Stirn-höhle
Backenknochen
Oberkiefer
Rachen-Schlund
Luftröhre
Unterkiefer
Stimmband
Kehl-kopf
Speiseröhre
hinteres Brustfell
Nerven-regionen
Sacral
Blase
Schließ-muskel
Anus
Exkretions- u. Sexualnerven
Ohrspeicheldrüse
Halswirbel
Luftröhre
Schulter-gelenk
Schlüssel-bein
Kehlkopf
Oberlappen
Mittellappen
Unterlappen
Lungendrüsen
Thyreo-cardiale Zone
HERZ
Colon Transversum
Colon Ascendens
kleine Curvatur
Reaktionsgebiet des Gastro-intestinalen Digestionstractus
Brech-zentrum
Pupille
Cardia
Krummdarm
Pylorus
trophisches Nervengebiet
Tundus
Leberdarm
Pankreas
Thymus
Leber
Zwerchfell
Nieren-becken
Achsel-drüse
Duo-denum
Leber unt. Teil
Hand
Arm
Hüft-gelenk
Crecum
Gallen-Duktus
Gallenblase
Oberbauch
Bauchfell
Bauchdrüsen
Ovarium oder Testikel
Leistenkanal
Niere, rechts
Knie
Fuß
Nebenniere
Venen des Mastdarms
Uterus
Mastdarm
Prostata
Hodensack
Harnröhre
Ampulle
großes Becken
Sekretions- u. trophische Nerven
Atmungs- u. Circulationsnerven
psychosensorische u. psychomotorische Nerven
gemischte spinale u. cerebrale Nerven

Rechte Iris

Topographie der Iris

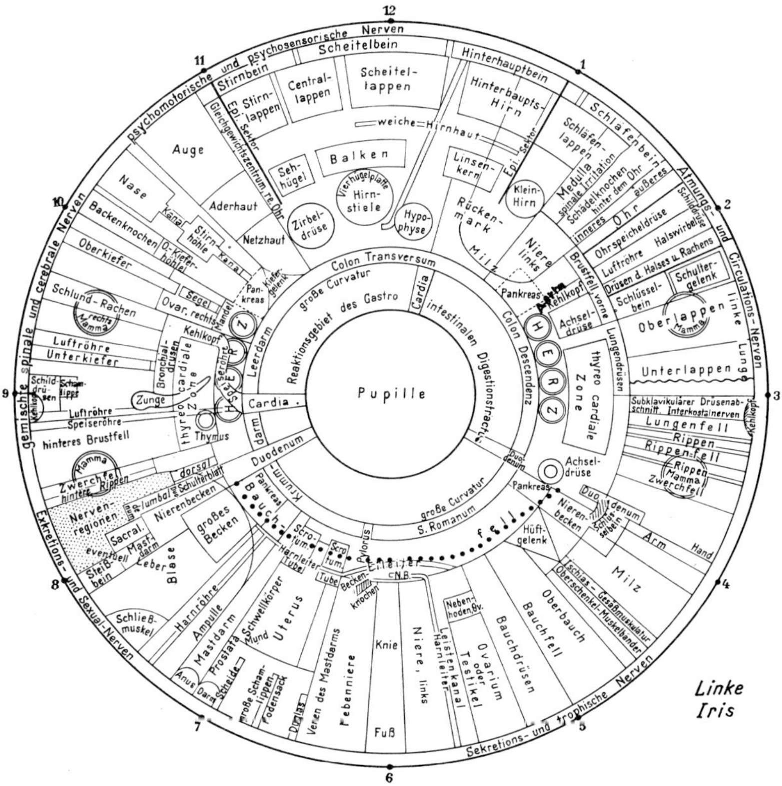

Josef Angerer, **Farbtafel Iris-Topographie**

überarbeitet und auf den heutigen Stand gebracht

Format 43 x 61 cm auf Papier 90 g Offset, mehrfarbig. Preis DM 20,–

Bestellungen erbeten an: **Verlag T. Marczell**

VORWORT

Nachdem das Werk von Vida-Deck „Klinische Prüfung der Organ- und Krankheitszeichen in der Iris“ eine Bresche in die schulmedizinische Absperrung gegen die Augendiagnostik gebrochen hat, dürfte auch die vorliegende Arbeit unter günstigeren Auspizien erscheinen können. Die zaghafte Grenzziehung iridologischer Möglichkeiten, die obengenannte Verfasser aus kluger Berechnung vollziehen („Die Iriszeichen genügen nicht, um eine wirkliche Diagnose zu stellen“ S. 7 und „Dyshormonelle Störungen anderer innersekretorischer Organe sind in der Iris nicht zu erkennen“ S. 53) soll gerade durch diese Arbeit erweitert werden. Die Augendiagnostik als Einblick in die Biodynamik psycho-somatischen Geschehens führt den Betrachter ja in die Urprinzipien pathogenetischer Abläufe, und es wäre kaum denkbar, daß einerseits n u r substanzielle Organveränderungen ihre Reflexe am Auge setzen, während funktionelle Störungen reflexnegativ bleiben, und daß andererseits das klinisch feststellbare Endprodukt krankhafter Steuerungsvorgänge zu einem großen Teil kausalgenetischen Faktoren unterliegen sollte, die das bisherige medizinische Erfahrungsgut überhaupt nicht tangieren. Z. B. zeigt das Auge eine klinisch erfaßte Cholelithiasis dann nicht an, wenn als Ursache ein vegetativer Dystonus in diesem Bereich durch eine Dislokation des 8. Dorsalwirbels gesetzt ist. Am Auge sehen wir in diesem Falle nur eine spezifische Pupillendeformation als Analogon zur Wirbelverstellung. Zeichen und Angezeigtes tragen oft ein verschiedenes Antlitz. Nur die Intuition und der therapeutische Erfolg bestätigen dann eine direkte Verwandtschaft. Der schwierige Einblick in diese Zusammenhänge war und ist vielleicht der Hauptgrund, warum sich der ophthalmologische Befund in vielen Fällen nicht in die übliche medizinische Nomenklatur einfügt. Die Augendiagnostik wird dann anerkannt sein, wenn der Heilberufene in der Lage sein wird, Ursache und Wirkung im pathologischen Geschehen in einer Einheit zu erschauen.

Möge daher der 2. Teil meines Handbuches bei allen ernsten Forschern dazu beitragen, die großen Zusammenhänge von Nosos und Pathos objektiv und subjektiv als eine Einheit zu erkennen und den großen Wert der biodynamischen Diagnostik zum Heile der Leidenden wenigstens anzuerkennen.

München, Ostern 1954 — *Der Verfasser*

I.

Das morphologische Bedürfnis der Gegenwart

„Dieses Geschlecht vermag allenfalls Ohren haben zu hören, keinesfalls aber Augen zu sehen, geschweige denn zu schauen", so klagt Prof. **Ernst** über die verloren gegangene Begabung, ohne Voreingenommenheit die Natur zu betrachten. Bei Tausenden fehlt die Anschauung, nur eine abstrakte Dialektik erfüllt die Gehirne der heutigen Menschen. Prof. **Sauerbruch** klagte in seinem Vortrag „Heilkunst und Naturwissenschaften": „Die Kunst etwas mit der Seele zu erschauen und in sich aufzunehmen, wo wird sie noch geübt? Naive Beobachtung wird gering geachtet und Erlebnisse am Kranken müssen zurücktreten gegenüber wissenschaftlichen Arbeiten im Laboratorium. Daher ist auch die Kunst der Darstellung verloren gegangen, weil die Kunst des Erlebens fehlt."

Der heutige Wissenschaftler denkt in der großen Mehrzahl in toten Zahlen, mißt die Wogen des Lebens in Prozentsätzen, betrachtet die Abläufe des Pathos in Gefrierschnitten und formuliert das Anschauliche in unanschaulichen mechanischen Formeln. Was nicht in die schmale Nomenklatur des Spezialisten hineinpaßt, lehnt man ab oder läßt es einfach unberücksichtigt. Die Strahlen des Irrationalen und Transzendentalen vermögen die Gehirne der geistig leicht Gesättigten nicht mehr zu erleuchten. Daher hat die durchschnittliche Heilkunst des 20. Jahrhunderts den umfassenden Blick für den natürlichen und transzendentalen Sinngehalt der Krankheit verloren, sie hat die Synopse des organischen Geschehens mit dem Kraftfeld der ganzen Schöpfung verlernt und hat die Bezogenheit des Individuums zur Entelechie, zur transzendenten Kausalität vergessen. Erst die neueste Zeit ist sich dieser Zusammenhänge wieder bewußt geworden, sie besinnt sich wieder auf die paracelsische Sehweite und legt den tastenden Finger an den lebendigen Puls der ewigen Naturgesetze, die sich im „Zeitalter des Lebendigen" **(Baginsky)** von neuem mit ungestümer Gewalt in den Bereich unserer Erkenntnisse drängen. Die Heilkunde wird so wieder zur Naturheilkunde, und die **statische** Diagnostik wird wieder zu einer **dynamischen** Krankheitserkennung. Die Beschäftigung mit der Person des Kranken und mit Gestalt und Sinn der Krankheit erlebt seit kurzem eine Wiedergeburt. Wenn **Paracelsus** und **Hahnemann,** die beiden Genien der Medizin, die Heilkräfte in ihren Grundbeziehungen zur Natur sahen, so erscheinen uns heute die Wachstumskräfte und Hemmstoffe in ihren Grundbeziehungen zu den Heilkräften.

Diese Schau nimmt den Menschen heraus aus seiner zentralen Stellung, in die ihn der Materialismus hinein zu projizieren suchte, und bestimmt ihm wieder ein bescheidenes Plätzchen im kosmischen Kraftfeld, das seinerseits von metaphysischen Potenzen gesteuert und ernährt wird. Die Krankheit ist ebenso eine Gestalt der Natur wie die Gesundheit. Sie schlummert in den Kräutern der Erde, in Metallen und Steinen; hier lebt die Krankheit objektiv, im menschlichen wie tierischen Organismus trägt sie ein subjektives Antlitz. Daher schließt **Paracelsus:** Die Krankheit stammt aus dem Grunde der Arznei. Der Scharlach ist z. B. das im Menschen erscheinende Bild der Tollkirsche, und eine bestimmte Form des Rheumatismus ist das sich am Menschen offenbarende Gesicht der Zaunrübe. Dieses Bild der Krankheit wird transparent im Menschen, in seinen körperlichen wie geistigen Funktionen. **Dieses Bild erscheint auch in einer eigenen Schrift am Auge.** Das Erschauen dieser Gestaltungsmöglichkeiten der Krankheiten ist der Inhalt des morphologischen Bedürfnisses der Gegenwart. Die Zahl der pathologischen Bilder und die Zahl der Arzneien stehen nach **Paracelsus** (Paragranum) in einem festen Verhältnis, nämlich in dem der Gleichheit, nur der Tod steht in keiner Zahl. Wann und warum die Gestalt des Scharlachs aus der Tollkirsche steigt und den Menschen anfällt, welche Ursachen diese schmerzliche Fehlschwingung auslösen, das ist unbekannt. Wenn der Apfel vom Baume fällt, dann ist der **Grund** dafür das Gravitationsgesetz, die **Ursache** aber ist z. B. ein Windstoß. Der geschaffene Morbus Belladonnae ist der objektive Grund für den Scharlach. Solange der Mensch zur kosmischen Schwingung der Tollkirsche dynamisch gleichgeschaltet ist, besteht für ihn keine Ursache zur Erkrankung; ja es gäbe gar keinen Scharlach, wenn die Tollkirsche nicht geschaffen wäre. Die Ursache für die Erkrankung an Scharlach ist demnach eine Störung der Similestellung des Organismus zur naturgesetzlichen Schwingung der Belladonna. Wird das Bedürfnis des Organismus zur Simileschwingung mit dem Grundgesetz der Arznei durch Verabreichung von Belladonnatropfen in ansprechender Potenz dynamisch wieder hergestellt, so erfolgt Heilung. In dieser Sicht können natürlich alle künstlich hergestellten Heilmittel keinen Platz haben, weil sie keine natürliche Gesetzeskraft des Schöpfers enthalten. Vielleicht liegt gerade darin auch ein Schlüssel zum Geheimnis der wuchernden Zelle, daß die im letzten Jahrhundert massiv verabreichten Chemotherapeutica die Fehlschwingungen des Organismus nicht auf die natürlichen Grundgesetze auszurichten vermochten. Das Schweben der menschlichen Kreatur im Kraftfeld kosmischer und transphysischer Strahlungen wurde mit zu groben Mitteln in wichtigen Schwingungsteilen aus dem Gleichgewicht gebracht, die feinfühlige Ausrichtung auf die Naturgesetze vernachlässigt und somit die feinsten Schwingungen in der Zelle blockiert. Die vielen Opfer der wuchernden Zelle mahnen uns an eine Rückkehr zu paracelsischem Denken und damit zu einer Erneuerung unseres medizinischen Weltbildes. Was der weitblickende **Paracelsus** in gewaltigen großen Bildern empfing, hat **Hahnemann** unter empirischen Beweis gestellt. Der Meissner Gelehrte hat den Status concipiendi übergeführt in den Status demonstrandi **(Blüher)**. Seinem wissenschaftlichen Geist ist es gelungen, die arzneiliche Dynamis aus der Materie zu lösen, die Giftkraft und die Heilkraft, die aus einer Quelle stammen, voneinander zu trennen. Unter dem heiligen Akt des Potenzierens löste sich die Heilkraft aus den Fesseln der irdischen Struktur und zeugte im kranken Organismus wieder die Harmonie. Was **Hahnemann** durch Empirie gewonnen, hat unser Atomzeitalter nun auch wissenschaftstheoretisch erklärbar gemacht.

Heute, so scheint es, zieht der Morgen einer dritten umwälzenden Epoche am medizinischen Firmament herauf. Zur Bindung des Menschen an die Grundgesetze der Arznei tritt die Erkenntnis: Der Mensch ist auch gebunden an die Strahlung des Universums. So wie Sterne ihre Bahnen ziehn, durch geheime Kräfte im gegenseitigen Abstand gehalten, so schwingt auch jedes Individuum in der Dynamik des Universums. Jede Similitätsstörung zwischen Eigenschwingung und kosmisch-transphysischer Strahlung bedeutet Krankheit. Noch ist die Definition unbefriedigend und vage, denn noch ist der Genius nicht da, der das Tor aufreißt zur klaren Erkenntnis.

Noch wissen sie es nicht, die Akupunkteure, in welche Gesetze sie eingreifen, die Chiropraktiker, die an der Wirbelsäule arbeiten, die Augendiagnostiker, welche sichtbar gewordene Strahlungsfelder untersuchen, die Pendler und Rutenforscher, die verborgene Rhythmen erfühlen, aber sie alle sind Vorboten einer Offenbarung im medizinischen Weltbild.

Eine Spur dieses Neuen einzufangen und durch Umsetzung in verständliche Worte **lehrbar** zu machen, — das ist die Aufgabe der folgenden Ausführungen.

II.

Die Krausenrandzone: das Spiegelbild der Darmflora und der Biosynthese der Vitamine

Da das Charakteristische der Diagnostik optisch gesteuerter Reflexe der Einblick in das funktionelle Geschehen des Organismus ist, gewährt diese Art der Krankheitserkennung einen besonderen Aufschluß über das Stoffwechselgeschehen. Wenn ich an dieser Stelle zum ersten Mal in der Geschichte der Augendiagnostik versuche, die Probleme der bakteriellen Darmbesiedlung an Hand von Irisphänomenen aufzurollen, so sei zunächst gestattet, rekapitulierend die normale Topographie der **Darmflora** kurz darzustellen.

Im oberen **Jejunum** leben bei normalen Verhältnissen die säurefesten Bakterien Streptococcus ovalis und lactis, während bereits im mittleren Abschnitt die ebenfalls säurefesten Milchsäurebakterien: Bakterium acidophilum und Bakterium bifidum in größeren Mengen auftreten. Im unteren **Ileum** erscheinen unter Abnahme der Milchsäurebakterien das Bakterium lactis aerogenes und das Bakterium coli. Die **Dickdarm**flora, die in erster Linie das Bakterium coli, das Bakterium putrificum und in pathologischen Fällen auch den Proteusbazillus enthält, kann bei Enteritis auch den Bazillus Gärtner und Breslau aufweisen. Ändert sich bei krankhaften Zuständen die Darmflora, tritt z. B. im Magensaft eine Unterwertigkeit der Salzsäure ein, so steigen die Milchsäurebakterien ins Duodenum und in den Magen hoch, erzeugen dort einen Überschuß an Milchsäure und stören somit die Harmonie der Verdauungssäfte. Ein in diesem Sinne lang unterhaltener Zustand kann die Entwicklung präcanzeröser Vorgänge begünstigen. Auf dem Irisfeld erscheint als Zeichen dieser charakteristischen Magensaftveränderung eine milchweiße Imprägnierung des Krausenrandes. Je nach dem Grad dieser Disharmonie erscheint dieses Phänomen partiell oder total.

Milchigweiße Imprägnierung der Krausenrandzone: Überschwemmung des oberen Verdauungstraktes mit Milchsäurebakterien: Dysbakterie als Frühstadium eines Carzinoms (Abb. 2).

Tritt jedoch eine Erkrankung der Colistämme auf und siedeln sich diese in den oberen Darmabschnitten an, so erscheinen auf dem Iris-Reflexfeld schmutzig-braune Imprägnierungen des Krausenrandes. Bei chronischer Colidysbakterie erscheinen diese Pigmentinfiltrationen besonders stark auf den Feldern des Brechzentrums, links auf 11 Uhr und rechts auf 1 Uhr (Zifferblatteinteilung). Die Träger dieser Phänomene leiden an periodisch wiederkehrendem Wasserbrechen (Abb. 3).

Ein dysbakterischer Zustand, der durch Infektion von Bakterium Gärtner oder Breslau hervorgerufen wird und eine länger dauernde Enteritis verursacht hat, projiziert auf das Auge eine eigenartig kaskadenförmige Figur mit trübweißlicher bis schmutzig-gelber Farbtönung. Altmeister **R. Schnabel** hat dieses Phänomen mit einem Wasserfall verglichen. Diese merkwürdige Infiltration signiert eine Prädilektionsstelle für carzinomatöse Entartung im Bereich des Magen- und Darmtraktus mit besonders langsamer Wachstumstendenz. Je schärfer die Konfigurierung dieser Pigmentkaskade, desto flagranter ist das atypische Zellenwachstum in diesem Bereich. Kausal im Hintergrund steht jedoch der dysbakterische Status (Abb. 4).

Ein sehr häufig anzufindender pathologischer Zustand ist die sogenannte Gärungsdyspepsie (Boas-Opplersche Bazillen). Die Hintergründe dieser Prozesse bilden entweder Präcarzinome, manchmal Pylorusstenosen, der anaerobe Stoffwechsel des Carzinomgewebes **(Warburg)** und zuweilen auch die Milchsäure, die eine gastritisch veränderte Schleimhaut aus Traubenzukker bildet. Diese Gärungsvorgänge verlaufen meist synchron mit Darmsekretionsstörungen, da die Sekretion der Brunnerschen Drüsen, der Becherzellen und der Panethschen Körnerzellen abgesehen von nervösen und hormonellen Impulsen auch von der Motilität und vom Darminhalt gesteuert wird. Als Folge dieser Besaftungsdisharmonie treten dann Resorptionsstörungen auf: Eiweiß, Kohlehydrate und Fette werden ungenügend aufgeschlossen, gelangen zu ungenügender Resorption und führen zur Zersetzung des Darminhalts. Dabei spielen die Phosphorylierungsvorgänge in der Darmwand eine nicht unbedeutende Rolle **(Verzar).** Mangelhafte Kohlehydratverdauung führt zur Gärungsdyspepsie, mangelhafte Eiweißverdauung zur Fäulnisdyspepsie. Auf die damit einhergehende Avitaminose von C und D und die Beziehung des Vitamin K zur Fettresorption und damit auch zur Leber soll nur nebenbei hingewiesen werden.

Dieses umfassende Krankheitsbild zeigt sich dem Iridologen in den mannigfaltigsten Abstufungen als eine bestimmte Form- und Farbgestaltung der Darmlakunen. Während bei der schimmelpilzartigen Einfärbung der Darmlakunen ein Ausfall der Zottenregulation und der Regeneration des Zottenepithels im Darm und damit ein exsiccotischer Status zum Ausdruck kommt, erscheint bei der Dyspepsie eine graubraune Verschmutzung der Lakunen (Abb. 5).

Die Motilitätsstörungen der Darmperistaltik zeigen sich durch die löffelförmigen Ausbuchtungen des Krausenrandes und nicht selten weisen die strohgelben Farbnuancierungen in der Umgebung der Krause auf die Mitwirkung des Nebennierenrindenhormons an den Phosphorylierungsvorgängen in der Darmwand hin. Die Fettstühle, die den Stoffwechsel solcher Patienten charakterisieren, sind die Begleitsymptome dieser Zusammenhänge.

Da die Darmflora einen wichtigen Anteil an der Vitaminbildung besitzt, sei im Anschluß an die Phänomenologie der Darmflora auch die Beschreibung der Fehlfunktionen der Biosynthese der Vitamine auf dem kleinen Orbis pictus des Auges angefügt.

Vitamin A wird im Organismus in zweifacher Form aufgenommen:

1. Die im Pflanzenreich weit verbreiteten gelbroten Farbstoffe, die Karotine, erfahren ihre Umwandlung zu Vitamin A erst durch das Hinzutreten eines Ferments, der Karotinase, und der Dünndarmsekrete unter Mitwirkung des Thyroxins, wobei das Vorhandensein von Vitamin E einen größeren Nutzeffekt erbringt.
2. In der Fertigstufe kommt das Vitamin in den Organismus durch Aufnahme von Lebertran, Leber, Butter, Eigelb und Käse.

Dem Vitamin A kommt eine wichtige Bedeutung für die Funktionsfähigkeit der epithelialen Gewebe zu **(Hoff).** Daher zeigt sich sein Mangel an der Haut durch Hyperkeratosen und verschlechterte Wundheilung, am Respirationstraktus durch Schleimhautveränderungen (Tracheitis, Laryngitis und Bronchitis), am Verdauungstrakt durch entzündliche Prozesse an der Magen- und Darmschleimhaut, an der Niere durch Begünstigung von Steinbildung und am Auge durch gestörten Aufbau des Sehpurpurs (Nachtblindheit). Vitamin A wirkt außerdem als Antagonist des Thyroxins und schützt den Glykogenbestand der Leber.

Mangel an Vitamin A im Organismus bzw. ein Versagen seiner Biosynthese und Resorption zeigt sich auf der Iris durch auffallenden Aufriß des Irisstromas in der äußeren Grenzzone der Krause. Diese besenförmige Aufsplitterung ist mit beige-gelber Farbe unterfüttert, ein Farbton, der als zur Schilddrüse bezüglich angesehen wird (Abb. 6).

Eine immer größere Bedeutung im intestinalen Geschehen erobert sich der **Vitamin B-Komplex.** Seine wichtige Rolle bei der Zellatmung, beim Kohlehydratabbau, beim Auf- und Abbau der Fette, beim Eiweiß- und Mineralstoffwechsel räumt ihm eine große effektive Streuung ein als Schutz für die Leber, als Gleichgewichtsfaktor für das Nervensystem, als dynamischer Hebel für die Blutbildung, als Entzündungsschutz für die Darmschleimhaut und als Induktor der Defäkation. Es ist daher undenkbar, daß Vitamin B-Störungen auf dem Funktionsmanometer des Auges ohne optische Repräsentation bleiben sollten. In der Tat ist es gelungen, auf dem Wege der Empirie wenigstens die bedeutendsten Vitamin B-Störungen mit spezifischen Irisbildern zu identifizieren.

Mangel an B 1-Aneurin, das besonders in Hefe, Getreidekeimlingen und Reiskleie vorkommt, erzeugt die Beriberi-Krankheit. Wenn auch die B 1-Avitaminose in der krassen Form bei uns selten ist, so erscheint sie doch häufig als Ursache für Neuritiden, Parästhesien und Herzstörungen.

Als für Mangelzustände an B 1 spezifisch haben sich die sogenannten Aneurinflöckchen herausgestellt, die wie Würmchen von der Farbe des Stromas auf dem Krausenrand liegen (Abb. 7). Die Beschwerden dieser neurasthenischen Typen lassen sich denn auch durch B 1-reiche Kost beheben.

B 2 = Laktoflavin und der B 2-Faktor = Nikotinsäure, die einerseits in der Form von Laktoflavinphosphorsäure als Co-Ferment des gelben Atmungsfermentes **(Warburg)** für die Oxyreduktionsprozesse der Zelle von entscheidender Bedeutung sind und andrerseits den Pellagraschutz für den Menschen darstellen, kennzeichnen in ihrer Minus-Situation den Patienten schon rein äußerlich durch die an den Mundwinkeln auftretenden „Faulecken". Der Zusammenhang dieser Wirkstoffe mit den Atmungsvorgängen in den Zellen ist besonders deutlich bei der anaciden Anämie und bei der achylischen Chloranämie.

Die Laktoflavinarmut des Organismus zeigt sich am Auge durch den partiell auftretenden Band-KR. Der Krausenrand verbreitert sich plötzlich und zieht sich nach kurzer Strecke wieder zu einer einfachen Linie zusammen (Abb. 8). Die Träger dieses Phänomens klagen über große Ermüdung, geschwächtes Muskelgefühl und periodisch auftretende Schlingbeschwerden (B2-Mangel als wichtiger Faktor der sideropenischen Dysphagie).

Der Nikotinsäuremangel dagegen zeigt sich auf dem iridologischen Reflexfeld durch besenförmige Aufsplitterung des Krausenrandes selbst. Interessant dabei ist, daß diese Aufspaltungen besonders häufig in den Sektoren der Nebenniere, der Schilddrüse und der Bauchspeicheldrüse auftreten (Abb. 9). Außer Hautstörungen leiden diese Patienten an Lähmungen und Krämpfen, psychisch an Verstimmungen, Einbildungen und Delirien.

Vitamin B 6 = Adermin, ein für die Eisenresorption wichtiger Wirkstoff und daher ein wichtiges Agens bei hypochromer Anämie, kann als Mangelerscheinung auch einer Leberverfettung Vorschub leisten. Chorea minor, Schwindelzustände, Parkinsonismus und Muskeldystrophien sind ferner die Symptome einer B 6-Avitaminose. Die Patienten klagen vor allem über schmerzhafte Tenesmen, die sich visceral und cerebral auswirken.

Die Zeichen auf der Iris für diesen pathologischen Zustand sind eigenartige tütenförmige Fasern von zarter Formung direkt auf dem Krausenrand (Abb. 10). Differentialdiagnostisch wertvoll ist der Topos dieser Zeichen:

In der Gehirnregion	Zerebrale Spasmen, Chorea, Menière
Auf dem Lungensektor	spastisches Asthma
Am Herzsektor	Schwindel und Ohnmacht
Am Uterussektor	Dysmenorrhoe
Total	Anämie mit Krämpfen

Kausalgenetisch und therapeutisch different kann dasselbe Krankheitsbild auftauchen, jedoch zeigt sich augendiagnostisch die jeweilige Genese. Neuronennetze, die singulär und ubiquitär erscheinen können, deuten auf die vegetative Spastik, die der Akupunktur am besten gehorcht (Abb. 11).

Auch eine Wirbeldislokation vermag ähnliche Symptome zu erzeugen. Die singuläre Pupillendeformation zeigt eindeutig den zuständigen Wirbel an, der das Störfeld schafft (Abb. 12). Seit einem Jahr verfolge ich diese Phänomene nicht nur ophthalmologisch, sondern auch lege artis mit Meßtechnik sowie Röntgenbild, und das Bild der Wirbelsäulendynamik schält sich immer klarer heraus. Der ophthalmologisch dirigierte chiropraktische Eingriff ist der beste.

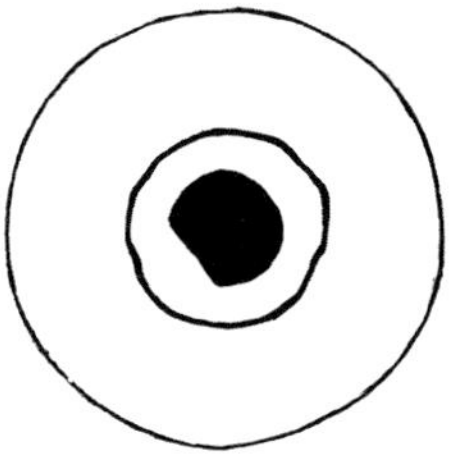

Abb. 12

Vitamin C wird zwar nicht im Darm synthetisiert, jedoch von den inkretorischen Drüsen gespeichert. Der hochwirksame Stoff, der uns in Zitronen, Apfelsinen, Hagebutten, Paprika usw. von der Natur angeboten wird, spielt bei der Aktivierung mancher Fermente und bei der oxydativen Desaminierung der Aminosäuren eine wichtige Rolle und verhindert die oxydative Zerstörung des Adrenalins. Die Beziehung des Vitamins C zu Fermenten und Hormonen (Nebenniere, Hypophyse und Ovarien), zum reticuloendothelialen System (Infektabwehr) und zur Blutbildung (Hypochromie, Anämie und Hämophilie) weist inbezug auf die Irisphänomene ebenfalls auf den Krausenrand. Skorbut und Möller-Barlowsche Krankheit als C-Mangelextrem bis zu den leichten Graden eines Faktors hämorrhagischer Diathese haben daher ihr Reflexfeld auf dem Krausenrand.

Rhombenförmige Ausstanzungen des KR, dessen Aussparungen hormonspezifisches Kolorit tragen, sind die Zeichen für eine Vitamin C-Minuslage (Abb. 13). Dabei gelten folgende Farbregeln (unabhängig von der Irisgrundfarbe):

Cardinalrot = Keimdrüsen, strohgelb = Nebenniere, fleischfarben = Hypophyse, beige-braun = Schilddrüse.

Vitamin D, das zum Teil als Umwandlung des Ergosterins durch Sonnenbestrahlung gebildet und zum größeren Teil durch die Nahrung aufgenommen wird, hat eine spezifische Wirkung auf das Knochensystem, indem es anscheinend in Art eines Ferments die bessere Ausnutzung und Adsorption des Phosphors und des Calziums bewirkt **(Hoff).** Nicht resorbiertes Vitamin D wird wieder durch den Darm ausgeschieden. Die D-Avitaminose zeigt sich in den Bildern der Rachitis, der Spasmophilie und tetanoider Formen, sowie in Osteomalazie und einer Reihe von Hauterkrankungen. Ein dem Vitamin D verwandter Stoff ist das A.T. 10, aber ohne antirachitische Wirkung.

Der Vitamin D-Mangel zeigt sich am Auge durch kranzförmig angeordnete rhomboide Lakunen, die vom Krausenrand leicht abgerückt auftreten. Je stärker die Rhombusform, desto größer ist die Störung im Phosphor- und Kalkstoffwechsel (Abb. 14).

In diese Sparte sind auch einzugliedern die sogenannten Phosphatstraßen, vom Krausenrand aus verlaufende feine Linien, die von grau-grünen Pünktchen begleitet sind. Sie verweisen in erster Linie auf Störungen im Phosphorhaushalt (Abb. 15).

Vitamin E, das als Antisterilitätsvitamin bezeichnet wird und von **Evans** aus Weizenkeimlingöl und Baumwollsaatöl gewonnen wurde, ist zum Teil ein Antagonist von Vitamin A. Sein Hauptbestandteil ist Tokopherol und wirkt als Bindegewebsfaktor auf die fibroplastische Diathese. E-Mangel verursacht daher progressive Muskelatrophie, periphere Durchblutungsstörungen und wirkt über das Zwischenhirnhypophysensystem auf die Sexualsphäre.

Am Auge zeigt sich die E-Avitaminose in der sogenannten Wagenradkrause: Der Krausenrand setzt sich in Abschnitten als Radiale bis an die Peripherie laufend fort (Abb. 16).

Vitamin K, das für den normalen Ablauf der Blutgerinnung unerläßlich ist, wird von den Colibakterien im Darm synthetisiert und zwar in solcher Menge, daß eine Zufuhr von außen unnötig ist. Vitamin K ist für die Bildung des Prothrombins mitverantwortlich, wird unter Mitwirkung von Gallensäuren resorbiert und in der Leber gespeichert. Bei Verschluß der Gallenwege wird der Aufschluß und die Resorption der Fette und damit auch des fettlöslichen Vitamins K gestört (Gelbsucht der Neugeborenen wegen funktionsuntüchtiger Darmflora).

Iridologisch manifestiert sich der Vitamin K-Mangel durch das Auftreten der sogenannten Prothrombinplättchen: um den Krausenrand liegen zyklisch angeordnet winzige Schuppen von brauner bis rötlicher Farbe (Abb. 17).

Vitamin P besteht aus gelben Glykosiden (Flavonderivate) Rutin normalisiert die erhöhte Permeabilität der Kapillargefäße, führt eine verminderte Kapillarresistenz zur Norm zurück und begünstigt die Blutgerinnung. Bei Hypertonie verhüten die Flavone Netzhaut- und Gehirnblutungen. Auch bei Arthritis zeigt sich Rutin wirksam.

Mangel an Vitamin P, das in Zitronen, Apfelsinen, Paprika, Ruta grav., Pfifferlingen, Johanniskraut und Arnica vorkommt, zeigt sich am Auge durch das Auftreten von kleinsten Gefäßeinheiten auf dem Krausenrand: sie tauchen plötzlich an der Oberfläche auf und verschwinden wieder in der Tiefe. Die Träger dieser Phänomene klagen über hypertonische Beschwerden, sie leiden unter der ständigen Angst vor einer plötzlichen Apoplexie (Abb. 18).

Auf keinem anderen Teil der Iris erscheint die Einheit des Stoffwechselgeschehens so überzeugend wie auf dem Krausenrand. Er ist das Reflexfeld des großen Umschlaghafens der Ernährung, er ist der klassische Aspekt der

Werkstätte der Bakterienflora, ein Spiegelbild der Vitaminversorgung des Organismus und zugleich das Dynamometer der inkretorischen Drüsen. Der kundige Therapeut blickt hier in die Produktionsstätten der Natur und sieht die Wege gewiesen, auf denen er am schnellsten und sichersten in die pathologischen Vorgänge heilend eingreifen kann.

III.

Die Krausenrandzone als Manometer für die Drüsenfunktionen

Für die gesunde Rhythmik und die Aufrechterhaltung des Lebens ist unter anderem verantwortlich eine normale Tätigkeit des Drüsensystems. Wir unterscheiden zwischen exkretorischen Drüsen mit einem Ausführungsgang und inkretorischen Drüsen, die ihre Produkte direkt an das Blut abgeben.

Das iridologische Feld für die Verdauungsdrüsen exkretorischer Prägung liegt innerhalb des Krausenrandes, wobei an den Reflexstellen der Duodenalbesaftung Durchbruchsstellen erscheinen in Anbetracht des Zusammenspiels der äußeren und inneren Sekretion. Hart am inneren Rand des KR liegen die Beobachtungszonen von anomalen Vorgängen der Magen-, Pförtner-, Zwölffingerdarm-, Dünn- und Dickdarmdrüsen. Bauchspeicheldrüse und Leber siedeln ihre pathologischen Zeichen gemäß ihrer bipolaren Funktion auf den Durchbruchsstellen an. Belegzellen (Salzsäure), Hauptzellen (Pepsinproferment), die Brunnerschen Drüsen des Duodenums, Becherzellen und die Panethschen Körnerzellen zeigen sich daher am Innenrand (Abb. 19 und 20).

Die generelle Drüsenschwäche im Verdauungssektor zeigt sich durch innenrandständige Lakunenanhäufung in der Krause. Eine unterwertige Magen- und Darmbesaftung läßt keinen durchgreifenden Hunger und keinen ungehemmten Appetit aufkommen. Schnelle Sättigung durch kleine Mahlzeiten ist für diesen Typ kennzeichnend.

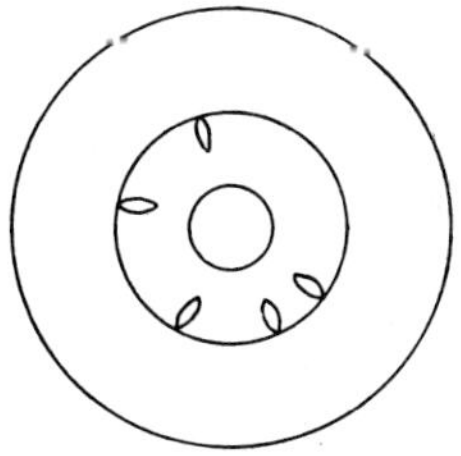

Exkretorisch
Abb. 19

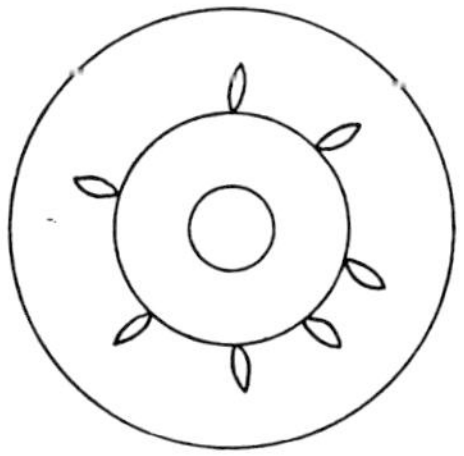

Inkretorisch
Abb. 20

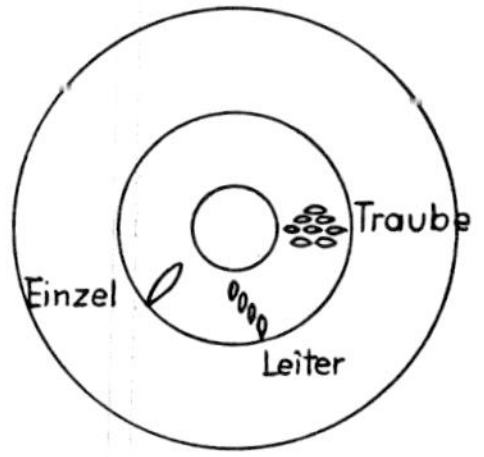

Abb. 21

Scharfe, lanzettförmige Lakunen mit zentralen Gewebsdefekten, einzeln auftretend, leiterförmig oder traubenförmig aneinandergelagert, weisen bereits auf maligne Entartung des Drüsenbesatzes an der Magen- und Darmschleimhaut hin. Anachrome bzw. hyperchrome Kolorierung dieser Lakunen und mit dem Pupillenspiel synchron verlaufende Spaltöffnungen sind Zeichen für die Akuität und Schwere dieser Vorgänge (Abb. 21).

Großräumige Lakunen mit spitzen Enden unter dem Krausenrand durchstoßend und mit wurzelförmigen, breitrandigen Radialen gepaart, deuten auf maligne Tumoren adenoider Genese im Bereich des Duodenums, des Ductus choledochus und Ductus pankreaticus (Abb. 22).

Interessant in diesem Zusammenhang sind die sogenannten Krebsaugen, die in der Seitenbeleuchtung oft schwer erkennbar sind. In der zweiten Irisschicht bei intakter Oberfläche erscheinen kleine lakunenartige Vertiefungen, die wie Augen aus dem Irisareal den Betrachter anblicken. Die Empirie lehrt, daß es sich in diesen Fällen um ein Magencarzinom mit regionären Drüsenmetastasen handelt (Abb. 23).

Mannigfaltiger noch als die Bilder der exkretorischen Drüsenstörungen sind die ophthalmologischen Stigmata der innersekretorischen Disharmonie. Die lebensnotwendigen Wirkstoffe: Fermente, Vitamine und Hormone sind zwar in minimalen Mengen wirksam, können aber nicht ohne optische Reflexsetzung sein, da sie ja für die Lebensvorgänge in den einzelnen Organsystemen hauptamtlich verantwortlich sind. Wir wollen in diesem Zusammenhang nicht von der Gruppe der aglandulären Hormone (Zell- und Gewebshormone) sprechen, sondern von den spezifischen Drüsenhormonen, den Hormonen im engeren Sinne. Drüsen mit innerer Sekretion sind die Schilddrüse, die Epithelkörperchen, die Nebennieren, die Inseln der Bauchspeicheldrüse und die Hypophyse, während die innersekretorischen Funktionen der Thymusdrüse und der Epiphyse noch nicht beweiskräftig festgestellt sind **(Hoff).** Die innere Sekretion bildet einen geschlossenen Arbeitskreis mit dem Zwischenhirnhypophysensystem als Schlüsselstellung. Das vegetative Nervensystem ist induktiv und rezeptiv in den innersekretorischen Funktionskreis eingeschaltet. Bei der Besprechung der einzelnen Störungen ist daher immer die Gesamtheit dieses Regulationssystems im Auge zu behalten, die Bilanzstörung, die hormonellen Gleichgewichtsstörungen und die Schwankungen des ganzen Systems.

Das Spiegelbild der Hormondrüsenbilanz manifestiert sich auf dem Auge durch radiale Lakunenanordnung am Außenrand der Krausenrandzone. Wenn die schmalen, länglichen Lakunen wie eine Perlenkette um den KR

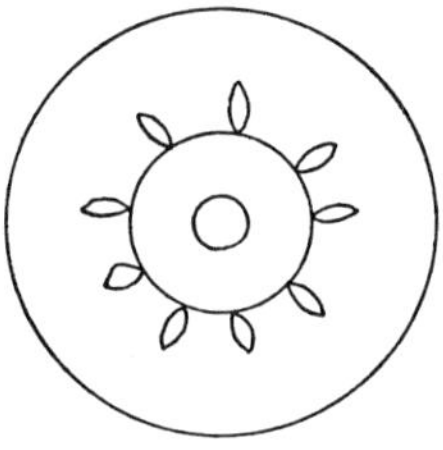

Abb. 24
Pluriglandulärer Typ

hängen, sprechen wir von dem Typ pluriglandulärer Sekretionsstörung. Diese chronischen Schwankungen in der inkretorischen Bilanz disponieren mit Vorliebe im Alter zu einem Drüsencarzinom. Diese Neigung ist umso markanter, je mehr die Lakunen die Form eines Blattgerippes annehmen (Abb. 24).

Obwohl bei jeder Drüsensekretionsstörung die Gesamtschaltung modifiziert wird, kann man doch auch die Funktionsdynamik der singulären Drüse betrachten und Augenphänomen und klinisches Krankheitsbild in Analogie setzen. Dabei gibt das Iriszeichen auch Aufschluß, ob eine Erkrankung im organischen oder funktionellen Sinne vorliegt.

Schilddrüse.

Der kolloidale Inhalt der epithelialen Follikel, aus denen die Schilddrüse aufgebaut ist, ist der wichtigste Lagerplatz für Jod und die inkretorischen Wirkstoffe, von denen der bedeutendste das Thyroxin ist. Die Stapelung und der Abtransport erfolgt durch thyreotrope Impulse der Hypophyse einerseits und durch die sensible Reaktionsfähigkeit der Schilddrüse andrerseits. Die ergotrope Wirkung wird nach **Sunder-Plassmann** über ein vegetatives Terminalreticulum unter dem Einfluß des Sympathicus gesteuert, während die Stapelvorgänge vom Vagus gelenkt werden. Es ist in diesem Zusammenhange interessant, daß Schilddrüsenzeichen am rechten Auge als dem asthenischen Aspekt überwiegend die Störungen in der Hormonspeicherung anzeigen, während am linken Auge als dem sthenischen Aspekt die Fehler in der Hormonausschüttung erscheinen.

Die beiden Extreme der Dysfunktion sind als Hyperfunktion der Basedow bzw. die Thyretoxikose und als Hypofunktion das Myxödem. Die Streubreite der Schilddrüsenwirkstoffe erstreckt sich auf das vegetative Nervensystem, auf die Keimdrüsen (vgl. die Schilddrüsenreaktion in der Pubertät, bei der Menstruation, bei Schwangerschaft und Klimakterium!), auf die Bauchspeicheldrüse (Blutzucker- und Kieselsäureschwankungen), auf die Nebenniere (Adrenalinausschüttung), auf die Epithelkörperchen (Calziummobilisation), auf Herz und Kreislauf, auf Leber und Milz (Lymphocytose des Basedow), auf die blutbildenden Organe (Anämien beim Myxödem), auf die Skelettbildung (starke, plumpe Knochen beim Myxödem, lange dünne beim Basedow) und schließlich auf das Geschehen bei Infektionskrankheiten, besonders bei der Lungentuberkulose (thyreotoxisches Glanzauge).

Je nach der inkretorischen Situation und nach der spezifisch-pathologischen Wirkung richten sich auch Farbe, Form, Gestalt und Ort der ophthalmologischen Phänomene.

Dabei sind drei Grundprinzipien in der Ausdrucksform gegeben:

a) Organische Veränderungen am Drüsenkörper sind erkenntlich an der Formung des Stromazeichens.

b) Hormonelle Bilanzstörungen zeigen sich an der Farbe und Struktur des Pigments.

c) Korrelations- und Kompensationsversuche mit anderen Drüsen werden sichtbar an der topographischen Ansiedlung der jeweiligen Zeichen.

Die vegetative Tonuslage, die sich am Auge spiegelt **(Hollwich),** gibt ferner einen ergänzenden Einblick in die biologische Rhythmik bzw. in Rhythmusstörungen der hormonellen Speicherung und Ausschüttung.

a) Die Stromazeichen als Merkmale organischer Veränderungen am Drüsenkörper mit Raumwirkung auf die Umgebung und Streuung auf Herz und Kreislauf können in schematischer Übersicht in 6 Formen zur Darstellung kommen.

Die lanzettförmige, nach dem Krausenrand zu offene Lakune auf den thyreocardialen Zonen in beiden Augen bei 9 Uhr und 3 Uhr des Zifferblattes weist auf eine Insuffizienz der Jodspeicherung in den Follikeln und damit auf ein Überwiegen der Jodkomponente im Bluthaushalt (Abb. 25).

Die Lakune mit einem zentralgerichteten, schnabelförmigen Abschluß, die häufig sehr klein ist, deutet auf Thyroxinüberschuß in den Stapelgebieten mit plötzlichen Entleerungsschüben, die sich in plötzlichen rasenden Tachycardien austoben (Abb. 26).

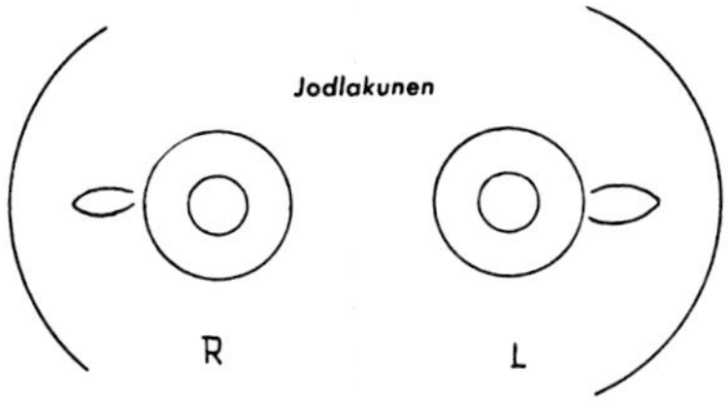

Abb. 25

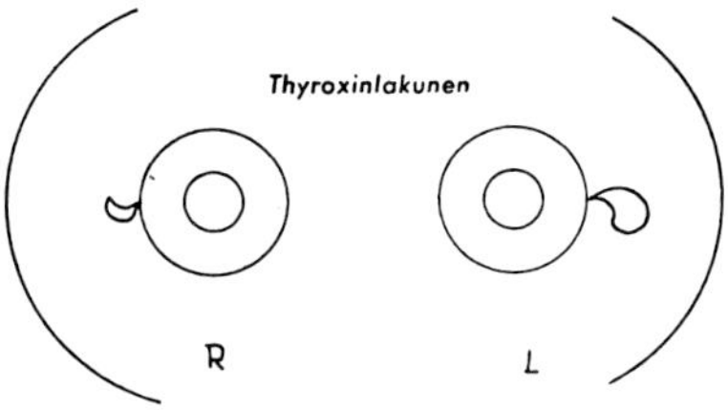

Abb. 26

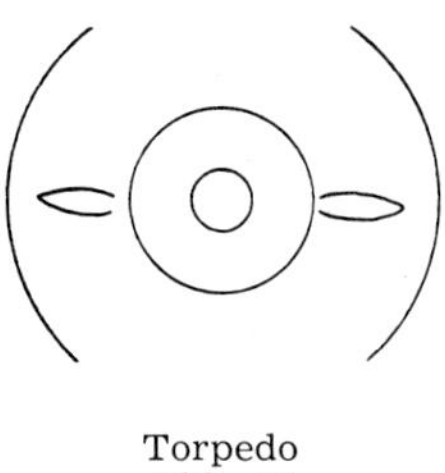

Torpedo
Abb. 27

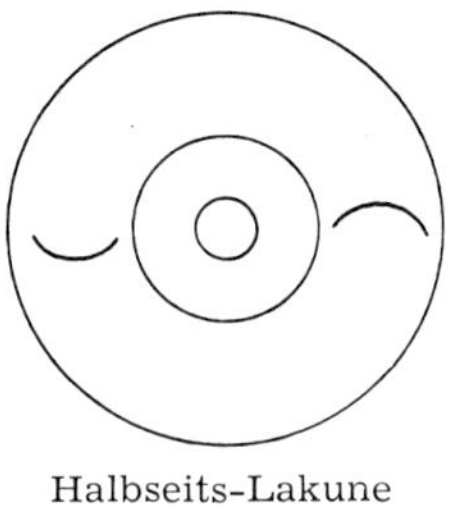

Halbseits-Lakune
Abb. 28

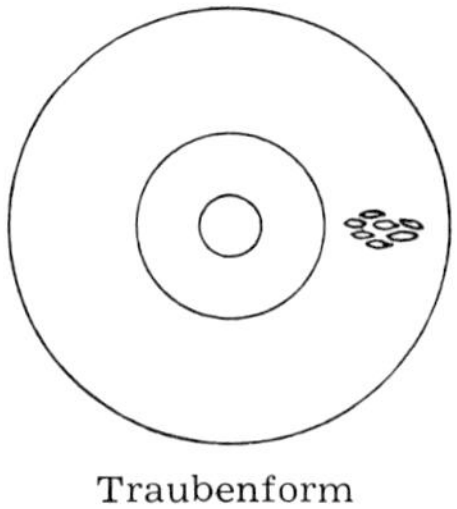

Traubenform
Abb. 29

Lange, schmale Lakune mit peripherer Torpedospitze weist auf Struma mit Induration der Drüseneinheiten von maligner Tendenz (Abb. 27).

Die Halbseitslakune auf dem Thyreosektor ist ein Zeichen für funktionelle Insuffizienz der Drüse und parasympathikotone Herzrhythmik. Als Begleiterscheinung findet sich fast regelmäßig eine Herzerweiterung. Der langsam fortschreitende Gewebseinbruch am Innenrand der Halbseitslakune zeichnet den progressiven Charakter der muskulären Erschlaffung (Abb. 28).

Traubenförmige Anordnung kleiner Lakunen in der Schilddrüsenregion ist ein Hinweis auf knotige Entartung der Follikel mit Eintrocknung der Kolloidmassen (Abb. 29). Dieser exsiccotische Vorgang im Drüsengewebe, der einen Mangel an Schilddrüsenhormon im Gefolge hat, führt dann zur vermehrten Ausschüttung von thyreotropem Hormon und damit über eine Stimulierung zur Kropfbildung. In der Ursachenreihe für diese Situation stehen vielleicht an erster Stelle eine überreiche Zufuhr von thyreostatischen Stoffen (Kohl) und eine Verarmung an Eiweiß, das für den Aufbau der Hormone, speziell der Eiweißfraktion, von lebenswichtiger Bedeutung ist. Das vermehrte Auftreten von Kretinismus nach Notzeiten dürfte darin eine wesentliche Ursache haben.

Zu den lakunären Zeichen für diese hormonellen Störungen gesellen sich mit Vorliebe Reliefschwankungen des Irisblattes selbst. Hyperplastische Schwellungen desselben sprechen für Gewebsausdehnung, hypoplastische Schrumpfungen für Gewebsverkümmerung im Drüsenapparat. Die pathologischen Phänomene liegen dann jeweils in der angedeuteten Linie (Abb. 30 u. 31).

Nicht zu vergessen in diesem Zusammenhang ist die jeweilige Relation zu den Vitaminen. Vitamin A ist z. B. ein Antagonist zum Thyroxin, daher besteht bei Basedow eine relative Avitaminose von A. Zu diesen Gegenspielern gehört auch B 2, während der Bedarf an B 1 bei der Überfunktion der Schilddrüse gesteigert ist. Vitamin D bewirkt Rückgang gewisser bei Rachitis auftretender Veränderungen der Schilddrüse. Dieser Synergismus liegt dynamisch auch im Kraftfeld terrestrischer und kosmischer Strahlung, deren Kapazität andrerseits an der vegetativen Tonuslage des Auges abzulesen ist.

b) Rein hormonelle Unter- bzw. Übersteuerungen der Schilddrüse ohne nach außen sichtbare Organveränderung stellen sich am Auge in Gestalt spezifischer Pigmente vor. Das duftige, grau-beige Thyreopigment ohne markante Rand- und Innenstruktur charakterisiert den Träger als überwiegend sympathisch gesteuerten Typ mit erhöhtem Grundumsatz, schneller Ermüdbarkeit und arrhythmischer Darmperistaltik. Psychische und somatische Labilität quält diese Individuen (Abb. 32).

Dasselbe Pigment, aber mit Verdickungen und Verknotungen und insulären Farbkonzentrationen weist auf eine parasympathische Unterfunktion der

Schilddrüse mit Bradycardie, Neigung zu Adipositas und ausgeglichenem Gemütsleben (Abb. 33).

c) Beide Formen des Thyreopigments sind topolabil. Jedoch weist der Ort der Ansiedlung auf einen Einfluß der dort topographisch beheimateten Organe hin. Besondere Affinität besteht zu den Feldern der Bauchspeicheldrüse, der Nebennieren, der Hypophyse und des präsigmoiden Dickdarmanteils. Auf die hormonelle Fehlinduktion seitens der Nebenniere und der Schilddrüse bei der Dysbakterie sei hier hingewiesen (Abb. 34).

Nebenniere

Die innersekretorischen Organe der Nebenniere sind entwicklungsgeschichtlich und daher auch funktionell verschieden. Das Mark stammt aus dem Ektoderm gemeinsam mit dem Sympathicus und produziert das Adrenalin. Dieses Hormon besitzt die gleiche Stammsubstanz wie das Thyroxin und der braune Farbstoff der Haut. Adrenalin mobilisiert den Glykogenbestand in der Leber und wirft ihn als Traubenzucker in die Blutbahn, während Insulin diesen Vorgang hemmt. Da das Hormon der Schilddrüse ebenfalls den Glykogenabbau mobilisiert und sympathicotonisierend wirkt, ist anzunehmen, daß die Hormonproduktion von Schilddrüse und Nebennierenmark gleichsinnig, synergistisch vor sich geht. Pathologisch gesehen könnte sich also z. B. ein Morbus Basedow hinter einem Morbus Addison verbergen bzw. ihm funktionell äquivalent sein.

Neben dem Adrenalin entsteht aus dem Mark noch ein verwandtes Hormon: das Arterenol. Ausgesprochen spezifisch bei diesem Bewegungsstoff ist die vasopressorische Wirkung, die bei der essentiellen Hypertonie ursächlich in Frage kommt.

Die Rinde der Nebenniere stammt aus dem Mesoderm und ist der eigentlich lebenswichtige Teil. Sie bildet ungefähr 30 verschiedene Wirkstoffe, jedoch fassen wir unter dem Namen Cortin als Gesamtextrakt alle zusammen. Pharmakologisch besteht eine enge chemische Verwandtschaft mit den Keimdrüsenhormonen. Die Funktion der Nebennierenrinde ist aber auch abhängig von einem Inkret der Hypophyse, dem corticotropen Hormon. Bei der Simmonds'schen Krankheit kommt die fehlende Steuerung der Hypophyse auf die Nebennierenrinde deutlich zum Ausdruck. Der Wirkbereich der Nebennierenstoffe erstreckt sich nach **Hoff** auf die Zuckerbilanz (Gegenspieler zum Inselapparat), auf den Wasserhaushalt (Kochsalzverarmung und Exsiccose bei Morbus Addison), auf den Cholesterin- und Phosphatidgehalt des Blutes und auf die Sexualsphäre. Bei der großen Streubreite dieser Hormone ist nicht verwunderlich, daß sie auch auf der Iris Spuren hinterlassen. Die Erfahrung zeigt, daß fast keine Regenbogenhaut frei ist von pararenalen Zeichen.

Bei Funktionsstörungen des Nebennierenmarks zeigen sich iridologisch Pigmente von bräunlicher Farbe, die die Struktur eines geknoteten Fischernetzes tragen. Manchmal sind die Fäden zwischen den feinen Knoten kaum sichtbar und verschwommen, nur das Mikroskop läßt dann die spezifische Struktur erkennen. Blutdruckkontrollen bestätigen die Adrenalinschwankungen (Abb. 35).

Ein analoges Bild, aber von hellerer Farbe, erscheint bei Rindenstörungen. Kohlehydratstoffwechsel, Mineralhaushaltdifferenzen (Natrium-Kalium), Stand der Blutlipoide und anormale Sexualäußerungen müssen bei den Trägern dieses Phänomens differentialdiagnostisch erwogen werden (Abb. 36).

Ein in mannigfaltigen Abwandlungen auftretendes Irisphänomen ist das Arterenolzeichen. Kleine weiße bis gelbliche Wölkchen mit roten Tupfen einzeln oder in Häufchen auftretend charakterisieren den Träger als einen gefäßmäßig überspannten Typ. Diese Hypertension kann sich äußern in Schwingungsbeengungen der Atmung (Asthma), im Rhythmus der Peristaltik (Obstipation), in Gefäßspasmen, Hypertonie usw. (Abb. 37).

Auch hier sei wiederum hingewiesen auf die enge Funktionsgemeinschaft der Vitamine und Hormone. Vitamin B 2 aktiviert bekanntlich die Nebennierenrindenhormone, welche umgekehrt die Phosphorylierung des Laktoflavins im Dünndarm beeinflussen. Der Vitamin C-Reichtum der Nebenniere legt eine Beziehung zur Stabilisierung des Cortins nahe und Vitamin D ist an der Calzium- und Phosphorbilanz des Organismus mitbeteiligt (vgl. Abb. 38).

Pankreas

Für den inkretorischen Anteil der Bauchspeicheldrüse kommen die Langerhans'schen Inseln ($1^1/_2$ Millionen) und, wie neuerdings festgestellt wurde, auch Zellknäuel im Ductus pankreaticus in Frage. Das Insulin entstammt nach den Forschungen von **Dunn** den B-Zellen, während das Hormon der A-Zellen wahrscheinlich den Kieselsäurehaushalt reguliert. Die Bauchspeicheldrüse steht in einem eigenartigen Arbeitsverhältnis zur Hypophyse, zur Schilddrüse, zur Nebenniere und zur Leber. Während die Hypophyse ein pankreotropes Hormon zum Inselapparat schickt, der dann durch Insulinerzeugung die Glykogenspeicherung in der Leber aktiviert, verursachen Schilddrüse (ebenfalls von der Hypophyse durch ein thyreotropes Hormon angeregt) und Nebenniere (in gleicher Weise hypophysär durch ein kontrainsuläres Hormon induziert) eine Mobilisierung der Glykogenspeicherung und damit einen Ausstoß von Traubenzucker in das Blut. Bei Gleichgewichtsstörungen dieser Korrelationen entsteht entweder eine Hyper- oder eine Hypoglykämie. Da klinisch gesehen ein klarer Einblick in dieses komplizierte hormonale Zusammenspiel sehr schwer zu gewinnen ist, wurde die Zuckerkrankheit fast durchwegs primär der Erkrankung der Bauchspeicheldrüse zugeschrieben.

Iridologisch ist die Einblicksmöglichkeit in diesen Synergismus und Antagonismus viel differenzierter, weil die Zeichen auf der Iris den jeweiligen Kräftezustand des Pankreas und die Dynamik der in den Arbeitskreis eingeschalteten Drüsen offenbaren. Tritt eine Erkrankung der Bauchspeicheldrüse selbst auf, so erscheinen in den entsprechenden Irisfeldern Substanzverluste oder Pigmentzeichen. Ist die Speicherungsmöglichkeit in der Leber durch Erkrankungen des Leberparenchyms auf irgend eine Art gestört, so treten an den für die Leber zuständigen Feldern pathologisch-spezifische Irisphänomene auf. Eine Fehlsteuerung von seiten der Hypophyse primär oder sekundär über Schilddrüse und Nebenniere manifestiert sich ebenfalls an den lokalen Reflexzonen. Dabei registriert das Auge bereits Mikroveränderungen, die klinisch an ganz anderen Stellen in Erscheinung treten. Z. B. kann durch eine Schwächung der ergotropen Einflüsse des Pankreas auf das Hypophysenhinterlappenhormon Vasopressin die vasokonstriktorische Dynamik dieses Hormons abfallen und damit eine hormonell gesteuerte Venenerschlaffung eintreten, in deren Gefolge ein Ulcus cruris sich entwickeln kann. Auf eben dieser Basis kann der Tonus der glatten Muskulatur des Darmes, der Gallen- und Harnwege sinken und damit einer Obstipation und einer Anurie Vorschub geleistet werden. Auch manche Fälle von Arthritis sind pankreatogen zu betrachten, wenn die Kieselsäurebilanz von hier aus gestört ist.

Ferner ist bei Arthritis auf die Querverbindungen der Pankreashormone zum Cortison und zum adrenocorticotropen Hormon der Hypophyse (ACTH) zu achten. Dabei ist auf das Selye'sche Anpassungssyndrom an den Phasenwechsel aller Krankheiten Rücksicht zu nehmen, also der therapeutische Stoß in die Latenzzeit zu setzen.

Bei Betrachtung dieser vielen Möglichkeiten in der klinischen Endauswirkung erscheint die unterschiedliche diagnostische Bewertung der iridologischen und klinischen Befunderhebung einleuchtend. Das generelle Zeichen für Pankreasstörungen außerhalb des Krausenrandes ist die insuläre Rasterung. Helle bis beinahe schwarze, punktförmige, in kleinen Häufchen sich sammelnde Pigmentkonzentrate sind Zeichen einer pankreatischen Adynamik. Dabei ist grundsätzlich zu beachten, daß hellrote Farbe auf Unterfunktion, dunkle Farbe auf Überfunktion der Langerhans'schen Inseln hinweist.

Insuläre Pigmentanhäufungen in den Buchten des Krausenrandes sind Zeichen einer pankreatischen Belastung des Gefäßsystems: Venenwanderschlaffung mit Erstarrung der Venentaschen und erhöhte Wanddurchlässigkeit durch pankreatogene Vasopressinminderung oder durch zu starke Bremswirkung kontrainsulärer Hormone (Abb. 39).

Insuläre Pigmentanhäufungen an den Spitzen der Krause deuten auf Bilanzstörungen des Kieselsäurehaushaltes (vermutlich über Belegzellen A). Die klinisch greifbare Auswirkung dieser konstitutionellen Diathese sind spondylarthritische Prozesse und in deren Gefolge Ischialgien, Myalgien und Neuralgien (Abb. 40).

Diffus auf dem ganzen Irisareal verteilte insuläre Rasterpigmente sind Zeichen für Rhythmusstörungen der Zuckerausschwemmung in die Blutbahn.

Diese Störungen im inkretorischen Rhythmus wirken sich vor allem in großen Schwankungen der vitalen Dynamik aus, die auch seelisch durch launenhaftes Wesen sich manifestieren (Abb. 41).

Ein zirkulär um den Krausenrand angeordnetes gerastertes Pigment spricht für mangelhafte Glykogenspeicherung in der Leber. Die damit gekoppelte unterwertige Resorption von Vitamin K und das Minus an Vitamin B 1, welch letzteres eigentlich die Insulinproduktion fördern sollte, sind die Ursachen für eine gestörte Prothrombinsynthese der Leber. In diesem Zusammenhang ist der Status der Darmbakterien zu berücksichtigen, da ja diese das Vitamin K synthetisieren. Obwohl die Theorien über die Blutgerinnung auseinandergehen **(Owren, Quick, Seegers, Tokantins),** ist doch ein Urteil über Neigung und Zeit der Gerinnung sowohl für den Internisten als auch den Chirurgen von außerordentlicher Bedeutung. Das gekennzeichnete Irisphänomen ist jedenfalls ein Grund für die Annahme von Thrombopenie (Abb. 42).

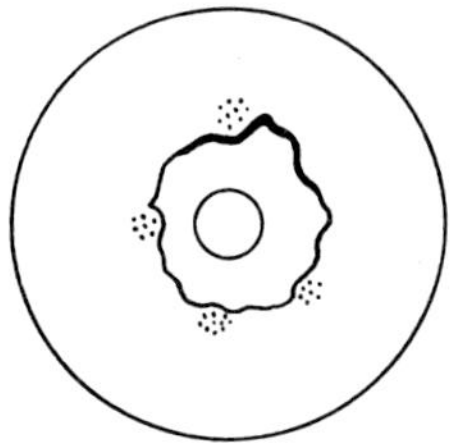

Vasopressin
Abb. 39

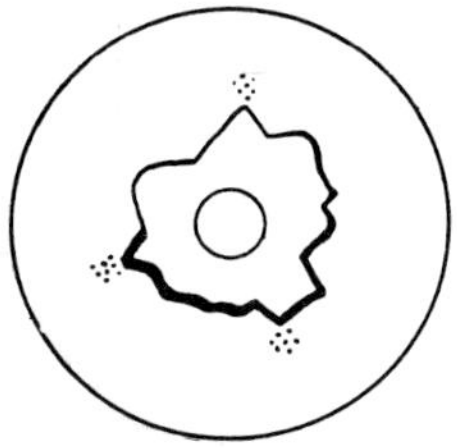

Silicea
Abb. 40

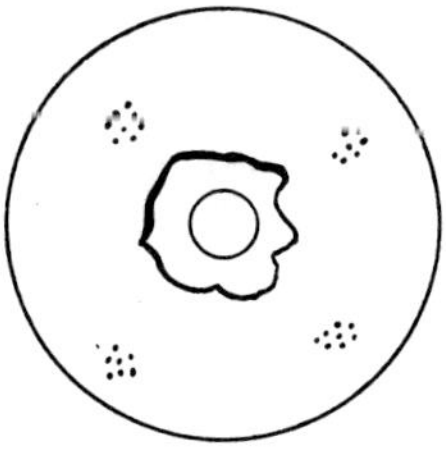

Abb. 41

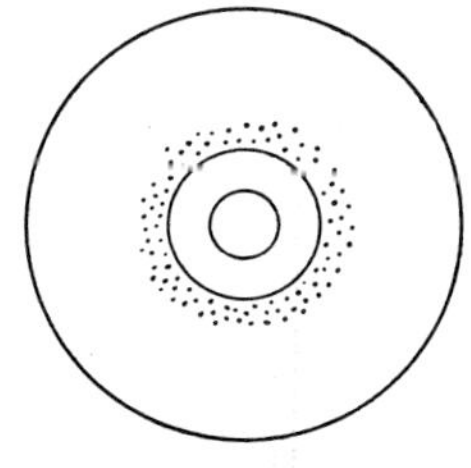

Zirkuläre Rasterung
Abb. 42

Ein interessantes Phänomen bei Bauchspeicheldrüsenstörungen ist das Igelpigment nach **R. Schnabel.** Die Kombination von Arteriosklerose und Diabetes schafft den unheilvollen Zustand der Gangrän. Alles, was in die Skala dieses Leidens hineingehört: vom ischämischen Schmerz bis zum jauchenden Zerfall, wird von diesem gelblichen, kugeligen, mit feinen Stacheln bestückten Pigment angezeigt (Abb. 43).

Die nervöse Genese einer Pankreasdyspepsie zeigt rot-bläuliches Rasterpigment am hell leuchtenden Grunde eines Krampfringes. Die Träger dieses Phänomens leiden nicht nur an nervös-pankreatogenen Verdauungsstörungen, sondern das organische Mißbehagen setzt seinerseits, wenn man so sagen darf, eine „psychische Dyspepsie" (Abb. 44).

Eine primär vasale Fehlsteuerung im inkretorischen Rhythmus der Bauchspeicheldrüse zeigt sich am Auge durch starke Gefäßaufstülpung in den organeigenen Feldern. Arteriosklerotische Durchblutungsstörungen oder venöse Tümpelbildungen beeinträchtigen den Funktionsmechanismus des Drüsenapparates und bedingen daher einen spezifischen therapeutischen Eingriff (Abb. 45).

Ein Erbzeichen diabetischer Belastung ist nach **Schnabel** die sogenannte Morgenrotkrause. Das Uvealblatt zeigt sich über den Krausenrand hinausgehend in bläulich-rötlich schimmernder Transparenz. Dieses Phänomen stigmatisiert den Patienten als Abkömmling zuckerkranker Vorfahren. Psychosen und Halluzinationen, auch nachtwandlerische Insulte können als sekundäre Folgen auftreten (Abb. 46).

Abb. 47 gibt eine schematische Darstellung der zentralen Stellung des Pankreas im Funktionskreis.

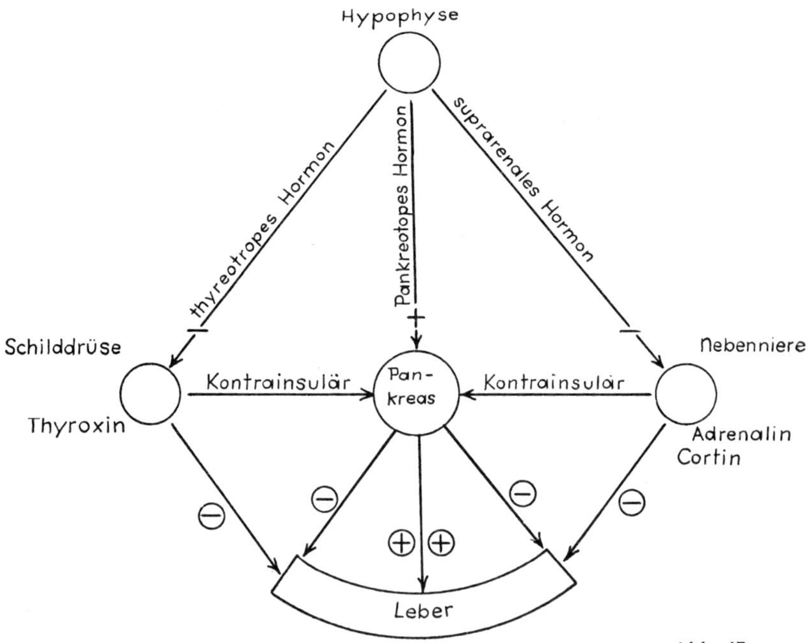

Abb. 47

Hypophyse

Im ganzen inkretorischen System scheint die Hypophyse, wenn auch in Abhängigkeit vom Zwischenhirn, die übergeordnete Rolle zu spielen. Entwicklungsgeschichtlich ist sie aus verschiedenen Teilen entstanden. Der Vorderlappen ist ein drüsig gebautes System und gibt folgende Hormone ab:

Wachstumshormon
Gonadotrope Hormone (Follikelreifungshormon u. Luteinisierungshormon)
Thyreotropes Hormon
Adrenotropes Hormon
Laktotropes Hormon.
Der verkümmerte Zwischenlappen spendet ein Pigmenthormon.
Der Hinterlappen, der sich aus dem Zwischenhirnboden entwickelt, ist ein nervöses Aggregat, das drei bekannte Hormone abgibt:
das Vasopressin
das Adiuretin (Diuresehormon) und
das Oxytocin.

Dieser kurze Überblick zeigt uns schon die Vielgestaltigkeit der von der Hypophyse ausgehenden hormonellen Impulse und erklärt damit die Schwierigkeit, iridologische Reflexzeichen mit den klinischen Manifestierungen in einem kongruenten Bilde zu sehen. Stromabilder von eigenartiger Zeichnung und Pigmente von merkwürdiger Struktur geben dem Beobachter Einblick in die geheimnisvollen Vorgänge dieses Organs. Gigantismus und Zwergwuchs, Simmonds'sche Krankheit (hochgradige Kachexie), Fröhlich'sche Krankheit (Dystrophia adiposogenitalis), Marfansche Krankheit (Arachnodaktylie), Morbus Cushing und Diabetes insipidus sind die großen Extreme auf der Skala der individuellen Hypophysensituation.

Ein interessantes Bild ist z. B. der Spargelkopf nach **Schnabel** (Abb. 48). Dieses Zeichen liegt in der Hypophysenzone und weist auf ein Neoplasma im Sexualapparat, hervorgerufen durch Impulsdefekte des Vorderlappens. Miktionsstörungen und Kopfschmerzen sind die Anfangsbeschwerden, gestörter Phasenwechsel von Follikel- und Corpus luteum-Hormon ist ein anamnestisches Symptom der gonadotropen Disharmonie, bis sich im Endeffekt palpatorisch der Tumor eruieren läßt.

Auf entzündliche Vorgänge weisen Farbaufhellungen, auf raumverdrängende Vorgänge Substanzeinschmelzungen und auf hormonelle Dysfunktion fleischfarbene Pigmente.

Viele Zeichen, die wir der Hypophysenfunktion zueignen, harren noch einer genauen Deutung (Abb. 50 u. 51).

Von den Hinterlappenhormonen kennen wir ein Iriszeichen für Adiuretin. Beinahe kreisrunde Lakunen auf dem Hypophysensektor oder den Feldern, die hypophysotrope Drüsen reflektieren, sind Anhaltspunkte für Wasser- und

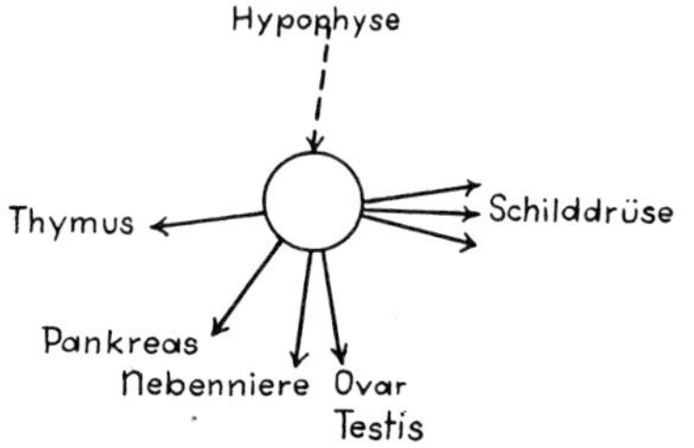

Abb. 50

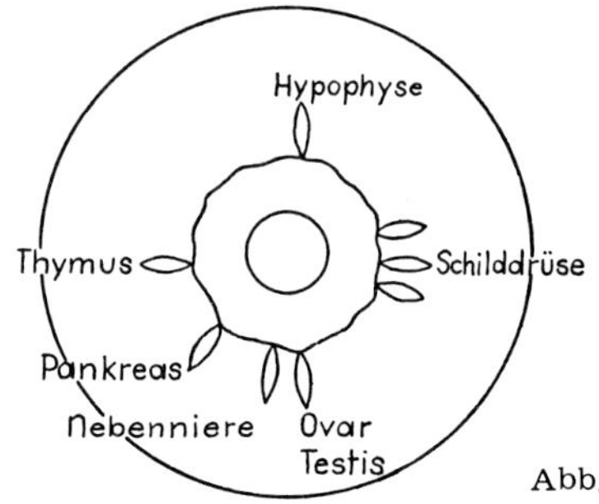

Abb. 51

Salzhaushaltstörungen, wie sie bei Migräne, paroxysmaler Tachycardie und vasomotorischer Stenocardie oder im Endbild des Diabetes insipidus bekannt sind (Abb. 49).

Keimdrüsen

Angesichts der lebenswichtigen Aufgabe der Keimdrüsen, deren Inkrete nicht nur die vitale Dynamik des Individuums, sondern auch die Möglichkeit zur Nachkommenschaft gestalten, ist es erklärlich, daß auch ihre Fehlfunktionen sich auf dem Irisareal widerspiegeln. Die Androgene, unter ihnen als wichtigstes das Testosteron, entstehen wahrscheinlich in den Leydigschen Zwischenzellen des Hodens und unterhalten eine lebendige Verbindung zwischen Nebennierenrinde und Hypophyse. Die weiblichen Sexualhormone, die von den Graafschen Follikeln bzw. vom Corpus luteum gebildet werden, sind die Östrogene bzw. Pregnane. Dabei ist zu beachten, daß die gonadotropen Hormone des Hypophysenvorderlappens geschlechtsunspezifisch sind. Das Follikelreifungshormon kann daher einerseits die Follikelreifung, andrerseits die Spermiogenese beeinflussen, das Luteinisierungshormon sowohl die Corpus luteum-Bildung als auch die Funktion der Leydigschen Zellen steuern. Zwischen den einzelnen Hormonen existieren aber auch noch vielseitige Wechselbeziehungen. Die gegenseitige Abgrenzung der einzelnen Wirkstoffe und ihrer jeweiligen Funktionsrichtung ist im einzelnen Falle eine höchst schwierige Aufgabe.

Das Sexualpigment der Iris, das eine ziegelrote Farbe hat und von kraterartiger Struktur ist, kann daher wegen der verschiedenen Wechselbeziehungen nicht nur auf dem Uterussektor auftauchen, sondern auch auf dem Topos der Nebenniere, der Schilddrüse und der Hypophyse auftreten. Die inkretorische Induktion der zum Funktionskreis der Keimdrüsen gehörenden Drüsen über das Zwischenhirn erklärt die Topolabilität dieses Iriszeichens. Bei allen Schwankungen von Libido, Potenz und sekundären Geschlechtszeichen gibt der Sitz des Sexualpigments einen Hinweis auf das ätiologisch in Frage kommende Organ (Abb. 52).

Kleine rötliche Pigmente verstreut auf dem Irisareal herumliegend deuten auf eine Phasenstörung im Rhythmus der Follikelreifung und der Corpus luteum-Bildung im Sinne von anteponierenden Menses. Bei männlichen Individuen stellt man anamnestisch bei diesem Phänomen häufig Ejaculatio präcox fest (Abb. 53).

Gewebshormone

Bei der Besprechung der Krausenrandzone als Drüsenmanometer dürfen auch die Gewebshormone nicht außer acht gelassen werden.

Die **Neurohormone** zeigen sich bei pathologischer Funktion am Krausenrand durch das Sichtbarwerden der sogenannten Neuronennetze (Abb. 54).

Die **Darmhormone,** die sich auch an der Motorik der Darmperistaltik mitbeteiligen, spiegeln sich bei Mangelzuständen als ein schmutzig pigmentierter Krausenrand, der weit ausladet (Abb. 55).

Die Zottenhormone projizieren ihre Ausfallserscheinungen als rundliche Aushöhlungen im Darmfeld (Abb. 56).

So erscheint die Krausenrandzone als Schauplatz aller Reflexe, die durch krankhafte Prozesse des Stoffwechsels in seiner Abhängigkeit vom in- und exkretorischen Drüsenspiel gesetzt werden. Biologisch bildet die gesamte Trophik ein bewundernswertes einheitliches Ineinanderspielen von Funktionsvorgängen, die nur von einer Schau ins Ganze zu erfassen sind. Das spiegelhafte Geschehen auf dem optisch dirigierten Reflexfeld offenbart sich dem betrachtenden Iridologen in noch vielfach rätselhaften Phänomenen, da die Zahl der ernsten Forscher auf diesem Gebiet leider noch sehr klein ist.

IV.

Die Krausenrandzone, das Spektrum der Hämatopoese

Erst die Forschungen der letzten Jahrzehnte haben über die Morphologie hinaus interessante Einblicke in die Entstehungsdynamik der zellulären Bestandteile des Blutes gebracht und damit das Verständnis für die hämatologischen Vorgänge bereichert. Die Bedeutung der humoralen Wirkstoffe, der vegetativen Steuerungsvorgänge, des Mineralhaushalts und der Säure-Basenbilanz bei den Blutbildungsvorgängen ist immer deutlicher geworden. Der Begriff einer schöpferischen Gestaltungskraft der Zelle führt uns immer mehr in die Wunderwelt des Lebendigen schlechthin.

Alexis Carrel schreibt in seinem Buch „Der Mensch, das unbekannte Wesen": „Isolierte Zellen haben die eigentümliche Gabe, ohne Richtung und Zweck die Architekturen, die für jedes Organ charakteristisch sind, nachzubilden. Wenn einige rote Blutkörperchen, durch die Schwerkraft gezogen, aus einem in flüssiges Plasma gebetteten Blutstropfen ausströmen und ein winziges Rinnsal bilden, entstehen sehr rasch Uferränder. Diese umhüllen sich dann mit Fibrinfäden, und aus dem Rinnsal wird eine Röhre, durch welche die roten Körperchen gleiten wie in einem Blutgefäß. Als nächstes finden sich Leukocyten ein, heften sich an die Oberfläche der Röhre, umgeben sie mit ihren Ausläufern und verleihen ihr das Aussehen eines Kapillargefäßes, das von einer Schicht kontraktiler Zellen umhüllt ist. — Auf solche Weise errichten isolierte rote und weiße Blutkörperchen tatsächlich ein Stück Zirkulationsapparat, obwohl kein Herz und keine Zirkulation vorhanden ist und obwohl es keine Gewebe zu bewässern gibt. — Die Zellen sind wie die Bienen, die ihre geometrischen Kämmerchen bauen, Honig herstellen und ihre Embryonen füttern, als verstünde jede einzelne von ihnen Mathematik, Chemie und Biologie und wirke, ohne an sich selbst zu denken, zum Besten des Gemeinwesens. — Die spontane Neigung der aufbauenden Zellen, die entsprechenden Organe zu bilden, gehört ebenso wie die soziale Eigentümlichkeit der Biene zu den elementaren Beobachtungsergebnissen und kann mit den Mitteln unserer gegenwärtigen Vorstellungen nicht weiter erklärt werden."

Diese schöpferische Urkraft der Zelle offenbart sich in noch viel geheimnisvollerer Weise in den Blutbildungsstätten, im Entwicklungs- und Abbauvorgang und in der stillen Zusammenarbeit mit den übrigen Wirkkräften des Organismus. Die intimsten Zusammenhänge dieses geheimnisvollen Wirkens und Lebens zu beobachten und zu erkennen und das Walten der Zellkräfte in den Tagen der Krankheit zu verfolgen, ist der innigste Wunsch und das dringendste Bedürfnis des an der Gesundheit des Mitmenschen schaffenden Heilberufenen.

Neben den klinischen Aspekten der Regulationsvorgänge gibt es nun auch am Auge und seinen Adnexen Phänomene, die uns einen Einblick in die Dynamik der Blutbildung und deren Fehlsteuerungen vermitteln.

Während die pathologischen Auswirkungen ossaler Statikveränderungen durch Deformationen der Pupille sichtbar werden, erscheint das Spektrum der Hämatopoese in der vasalen Zone um den Krausenrand.

Die roten Blutkörperchen bilden sich im Knochenmark, dessen Gesamtmasse das erstaunliche Gewicht von 2,5 kg aufweist. Rotes Zellenmark und gelbes Fettmark halten sich dabei die Waage. Die Erythrocyten, die sich im roten Zellenmark entwickeln, wandeln sich aus der Urform des Erythroblasten durch den Einfluß von Reifungshormonen und unter Zerfall des Kernes in ihre normale Endgestalt. Die roten Blutkörperchen entstehen im roten Knochenmark intravaskulär; ihre Abschwemmung in die Blutbahn wird neurohumoral gesteuert. Die Stätten des Zerfalls sind Leber und Milz. Da die Lebensdauer der roten Blutkörperchen sehr kurz ist (die jungen Retikulocyten zeichnen sich gegenüber den älteren Erythrocyten durch eine vital färbbare Substanz aus, daher ist die Bilanz von Regeneration und Zerfall gut zu beobachten), besteht dauernd Geburt und Tod. Dieser Vorgang wird als die sogenannte Blutmauserung bezeichnet.

Eine normale Blutregeneration setzt auf dem iridologischen Feld keine Zeichen. Treten dagegen Störungen in der Erythropoese auf, so entstehen an der Krausenrandzone diagnostisch verwertbare Phänomene.

1. Die Eisenmangelanämie, bei der die Regeneration herabgesetzt und der Zerfall gesteigert ist, zeigt bereits durch den verringerten Hämoglobingehalt den hypochromen Status. Ophthalmologisches Alarmzeichen ist eine Heterochromie vom Krausenrand zum Ciliarteil mit einem anämischen Zwischenring (Abb. 57).
2. Die perniciöse Anämie, bei der die minderwertigen Erythrocyten besonders reichlich mit Hämoglobin beladen sind und daher eine hyperchrome Anämie verursachen, entsteht durch Mangel an Antiperniciosastoff, der durch einen Wirkstoff des Magens (Castlesches Prinzip) aus dem Nahrungsfaktor hergestellt und in der Leber gespeichert wird. Der Antiperniciosastoff hat lebenswichtige Beziehungen zur Folsäure und zum kobalthaltigen Vitamin B 12. Diese Störung des sogen. Intrinsicfaktors manifestiert sich am Auge durch eine hyperplastische und heteropigmentierte Gewebsveränderung am Krausenrand mit dunklem Zwischenring (Abb. 58).

Den größten Anteil am weißen Blutbild haben die myeloischen Leukocyten, die ebenfalls im roten Knochenmark entstehen, aber extravaskulär, da sie durch ihre amöboide Eigenbewegung in der Lage sind, aus dem Mark durch die geschlossenen Gefäßwände in die Blutbahn einzutreten. Sie werden je nach ihrer Farbaffinität in Neutrophile, Eosinophile und Basophile eingeteilt.

Die Lymphocyten entstammen dem lymphatischen System, den lymphatischen Anteilen der Milz und den Lymphdrüsen **(Hoff).** Die Beteiligung des reticuloendothelialen Systems an der Blutbildung ist gesichert, jedoch scheinen die monocytären Stammzellen in der Lage zu sein, sich myeloisch oder lymphatisch metaplasieren zu können. Im Extremfall können vom RES auch extramedulläre Bildungen von Erythrocyten ausgehen. Auch die Leukopoese ist humoral und neural an das Zwischenhirn angeschaltet.

Der Einblick in die leukopoetische Dynamik und die sie steuernden Grundimpulse ist außerordentlich schwierig, und die Theorien über die Entwicklungsvorgänge sind sehr zahlreich (Unitarismus, Dualismus und Trialismus). Den ersten Versuch, iridologisch sich in diesem geheimnisvollen Wirken und Weben zu orientieren, hat **Rudolf Schnabel** unternommen, indem er von der Hypothese ausging, daß der Krausenrand als Lympheinheit aufgefaßt werden könne. Die Empirie scheint tatsächlich zu bestätigen, daß diese Zone nicht nur die Lymphocytengenese und -dynamik illustriert, sondern die ganze Leukopoese in den mannigfaltigsten Bildern veranschaulicht. Selbst die Pendelbewegung von der myeloischen zur lymphatischen Tendenz und umgekehrt scheint hier ihre, wenn auch schwer zu differenzierenden Bilder zu projizieren.

Einlagerungen und Pigmentanhäufungen von weißlich-grauem Kolorit direkt unter dem Krausenrand beziehen sich auf Störungen in der Genese der Lymphocyten und deren Zerfall (Abb. 59).

Die Störungen im myeloischen Blutbild offenbaren sich in weißlich-grauen, manchmal leicht pigmentierten Imprägnierungen, etwas vom Krausenrand nach außen abgerückt (Abb. 60).

Inwieweit das RES in die gestörte Pendelbewegung kompensatorisch eingreift, ist bis heute noch nicht endgültig geklärt. Unklar ist ebenfalls die Auswirkung einer Übersteuerung des Intrinsicfaktors auf die Leukopoese. Wissenschaftler von Rang wie **Hitzenberger** und **Hoff** haben sich bereits mit diesen Problemen beschäftigt. Es ist absolut denkbar, daß eine Überproduktion des Castleschen Prinzips auf die allgemeine Blutbilanz einwirkt im Sinne eines Druckes auf den weißen Blutstatus. **Hoff** spricht sogar von einem Grundumsatz des Blutes, der durch Magensaft und Schilddrüsenstörungen beeinflußt werden kann. Wenn wir daher, wie oben geschildert, die weißliche Imprägnierung der Krausenrandzone mit helleuchtender Krause als Zeichen für lymphatische Tendenz ansprechen, so ist damit gleichzeitig eine Erhöhung des Magensaftniveaus und ein verstärkter Einfluß des Intrinsicfaktors auf die Blutbilanz gemeint.

Die grauweißliche Imprägnierung außerhalb des Krausenrandes, die auf eine myeloische Tendenz hinweist mit einem Anstieg der Neutrophilen, der

Eosinophilen oder der Basophilen bis über 70%, ist mit einer anämischen Krause gekoppelt, also analog einer Niveausenkung der Magensafthöhe.

Diese interessanten Phänomene, die in ihrer Deutung vielleicht noch kleiner Korrekturen bedürfen, sind wertvolle Beobachtungsfelder hämatologischer Pendelausschläge, letztlich auch im Sinne einer biologischen Wandelbarkeit von Leukopenie zu Leukämie.

Rhombenausstanzungen im Krausenrand geben kausalgenetische Hinweise, daß die Marksubstanz in den Knochen durch Änderung der Knochenstruktur geänderte Funktionen erhält (Abb. 61). Die strukturellen Veränderungen der Blutbildungsstätten bedingen automatisch Störungen der funktionellen Fähigkeiten. Entweder erzeugt eine Knochenmarkhyperplasie zum Zwecke der Raumgewinnung eine Einschmelzung der Knochensubstanz in Richtung einer Osteoporose oder umgekehrt verursacht eine Osteosklerose durch Sogreiz und Exsiccose eine Knochenmarkhypoplasie. Daher spricht **Markoff** einerseits von myelogenen Osteopathien und andrerseits von osteogenen Myelopathien.

Die Veränderungen des Knochenmarks in atrophischer bzw. neoplastischer Richtung zeigen sich am Auge durch das Auftreten von fensterartigen Lakunen, etwas vom Krausenrand abgesetzt. Diese blinden Fenster sind mit anderen Lakunen nicht zu verwechseln, da sie ganz zart auf das Irisstroma aufgesetzt sind (Abb. 62).

Zu einer umfassenden Diagnostik der Blutverhältnisse gehört auch der Einblick in den Thrombocytenstatus. Die Mutterzellen der Thrombocyten, die Megakariocyten, entstehen im Knochenmark. Zerfallende Gewebszellen und Thrombocyten geben die Thrombokinase ab. Die Leberzellen erzeugen unter Benützung des Vitamin K das Prothrombin. Dieses wird unter Einwirkung von Thrombokinase und Calziumionen in Thrombin umgewandelt. Durch Thrombin wird unter Ablauf eines fermentativen Prozesses das Fibrinogen in Profibrin und dieses dann in das eigentliche Fibrin umgewandelt.

Diese einfache Darstellung der Fibrinentstehung ist durch die Blutgerinnungstheorien von **P. A. Owren, A. J. Quick, W. Seegers** und anderen Forschern gewaltig kompliziert worden. Für den Praktiker ist jedoch vor allem wichtig, feststellen zu können, ob die Thrombocytenzahl und damit der Fibrinhaushalt im großen und ganzen der Norm entspricht (ca. 600 000 pro cmm).

Auf dem Irisareal treten nämlich bei Störungen in der Entwicklung des Fibrins, besonders bei Vitamin K-Mangel und dem daraus resultierenden Minus an Prothrombin, eigenartige, nicht zu übersehende Phänomene auf: Rings um den Krausenrand bilden sich auf dem Stroma der Iris unzählige kleine rote Plättchen, die wie verstreute Schuppen aussehen und sich bis an den peripheren Iristeil ansiedeln können (Abb. 63).

Da der Thrombocytenabbau in der Leber und Milz vor sich geht, und da außerdem das Prothrombin ein Erzeugnis der Leberzellen darstellt, ist es erklärlich, daß man dieses Zeichen immer in Zusammenhang mit Funktionsstörungen in Leber und Milz gebracht hat.

Gruppieren sich diese roten Plättchen zu radial verlaufenden Straßen, dann ist eine hämophile Situation gegeben, da das Fibrinniveau im Blut pathologisch verändert ist (Abb. 64).

In kleinen insulären Siedlungen auftretende Plättchen weisen auf eine Mitbeteiligung der Bauchspeicheldrüse hin. Speicherung und Mobilisation des Glykogens in der Leber ist dann durch pankreotrope Fehlimpulsation gestört (Abb. 65).

Mein Versuch, Korrelationen zwischen Irisbild und Hämatopoese aufzuweisen, trägt wegen seiner Erstmaligkeit zweifellos noch die Züge der Unvollständigkeit und damit der Entwicklung. Die Schwierigkeit, die Zeichen am Auge mit den üblichen klinischen Formulierungen in Einklang zu bringen, liegt wohl auch darin, daß die Geheimnisse der vegetativen Steuerung, die Feinheiten der Hormonbilanz, die Biosynthese der Vitamine, die letzten Urgründe der Blutentstehung und Blutkräfte und letztlich des gesamten Stoffwechsels der menschlichen Erkenntnis noch zum großen Teil verborgen sind. Nur die stille gemeinsame Arbeit aller, die um die Gesundheit der Mitmenschen kämpfen, wird Baustein zu Baustein fügen können auf dem Wege sachlicher Prüfung und befruchtender Intuition.

V.

Die Krausenrandzone und ihre phänomenologische Bedeutung für die Diagnostik der Harnstoffdiathese

Zum Stoffwechselgeschehen gehört auch der komplizierte Vorgang der Harnbereitung, der Harnsichtung und der Ausscheidung. Die Umwandlung der mit der Nahrung aufgenommenen Nährstoffe bzw. der in dieser enthaltenen Energie in biologische Leistungen: in Körperkraft, Körperwärme und Auf- bzw. Abbau von Körpersubstanzen wird als innerer Stoffwechsel bezeichnet. Dabei werden diese Stoffe unter Einwirkung des eingeatmeten Sauerstoffes chemisch abgebaut, oxydiert, und es entstehen Spalt- und schließlich Endprodukte, die größtenteils durch den Harn ausgeschieden werden. Daher enthält der Harn außer 95% Wasser Lösungen von Salzen, Produkten des Körperstoffwechsels und Körpersubstanzabbaus, von Durchgangs- und körperfremden Stoffen.

Anorganische Harnsubstanzen sind im wesentlichen: Natrium, Kalium, Calzium, Magnesium, Eisen und Ammoniak. Ferner finden sich im Harn die sogenannten Anionen: Chloride, Sulfate, Phosphate.

An organischen Stoffen sind im Harn vorhanden: Harnstoff, Harnsäure, Kreatin, Kreatinin, Indikan, Aminosäuren, Purinbasen und Hippursäure.

Unter krankhaften Bedingungen ändern sich Art und Menge der Auswurfstoffe, da die Ventilationsfähigkeit des Organismus nicht immer den Ansprüchen genügt. Andrerseits werden harnpflichtige Stoffe häufig im Körper zurückgehalten und pathologisch gespeichert, so daß die Harnanalyse in diesen Fällen für die Diagnostik versagt. Diese krankhafte Retention von ausscheidungspflichtigen Stoffen zeichnet auf dem Irisfeld je nach der Spezifität eigenartige Bilder und Formen.

Die Steindiathese des Organismus ist ein immer häufiger auftauchendes Krankheitsbild. Hieran scheinen auf der Grundlage nervöser Dystonie und hormoneller Dysharmonie mehrere Organe, die in funktionellem Synergismus stehen, beteiligt zu sein. Es ist zunächst die Gallenfunktion in diesem Zusammenhang zu betrachten. Nach **Hoff** stellt die Galle ein sehr kompliziertes kolloidales Mehrkörpersystem dar, das ionisierte und molekulardisperse Elektrolyte, lyophile Kolloide in molekulardisperser (Proteine) und emulsoider Verteilung (Cholesterin), lyophobe Kolloide (Lezithin, Fette), hydrotrope Substanzen (Gallensäure und ihre Salze) und hochmolekulare Farbstoffe (Bilirubin) enthält. Für die Stabilität des Systems ist besonders die elektrische Ladung der Kolloide maßgebend. Fällungen und Niederschlagsbildungen treten durch das Erscheinen von entgegengesetzt geladenen Kolloiden auf.

Die sekundären Ursachen dieser Fällungen können a) Mikrolithen sein, die schon in der normalen Galle vorkommen. Motilitätsstörungen und Dyskinesien des Gallenapparates können b) ein Begünstigungsmoment für Steinbildung darstellen. Ein nicht zu vergessender Faktor in der Lithogenese sind c) alle Entzündungsvorgänge in diesem Bereich, so daß man von einem lithogenen Katarrh sprechen kann. Ein weiterer Anlaß zur Steinbildung kann d) die Dyscholie sein, also Störungen der Gallenproduktion und Gallenabgabe in der Leber und letztlich nervöse Fehlimpulse, die gar nicht so selten auf thyreogene Ursachen zurückzuführen sind.

Iridologisch zeigen sich bei der chologenen mikrolithischen Diathese feine, gelbbräunliche, plastische Pigmentflocken auf der wie glasig erscheinenden Unterlage des Stromas zirkulär um den Krausenrand oder in einzelnen Gruppen auftretend (Abb. 66). Zum Unterschied dazu erscheinen Pankreasmikrolithenflocken gelbgefleckt und die Nierensteinflocken strohgelb (Abb. 67 und 68).

Die vom Pupillenrand bis zum Ciliarrand durchgehende sektorale Heterochromie ist ein Zeichen für Gallendyskinesie. Die Kernstörung liegt in diesem Fall im Biorhythmus des Gallenverdickungs- und Verflüssigungsprozesses (Abb. 69).

Die Entzündungsvorgänge im Gallenbereich erscheinen auf dem zuständigen iridologischen Sektor in Form der bekannten Entzündungszeichen: Aufhellung des Stromas, leuchtende durchziehende Fasern und schimmernde Felderung. Die Tendenz der Entzündung zu einem lithogenen Katarrh zeichnet sich am Auge durch Ausbiegen der radialen Fasern. Der dadurch umgrenzte Irisraum wird bei chronischem Verlauf allmählich mit grauem bis braunschmutzigem Pigment ausgefüllt, das bei Steinattacken dunkle Aussparungen erhält (Abb. 70).

Sogenannte trophische Pigmente auf dem Leber- und Gallensektor von polymorpher Struktur und brauner Farbe deuten auf eine Dyscholie. Je dunkler die Färbung des Pigments, desto schwerwiegender ist die Funktionsstörung der Leber. Der Lieblingstopos dieser Pigmente ist der sogenannte Wetterwinkel bei 8 Uhr nahe an der Krause und zwar in beiden Iriden, wo der Ductus choledochus, Ductus pankreaticus und Duodenum einen besonderen Besaftungsraum schaffen (Abb. 71).

Die von nervöser Dystonie verursachte Steindiathese zeigt sich am Auge in den Bildern des klein- und großmaschigen Neuronennetzes und den verschiedenen Abwandlungen des eingewebten Strickmusters. Strickmuster in den oberen Irisschichten deuten auf erworbene Nervenstörungen, während die der unteren Irisschichten meistens hereditäre Anlagen darstellen (Abb. 72).

Nicht zu vergessen ist in diesem Zusammenhang die von einer Wirbelverstellung (8. Brustwirbel) ausgehende schmerzhafte Spannung des Gallenapparates, die sich an einer Pupillendeformation im 2. Temporalquadranten je nach Wirbelverlagerung erkennen läßt (Abb. 73 und 74).

Für die Harnbereitung kommt neben der Leber indirekt auch die Bauchspeicheldrüse in Frage. Ihre Bedeutung für die Harnbereitung scheint dreifacher Art zu sein: a) von der exkretorischen Seite her gesehen liefert sie die Fermente: Amylase zur Aufschließung der Stärke, Trypsin zur Verdauung von Eiweiß und Lipase zur Fettverdauung; b) von der inkretorischen Seite her gesehen das Hormon Insulin und c) als Speicherorgan spielt sie eine wichtige Rolle im Kieselsäurehaushalt.

Die Störungen der Bauchspeicheldrüse werden in ihren schwächeren Graden klinisch selten erkannt und bewertet. Die Wohlgemuth'sche Diastaseuntersuchung in Blut und Urin ist nur aufschlußreich bei schwerer Amylasestörung, die Fermentdiagnostik des Duodenalsaftes ist zu sehr getrübt durch das Vorhandensein anderer Säfte, die Funktionsprüfung des Inselorgans steht sehr häufig unter störendem Einfluß von Adrenalin und Thyroxin, so daß Pankreasdyspepsien häufig nicht diagnostiziert werden. Besonders die Funktion der Bauchspeicheldrüse als Hauptspeicherungslager für Kieselsäure tritt selten ins Blickfeld des Behandlers. Die Verarmung an Kieselsäure, die physiologisch im Alter eintritt und ihrerseits Schwellminderungen in den Bandscheiben und Veränderungen an den Wirbelplatten verursacht, ist zum großen Teil die Folge mangelhafter Pankreasdynamik. Spondylarthrosen, Bandscheibenprolapse und Exostosenbildungen sind Krankheitsbilder, an deren Entstehung die Bauchspeicheldrüse stark beteiligt ist.

Der neurohumorale Kontakt mit der Niere erklärt die Beeinflussung der Harnstofflage, und die pankreatogenen Einflüsse auf die Hypophyse (Vasopressin, Adiuretin) deuten auf die komplizierte Aufrechterhaltung der Harnstoffbilanz.

Iridologisch erkennbar ist die pankreatogene Aetiologie der Spondylosis, Arthritis, Ischialgien und der Vorfelderscheinungen einer Bandscheibenhernie an den rot kolorierten, insulären Rasterungen an den Spitzen der Krause (Abb. 75).

Gelbgrauweißliche Streifen mit kleinsten Kristallauflagerungen, meist nasal an der Corneal-Skleralgrenze, sind ein Hinweis auf Gelenkerkrankungen im Sinne einer Spondylarthrosis deformans (Abb. 76).

Insuläre rötliche Rasterungen mehr an der Peripherie mit gekoppeltem ventral erscheinenden Arcus senilis sind Zeichen einer gangränösen Situation auf dem Boden einer Sklerose der Beinarterien (Abb. 77).

Diffus auftretende rötliche insuläre Rasterungen sind der phänomenologische Ausdruck einer pankreatogenen Fehlbeeinflussung der Neurohypophyse mit einer Minderung der Vasopressinproduktion und einer konsekutiven Entartung der Gefäßwände. Varizen, Hämorrhoiden und Ulcus cruris sind die äußeren Symptome dieser hormonellen Dystonie (Abb. 78).

Der **Schnabel**'sche Pigmentigel, der als topolabil anzusprechen ist, beleuchtet die vom Pankreas gesteuerte Kochsalzverschiebung nach Dr. **Sander** (Abbildung 79).

Eine moosgrüne Heterochromie, die in einem sektoralen Streifen vom Krausenrand zum Ciliarrand zieht, deutet auf eine Pankreasstörung im Sinne eines Diabetes mellitus mit rheumatischen Affektionen gekoppelt. Je intensiver die Grünfärbung, desto größer ist die Neigung zur Ausscheidung von Aceton (Abb. 80).

Das sogen. Regentropfenzeichen am Krausenrand findet sich bei pankreatogenem Rheuma und Arthritis mit Infiltration der Gelenke. Wässerige und teigige Schwellungen besonders an Hand- und Fußgelenken sind es, die diesem Iriszeichen entsprechen. Die radialen Fasern beginnen kurz außerhalb des Krausenrandes auseinanderzuweichen, um sich langsam wieder zu vereinigen. So ergibt sich ein der Form von Regentropfen ähnliches Bild am Krausenrand (Abb. 81).

Die eigentlich zuständigen Organe für die Bildung und Ausscheidung des Harns sind die Nieren. Eine dreifache Tätigkeit fällt den Nieren zu:

a) die Ausscheidung von Stoffwechselprodukten,

b) eine Sichtungs- und Filtrationsarbeit, insofern sie von dem Flüssigkeitsangebot in der Höhe von 100—120 l pro Tag (Glomerulusfiltrat in den Tubuli) nur eine normale Harntagesmenge von 1,5 Liter abgeben,

c) eine Sperrfunktion, insofern sie für den Körper lebenswichtige Stoffe zurückbehalten und den Organen wieder zuleiten.

So vielfach die Arbeit der Niere ist, so vielfach können auch die krankhaften Prozesse sein. Wenn auch die klinische Pathologie nur vier große Gruppen von Nierenerkrankungen kennt: Glomerulonephritis, Herdnephritis, Nephrose und Sklerose, so zeigen sich auf dem iridologischen Reflexfeld außerdem mannigfaltige Funktionsanomalien. Für die Steinbildung verantwortlich macht **Hoff** eine Störung der Harnkolloide, welche sonst die Stoffe, aus denen Steine entstehen können, auch in übersättigter Konzentration in Lösung halten. Auf der Iris sehen wir bei renaler Steindiathese plastisch gelbe Flocken um den Krausenrand angelagert. Da der Krausenrand zugleich die Innervation des Stoffwechselablaufes veranschaulicht, ist bei diesem Zeichen anzunehmen, daß speziell nervöse Einflüsse die Steinbildung begünstigen. Gerade die Konzentrationsleistung der Niere und Galle kommt ja in dieser Zone zum Ausdruck. Auch bei starken Sulfonamidgaben bei anscheinend besonders dafür empfindlichen Patienten habe ich diese gelben Steinzeichen entstehen sehen (Abb. 82).

Für ein weiteres Steinzeichen, die sogen. Steintropfen, kann eine krankhafte Mobilisation der Kalkphosphatspeicherung aus dem Knochensystem mit der Folge einer Bildung von Phosphatsteinen verantwortlich gemacht werden. Wie erstarrte tropfenförmige Aussparungen im Irisgewebe sehen diese Zeichen aus. Eine Beteiligung der Epithelkörperchen dürfte nach neueren Forschungen daraus hervorgehen, daß das Epithelkörperchenhormon einen Einfluß auf die Phosphatausscheidung durch die Nieren hat (Abb. 83).

Die Ausscheidungsinsuffizienz der Nieren erscheint auf dem Auge in Form leicht gelb pigmentierter Halbseitsbögen (Abb. 84).

Bei Störungen des Sichtungsvermögens der Nieren treten an den spezifischen Sektoren offene Dachlakunen mit Pigmenttrabekeln von strohgelbem Kolorit auf. Die Sichtungsarbeit kann quantitativ und qualitativ (Störung der tubulären Rücksesorption) gestört sein (Abb. 85).

Wenn in den oben beschriebenen Dachlakunen gelblich-rötliche Pigmentkugeln erscheinen, besteht eine Durchlässigkeit der Niere für Eiweiß (Abb. 86).

Als Zeichen der Sperrfunktion der Nieren im pathologischen Zustand erscheinen auf dem leicht hauchförmigen, wie ein dünnes Tuch über dem Untergrund liegenden Irisstroma helle durchsichtige Pigmentwölkchen (Abb. 87).

Weiße Wölkchen im Ciliarteil der Iris von der Form einer Schneeflocke oder eines Schneeballs deuten auf Anfangsstadien eines zirrhotischen Prozesses der Niere (Abb. 88).

Sammeln sich auf diesen Gebilden noch Trabanten von rötlicher, bräunlicher und schwarzbräunlicher Färbung, so haben wir bereits registrierbare Formen von Nierenzirrhose mit entsprechendem Blutdruck (Abb. 89).

Führt zu einem solchen Schneeball in der Peripherie eine pigmentierte feine Linie (Phosphatlinie) hin, so tritt dazu noch eine Störung des Phosphathaushaltes im Organismus (Phosphaturie). (Abb. 90).

Zeigt eine derartige Phosphatlinie einen Schnittpunkt mit einem Kontraktionsring und trägt dieser Schnittpunkt zusätzlich ein Pigment, so trifft sich das spastische Moment mit Konkrementausscheidung und es ergibt sich das Bild von Nieren-, Harnleiter- und Blasenkrämpfen auf mikrolithischer Basis (Abb. 91).

Sieht die Umrandung der weißen Wölkchen bzw. deren Umgebung wie von Säure zerfressen aus, so handelt es sich um Oxalatüberschwemmung, deren Steuerung die Niere nicht mehr gerecht werden kann (Abb. 92).

Daß auch der Darm an der Regulierung des Wasserhaushalts beteiligt ist, hat **Hoff** überzeugend dargestellt. Er spricht von einem Kreislauf, in dem Chlor- und H-Ionen sowie Wasser aus dem Blut in den Magen abgesondert und aus dem Darm ins Blut rückresorbiert werden. Störungen in diesem Kreislauf können Ödeme und Exsiccosen hervorrufen, die auch an sich noch funktionsfähige Nieren insuffizient machen, so daß die harnpflichtigen Substanzen nur mehr mangelhaft zur Ausscheidung kommen. Obstipation bzw. Diarrhoe sind die äußeren Begleiterscheinungen dieser Harnkreislaufstörung.

Die Wasserverarmung im Darm zeigt sich auf der Iris durch Darmlakunen, die wie verödete Zisternen aussehen (Abb. 93).

Die Wasserüberschwemmung im Darm zeigt sich in einem saftig überquellenden Stromaniveau in der Darmregion.

Die geringen Erfolge der Rheumabehandlung und die vielfach vergeblichen Versuche, den Harnsäurespiegel bei den Kranken zu steuern, zeigen uns, daß wir in die Geheimnisse der Harnbereitung und in die Mechanik der sie regulierenden Faktoren noch lange nicht völlig eingedrungen sind. Mit umso größerem Eifer sollten wir die Hinweise, die uns die Natur im Auge gibt, studieren und ausbauen zum Heile der Kranken.

VI.

Der Krausenrand als Reflexfeld des Intestinalsitus, des Muskelgefühls und der intestinalen Einflüsse

Wenn auch schon die Konfiguration des Kopfes und besonders des Gesichtes einen allgemeinen Einblick in die muskuläre Spannkraft des Individuums vermittelt und die Röntgendiagnostik die Möglichkeit gibt, sich über den Organsitus zu orientieren und Lageanomalien festzustellen, so ist es doch sehr wertvoll, ohne technischen und zeitlichen kostspieligen Aufwand aus der Iris Lageanomalien der Brust- und Bauchorgane diagnostizieren zu können. Die Krausenrandführung gewährt uns einen besonderen Einblick in die räumlichen Konstellationsverhältnisse der Magen- und Darmabschnitte.

Dabei sind zu unterscheiden die Volumenveränderungen der besagten Hohlorgane und die Situsveränderungen inbezug auf den ganzen Bauchraum.

1. Partielle Einziehungen des Krausenrandes bedeuten Verengerungen des Darmkanals, die entweder von Natur aus angelegt oder durch Spasmen hervorgerufen sind (Abb. 94 und 95).
2. Partielle Ausweitungen des Krausenrandes weisen auf Erweiterung bestimmter Darmabschnitte, die entweder auf Vererbung oder nervalmuskuläre Atonie zurückzuführen sind (Abb. 96).
3. Kleine rundliche oder ovale Ausbuchtungen des KR sind ein Zeichen für Divertikelanlage im Verdauungsschlauch (Abb. 97).
4. Eine kleine eingezogene Krause ist ein Zeichen für einen räumlich kleinen Magen, während die total ausladende Krause einen räumlich großen Magen versinnbildlicht (Abb. 98 und 99).
5. Abnorm starke Ausbuchtungen bzw. Einziehungen streuen ihren störenden Einfluß auch auf die Funktion der Nachbarorgane: Uterus, Prostata, Blase und Adnexe. Ante- und Retroflexio uteri, unwillkürliches Harnträufeln, chronische Adnexreizungen können genetisch auf dem Druck des anomalen Darmschlauches beruhen (Abb. 100 und 101).
6. Die sogenannten **Schnabel**schen Adhäsionswürmchen direkt am Krausenrand erscheinen bei epigastrischen Adhäsionen und dadurch verursachten Zerrungsschmerzen einerseits sowie bei epigastrischen Hernien andrerseits (Abb. 102).
7. Der zackenförmig geführte Krausenrand ist ein Hinweis auf spastische, vorübergehende Motilitätsstörungen der Darmmuskulatur. Daher ist bei solchen Typen der Wechsel von Obstipation und Diarrhoe sehr häufig. Die primäre Ursache scheinen Schwankungen im Liquordruck durch osmotische Verschiebung zu sein. Dieser Zusammenhang könnte dann erklären,

daß beim Zickzack-KR auch epileptische Insulte beobachtet werden, die sich durch Regulierung des Wasserhaushaltes bessern (Abb. 103).

So interessant die Mannigfaltigkeit der Linienführung des Krausenrandes ist, indem sie die Erklärung mancher apokrypher Beschwerden gibt, so wertvoll ist auch die Struktur des KR als Reflexfeld des Muskelgefühls und der intestinalen Einflüsse.

1. Der bandförmige KR charakterisiert den Träger als einen Menschen mit plötzlich auftretenden Lähmungen im Bereich der Bauchmuskulatur und sekundär mit einem absoluten Verdauungsstillstand, der sich aber mit dem Abgang von Darmgasen wieder löst. Der Vitamin B-Spiegel ist bei diesem Typ immer unterwertig (Abb. 104).
2. Der flottierende KR ist spezifisch für Störungen der nervalen und vasalen Beeinflussung der glatten Muskulatur, die in ihrem extremen Pendelschlag: Spannung und Erschlaffung auch eine Disposition zu Abortus mitbedingt. Das Vitamin E scheint bei dieser Konstitution von besonderem therapeutischen Wert zu sein (Abb. 105).
3. Tütenförmige Fasern auf dem Krausenrand weisen grundsätzlich auf Tenesmen hin, und zwar ist die grobe Form ein Indikator für viscerale Verspannungen, wie sie unter dem Bild der Avitaminose von B 6 geläufig sind, die zarte Form dagegen ein Zeichen für cerebrale Verkrampfungen, die sich in epileptoiden Insulten äußern (Abb. 106 u. 107).
4. Die doppelte Zonenbildung, bei welcher der durchscheinende Rand des Uvealblattes mit dem Krausenrand das Bild einer distanzierten Doppelung gibt, ist immer ein Hinweis auf vermindertes Muskelgefühl. Die innere Zonenbildung betrifft das Sensorium, die äußere hingegen die Motorik (Abb 108 u. 109).
5. Die Wagenradkrause ist ein Zeichen für Muskelatrophie und muskuläre Adynamie, eine Krankheit, die immer mit einem Mangel von Vitamin A, B und E gekoppelt ist (Abb. 110).
6. Die Meerschaumkrause nach **Schnabel** kennzeichnet den epileptisch- choreatischen Typ, bei dem sich gleichzeitig ein Mangel an Vitamin B 6 findet (Abb. 111).

Die intestinale Beeinflussung der cerebralen Registrierungsvorgänge offenbart sich dem Iridologen ebenfalls in spezifischen Abartungen des Krausenrandes.

1. Der eingerollte KR, der einen stoßweisen Rhythmus im Stoffwechselablauf anzeigt, erklärt uns die Zusammenhänge zwischen Stoffwechsel und emotionaler bzw. rationaler Periodik des Individuums. Abdominelle Füllung und Leerung stehen in einem funktionellen Verhältnis zu Gemüts- und Verstandesaktivität (Abb. 112).
2. Der eingezogene KR als Signum einer Splanchnicusdystonie läßt den Träger klagen über Beklemmungs- und Angstzustände, die den Aktionsradius

Krause

Pupille
Abb. 112

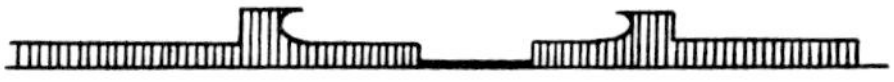

Pupille
Abb. 113

verkleinern und dadurch ein wohnungsgebundenes Leben bedingen (Abb. 113).

3. Das Fehlen eines KR bedeutet eine Minderwertigkeit des autonomen Nervensystems und seiner Steuerungseinrichtungen. Mit der Dyskrasie der Säfte geht eine Disharmonie der Seele, mit der Atonie des Somatischen eine Adynamie des Psychischen einher (Abb. 114).
4. Der leuchtende plastische KR, der wie ein Limes die Krause von der übrigen Iris scheidet, ist das Zeichen einer zentral-nervösen Übersteigerung des autonomen Nervensystems. Seelische Affekte strahlen sehr stark auf das Enteron aus, Erkenntnisakte und Intuition verzehren spürbar die körperliche Kraft, die Überwertung kann sogar zur fixen Idee von etwas Lebendigem im Leib führen (Abb. 115).
5. Auch eine diabetische Diathese kann der KR anzeigen, und zwar in zweifacher Form:
   a) als Kleinzahnradform des KR, die partiell oder zirkulär auftreten kann und mehr die insulinotropen Hormone in ihrer Insuffizienz anzeigt;
   b) als Torbogenform: der Krausenrand erhebt sich ein Stück von seiner Unterlage in Form eines Bogens. Diese diabetische Diathese manifestiert sich in arthritischen Schüben durch Fehlimpulsation des Zwischenhirnhypophysensystems auf die Bauchspeicheldrüse (Minderung der kontrainsulären Impulse) — (Abb. 116 u. 117).

Je mehr es uns gelingt, mit Hilfe des Mikroskops die subtilsten Erscheinungen am Auge im Zusammenhang mit dem psychosomatischen Gesamtkomplex zu sehen, zu registrieren und zu deuten, umso mehr beginnt die Augendiagnostik, besser: Gesichtsdiagnostik sich als wertvolle Ergänzung der übrigen diagnostischen Methoden einen Platz zu sichern. Sie macht keinen Totalitätsanspruch, denn eine souveräne Diagnostik im absoluten Sinne gibt es nicht, sondern sie bietet sich dem aufgeschlossenen Krankenbehandler als wertvolle Hilfsdiagnostik an. Die Zeit dürfte nicht mehr ferne sein, wo der geschulte Augendiagnostiker als Fachmann neben dem Röntgenologen,

Hämatologen usw. in seinem Rahmen dazu beitragen wird, den Spuren der Krankheiten zu folgen, Ursachen und Zusammenhänge zu analysieren, Erbanlagen zu erkennen und drohende Gefahren aufzuzeigen. Die Synthese der diagnostischen Methoden wird dem Kranken ein größeres Vertrauen zur Behandlung geben, und eine möglichst vielseitige Klärung der Krankheitsbilder wird auch den Weg zur Heilung erleichtern.

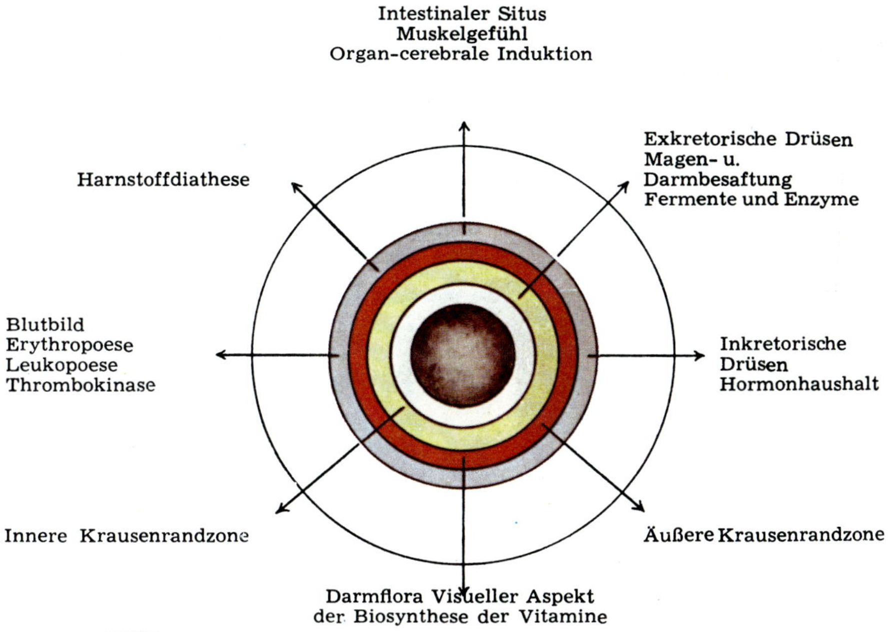

Abb. 2

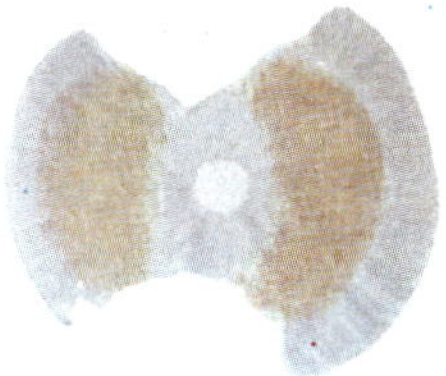
Abb. 3

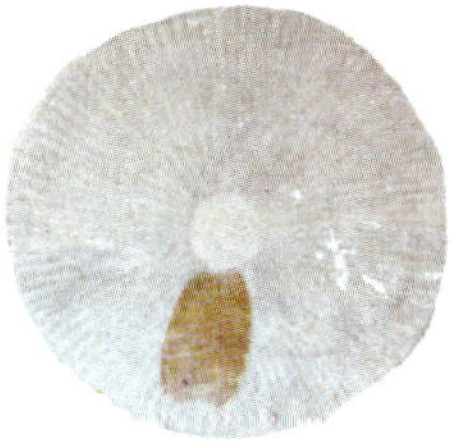
Abb. 4

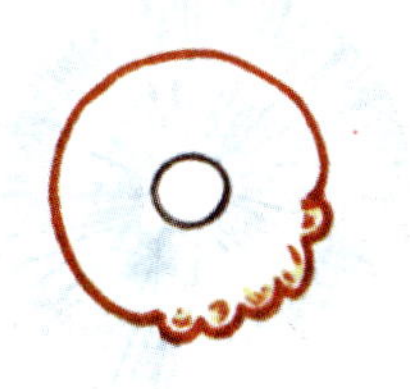
Abb. 5

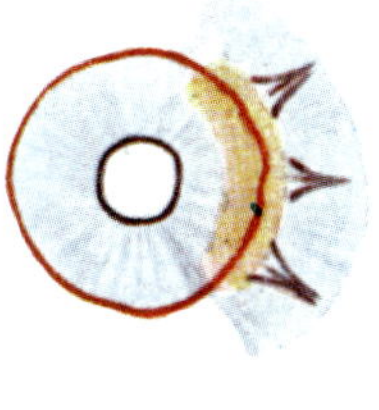
Abb. 6

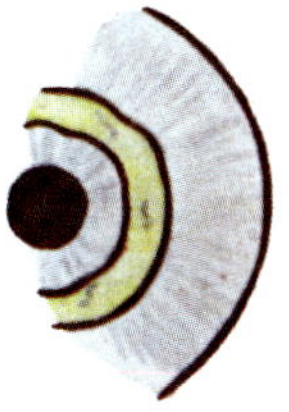
Abb. 7

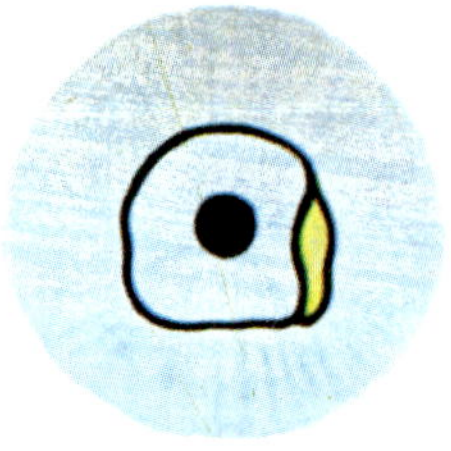

Abb. 8

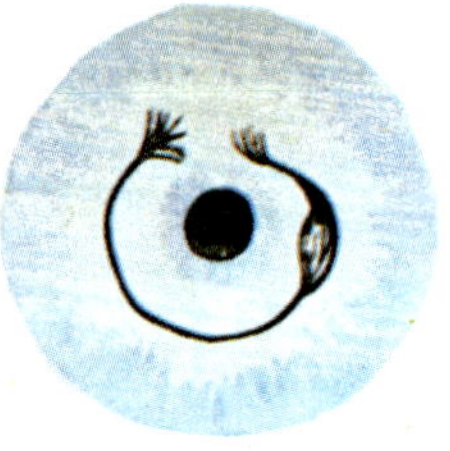

Abb. 9

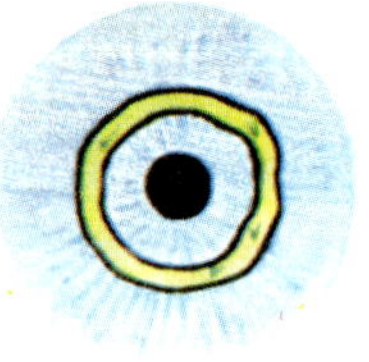

Abb. 10

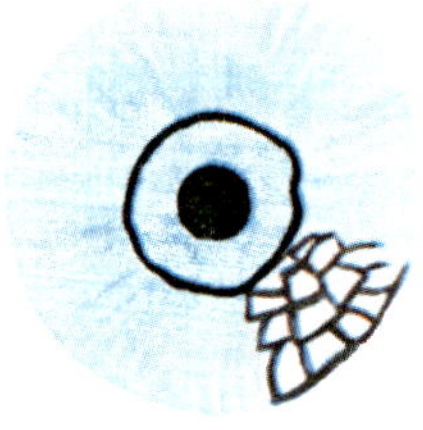

Abb. 11

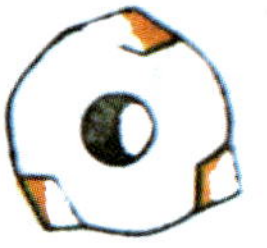

Abb. 13

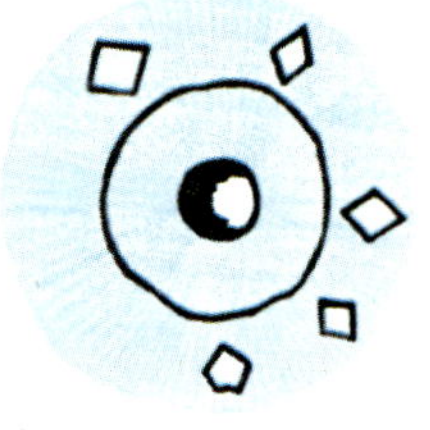

Abb. 14

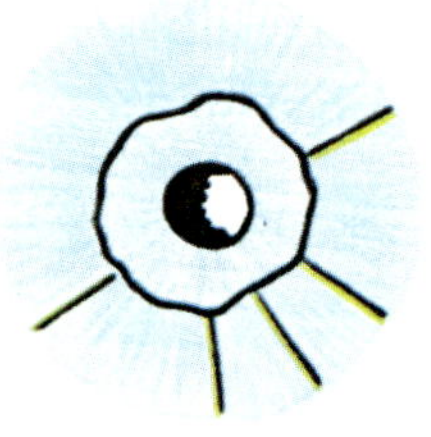

Abb. 15

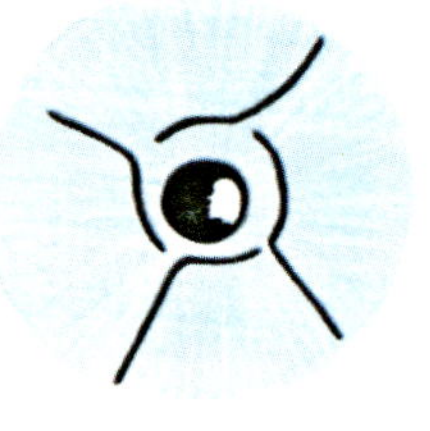

Abb. 16

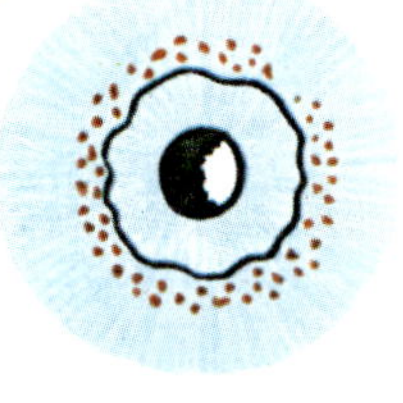

Abb. 17

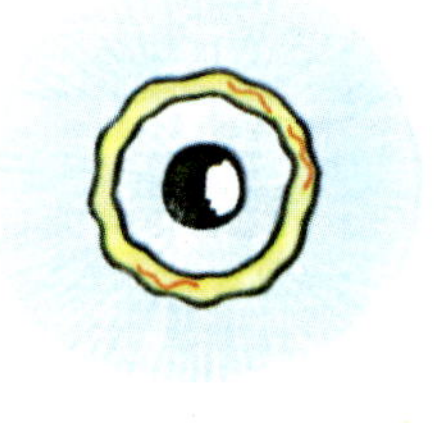

Abb. 18

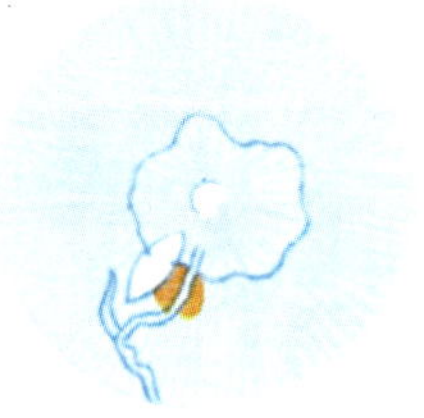

Abb. 22

Abb. 23

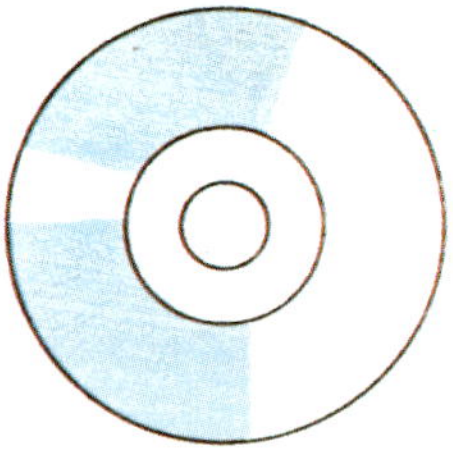

Abb. 30
Hyper-plastisch

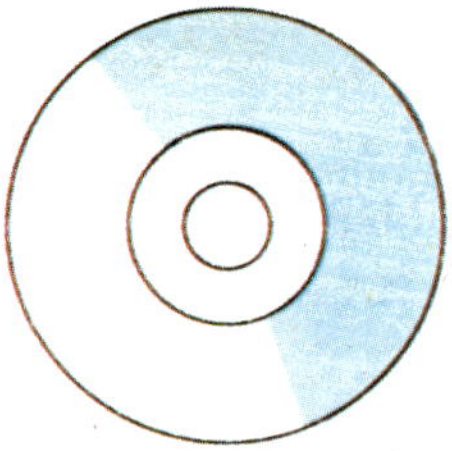

Abb. 31
Hypo-plastisch

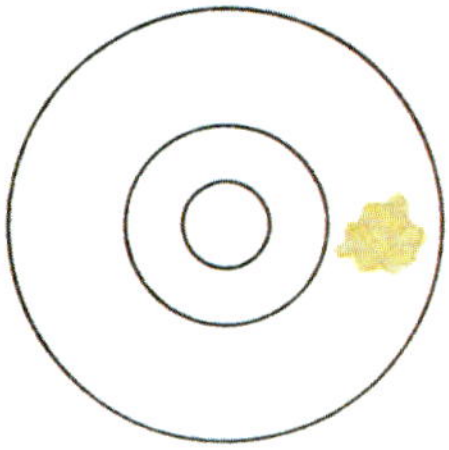

Abb. 32

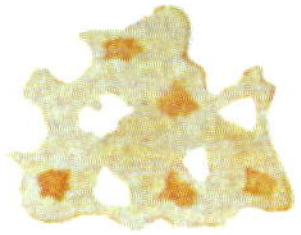

Abb. 33

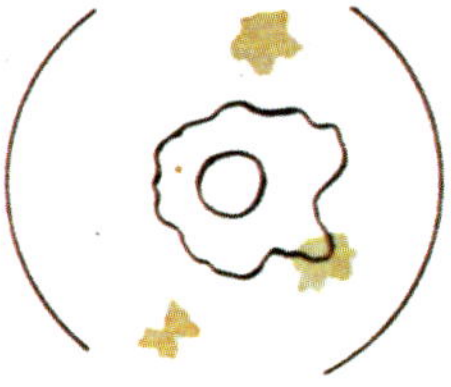

Abb. 34
Linke Iris

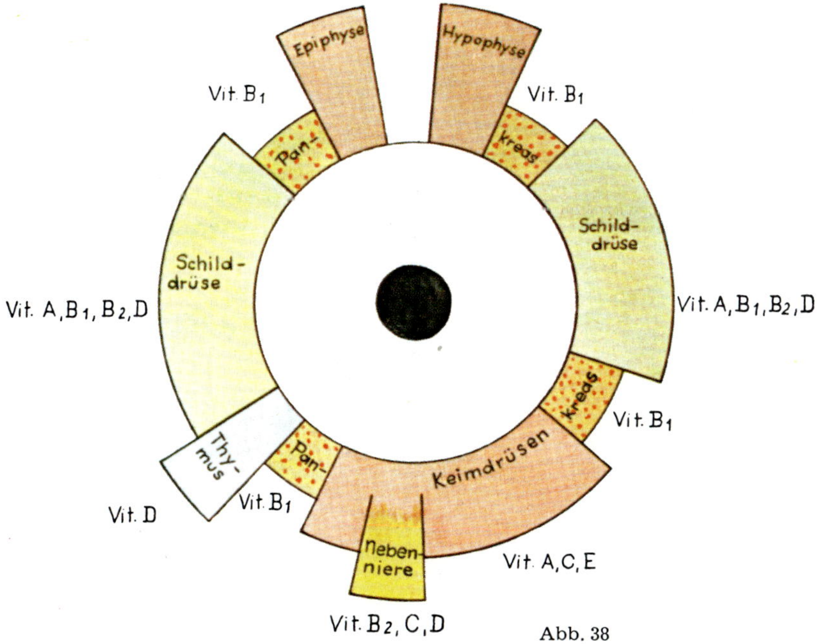

Abb. 38
Drüsen und Vitamine

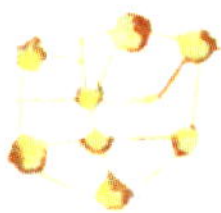

Abb. 35

Abb. 36

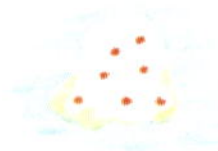

Abb. 37

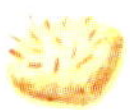

Abb. 43
Igelpigment

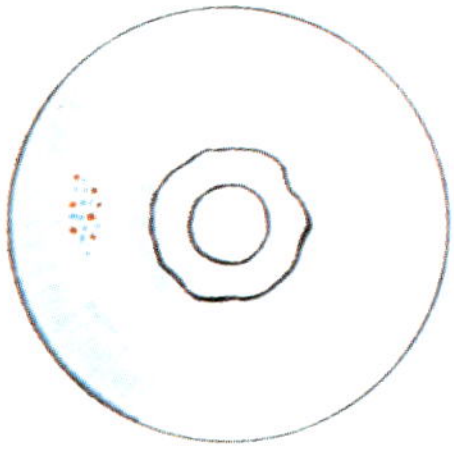

Abb. 44
Krampfring-Rasterung

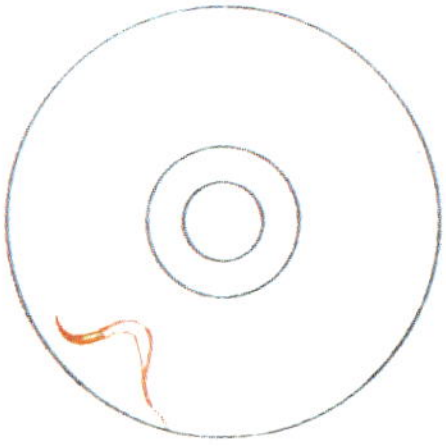

Abb. 45
Gefäßaufstülpung

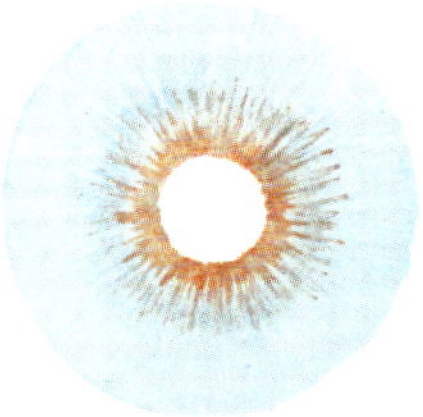

Abb. 46
Morgenrotkrause

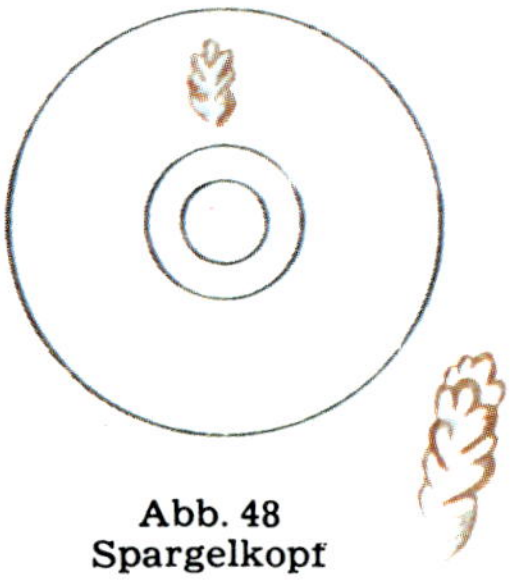

Abb. 48
Spargelkopf

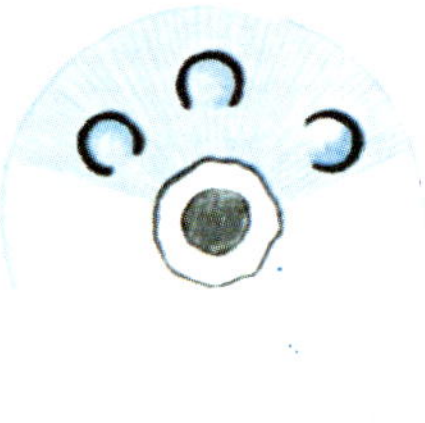

Abb. 49
Adiuretin-Lakunen

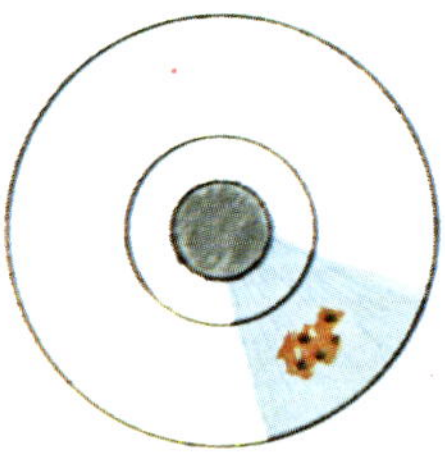

Abb. 52
Sexual-Pigment

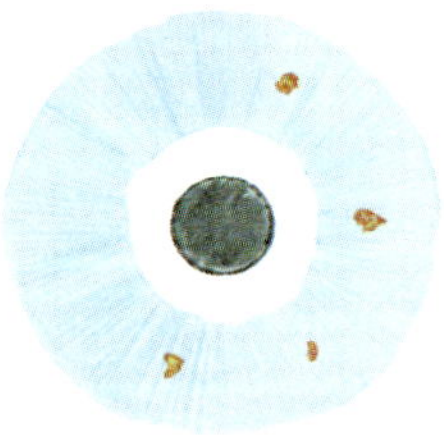

Abb. 53
Phasen-Pigment

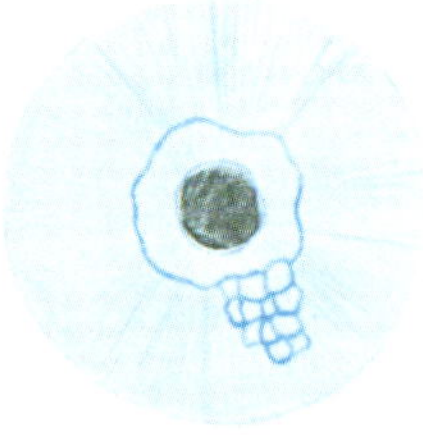

Abb. 54
Neuro-Hormone

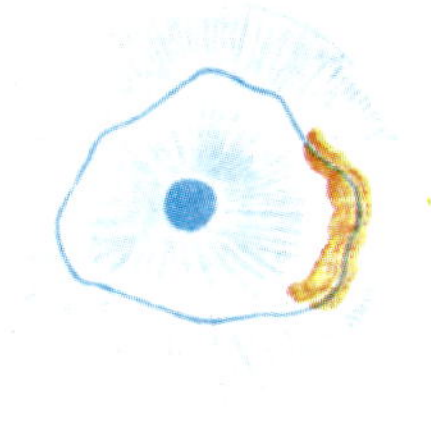

Abb. 55
Darm-Hormon

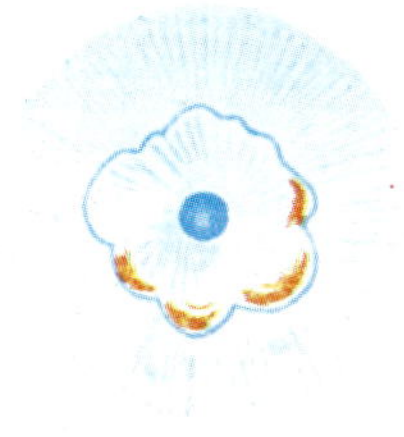

Abb. 56
Zotten-Hormone

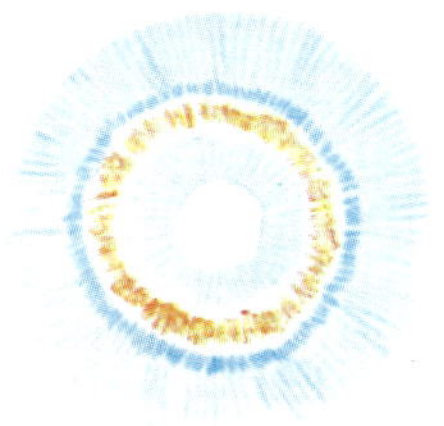

Abb. 57
Eisenmangel-Anämie

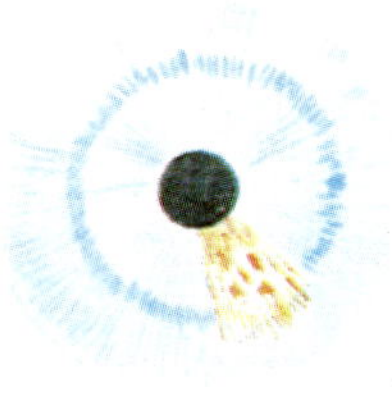

Abb. 58
Perniciosa

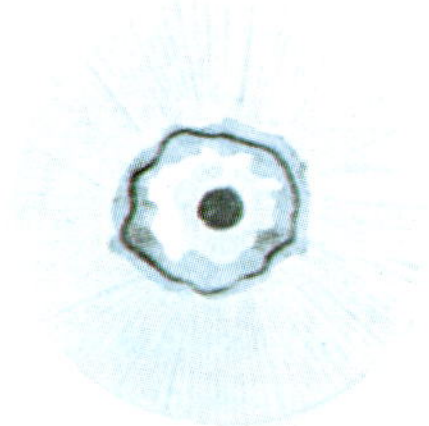

Abb. 59
Lymphatisches Blutbild

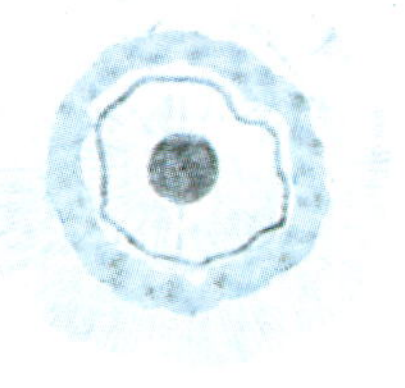

Abb. 60
Myeloisches Blutbild

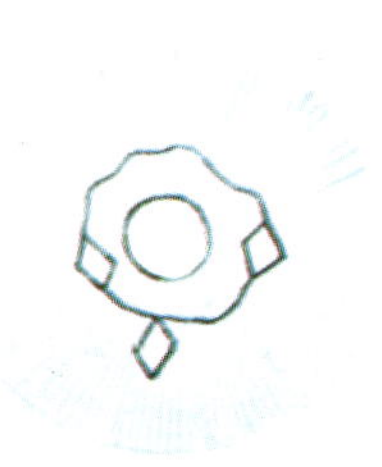

Abb. 61
Rhomben

Abb. 62
Fenster

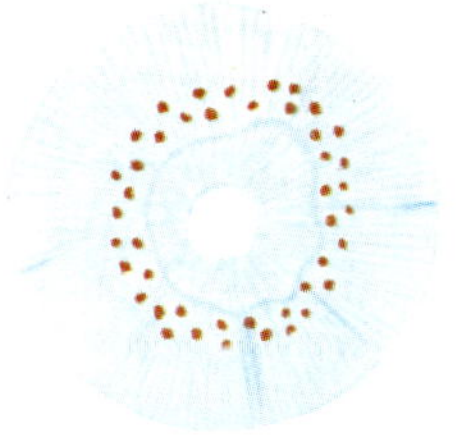

Abb. 63
Prothrombin-Plättchen
zirkulär

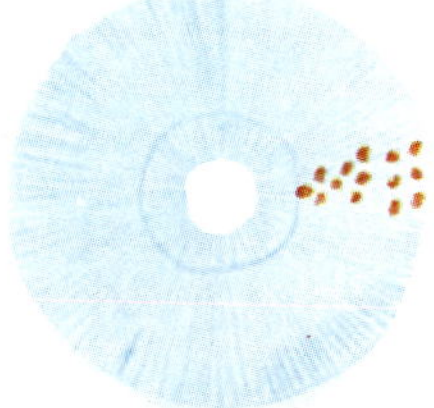

Abb. 64
Prothrombin-Plättchen
radial

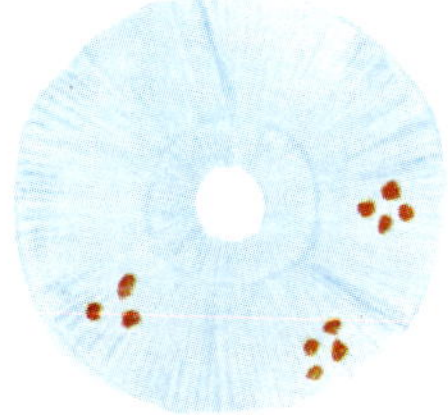

Abb. 65
Prothrombin-Plättchen
insulär

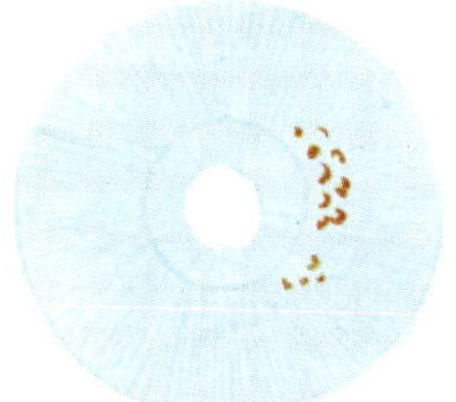

Abb. 66
Galle

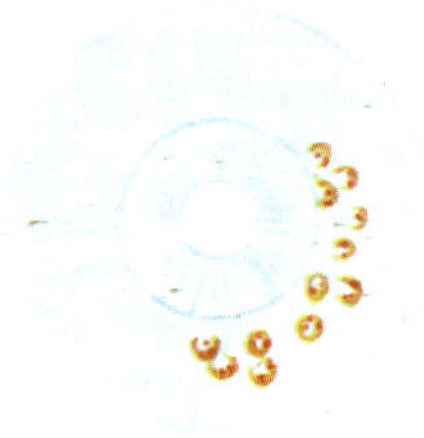

Abb. 67
Pankreas

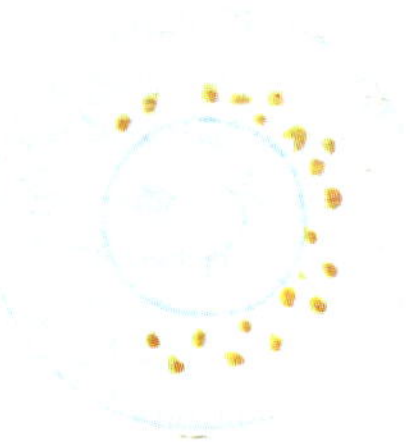

Abb. 68
Niere

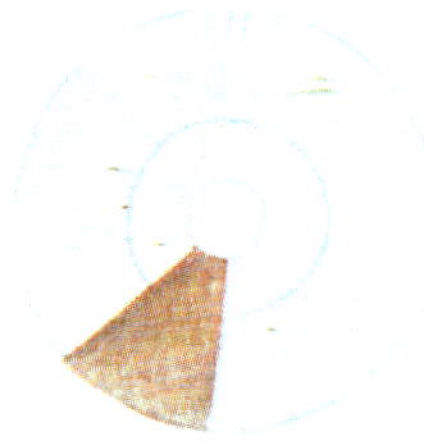

Abb. 69

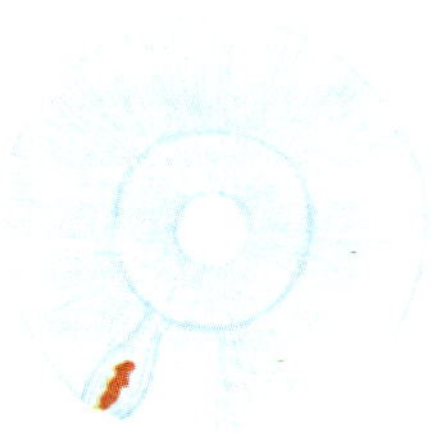

Abb. 70
Lithogener Katarrh

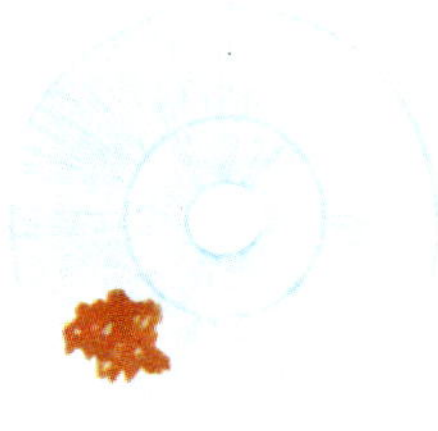

Abb. 71
Dyscholie

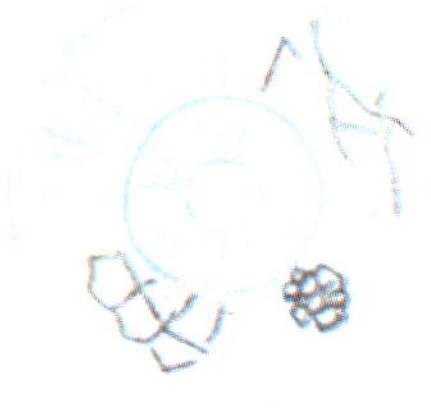

Abb. 72
Strickmuster
Neuronen-Netze

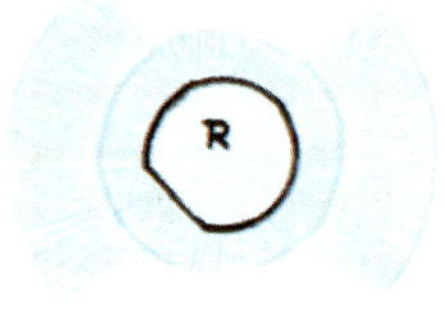

Abb. 73

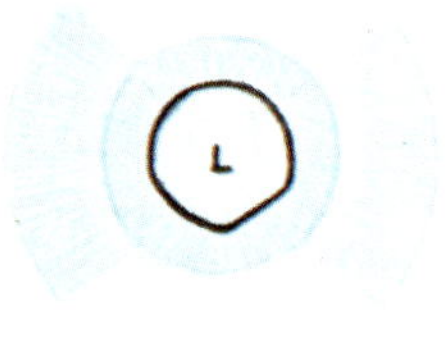

Abb. 74

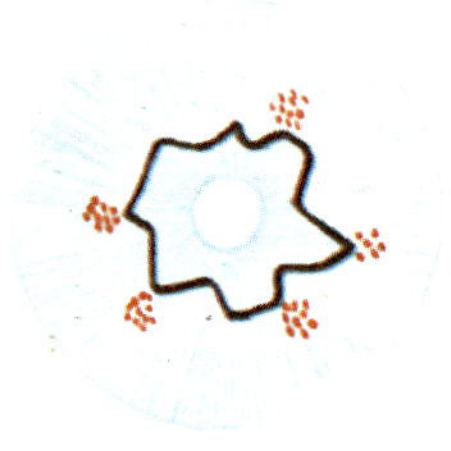

Abb. 75

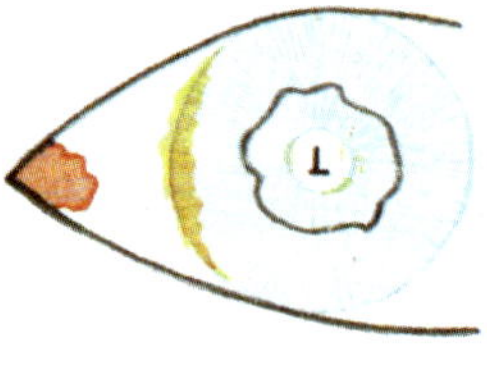

Abb. 76
Spondylose-Ring

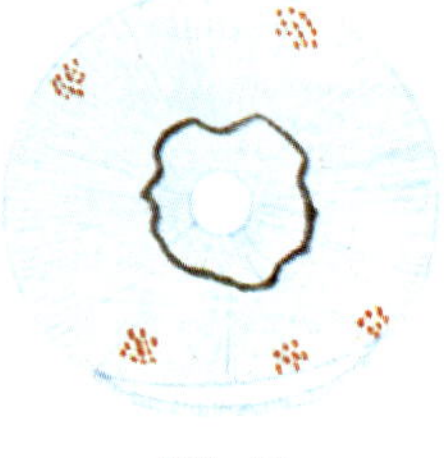

Abb. 77
Gangrän-Bild

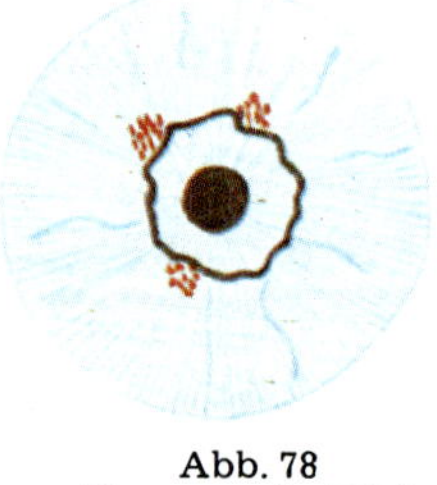

Abb. 78
Vasopressin-Bild

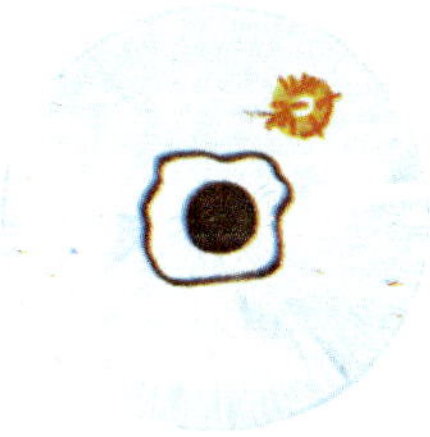

Abb. 79
Kochsalz-Verschiebung

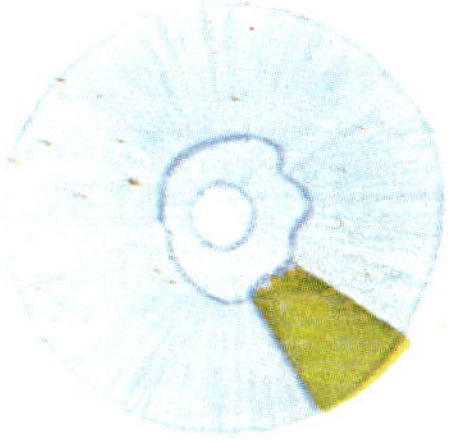

Abb. 80
Diabetes-Sektor

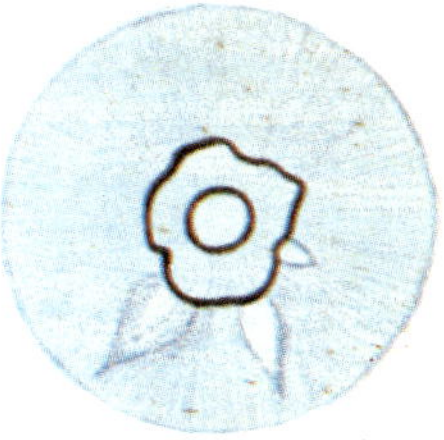

Abb. 81
Regentropfen

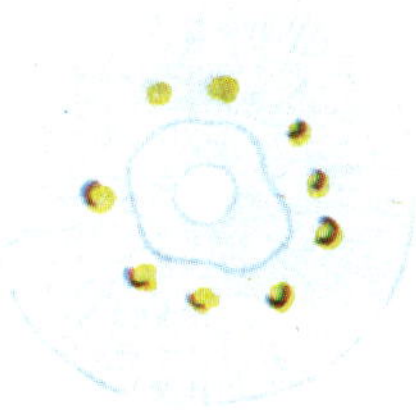

Abb. 82

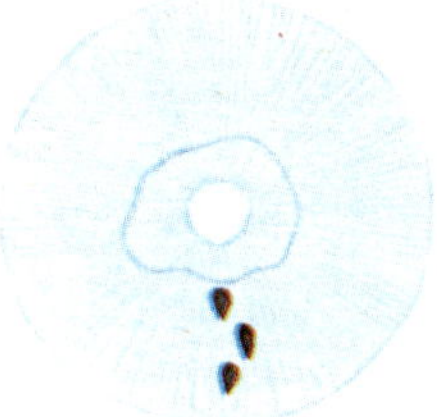

Abb. 83
Steintropfen

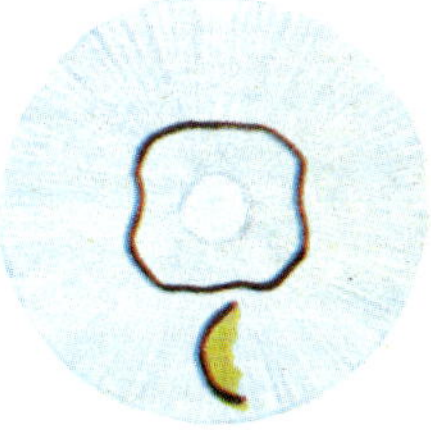

Abb. 84
Insuffizienz-Bogen

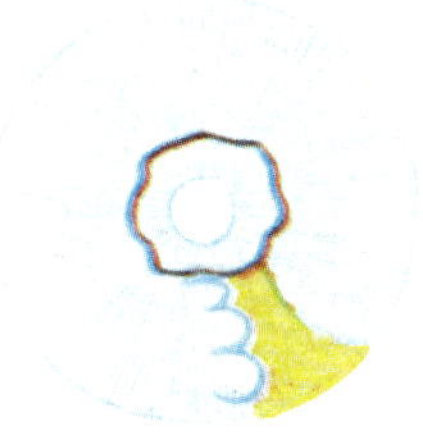

Abb. 85
Sichtungs-Trabekel

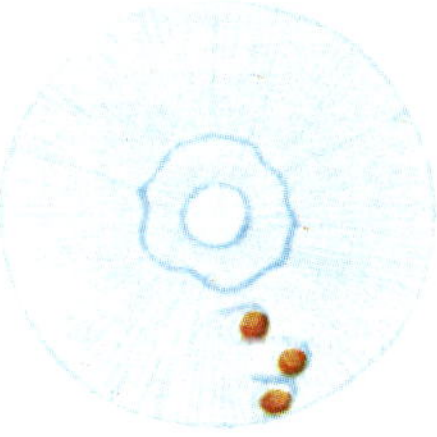

Abb. 86
Eiweiß-Kugeln

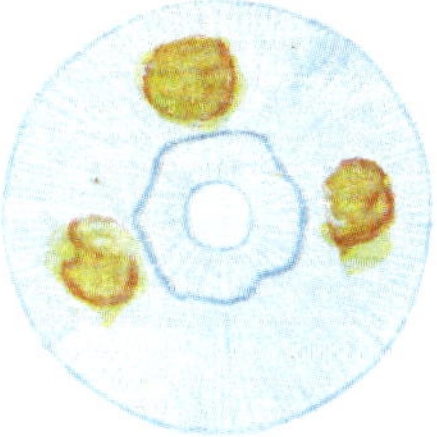

Abb. 87
Sperr-Wölkchen

Abb. 88
Schneeball

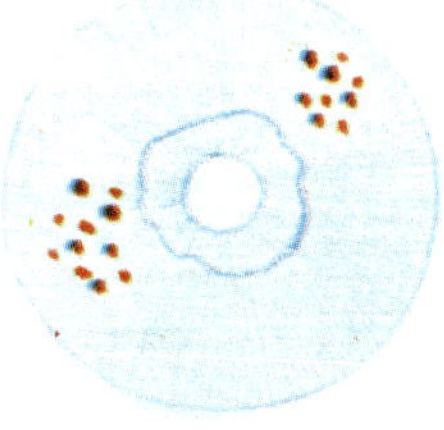

Abb. 89
Schneeball mit Trabanten

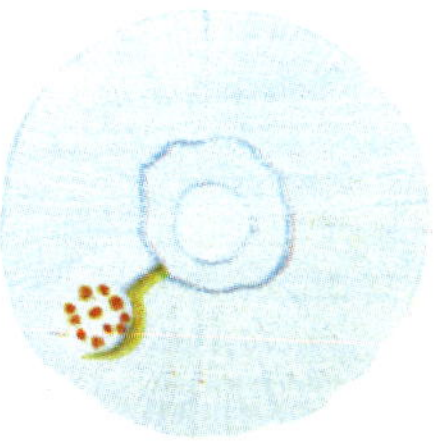

Abb. 90
Schneeball
mit Phosphatlinie

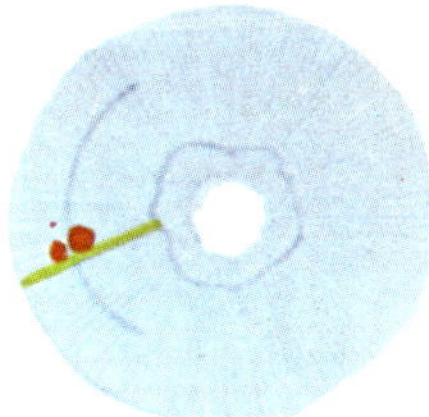
Abb. 91
Spasmus
in den Harnorganen

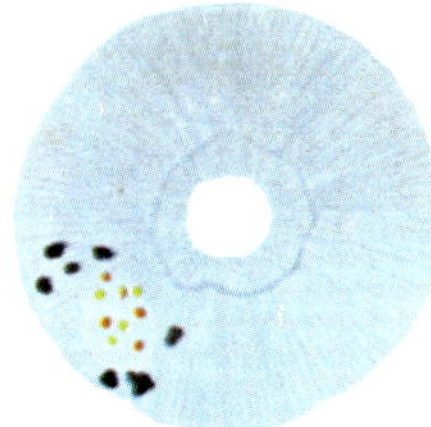
Abb. 92
Oxalat-
Überschwemmung

Abb. 93
Darm-Exsiccose

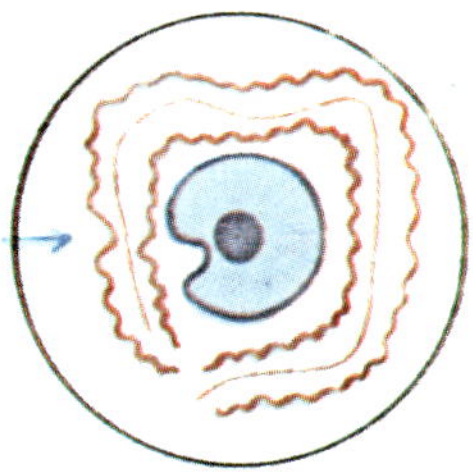
Abb. 94

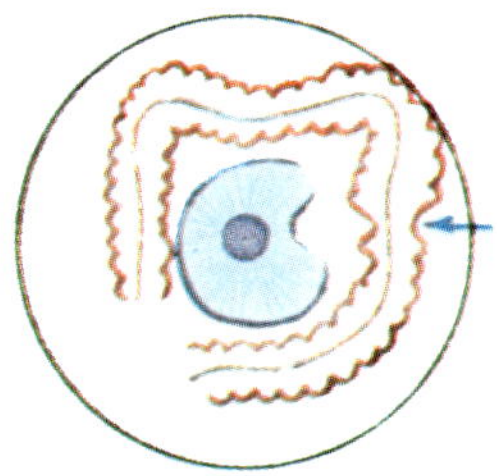
Abb. 95

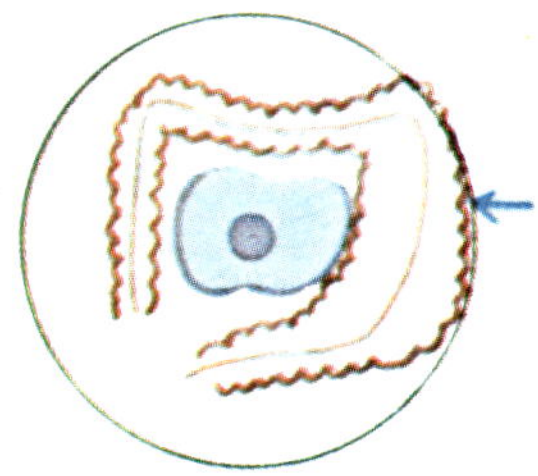
Abb. 96

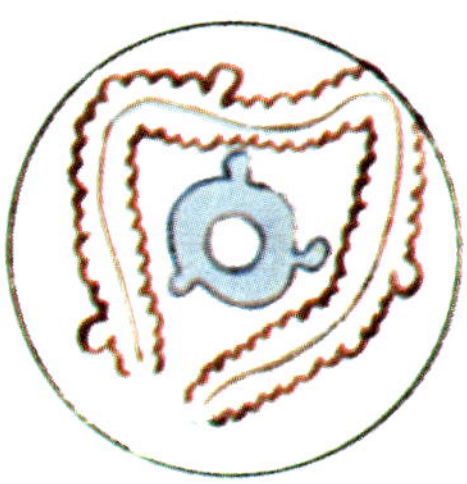
Abb. 97

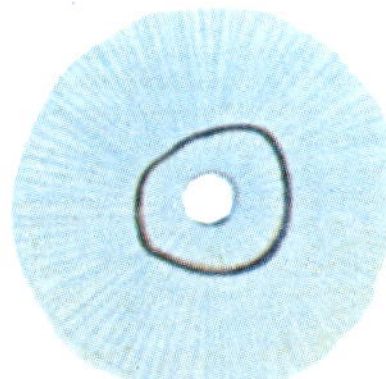
Abb. 98
Kleiner Magen

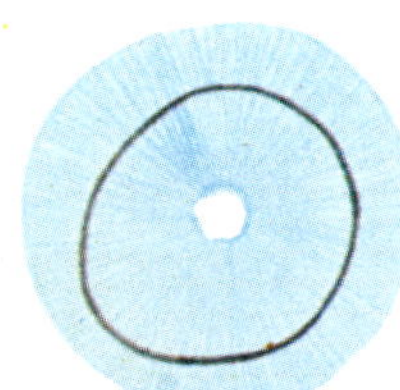
Abb. 99
Großer Magen

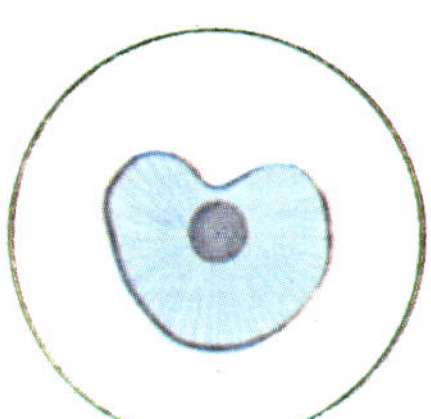
Abb. 100

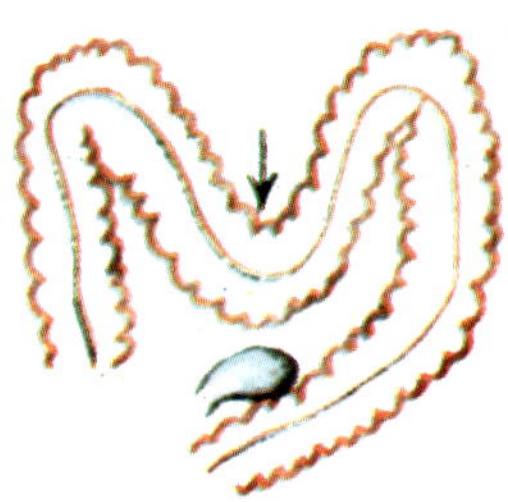
Abb. 101

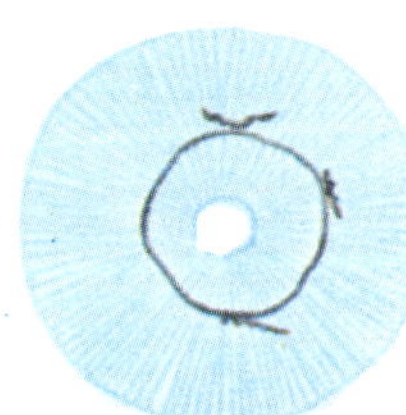
Abb. 102

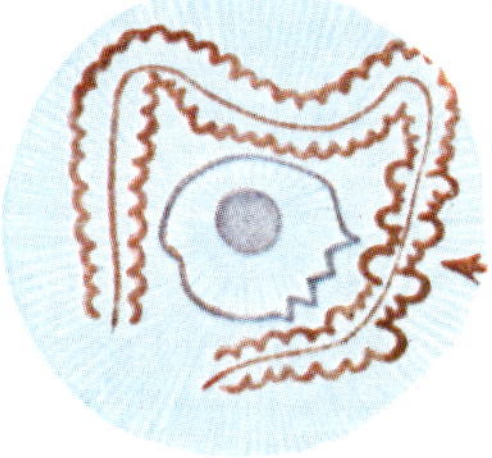
Abb. 103

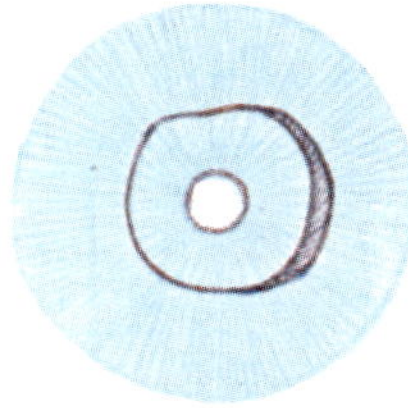
Abb. 104

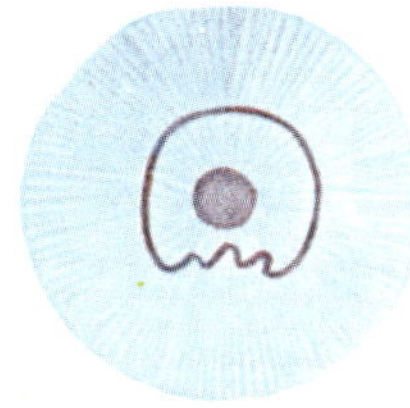
Abb. 105

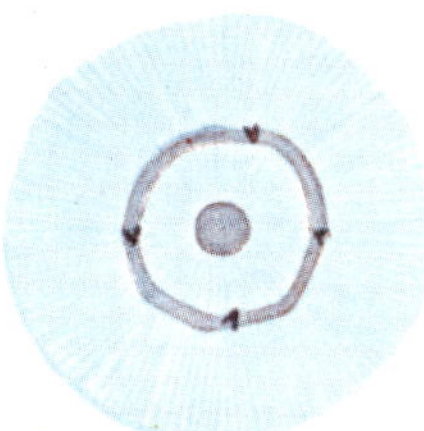
Abb. 106
Cerebral

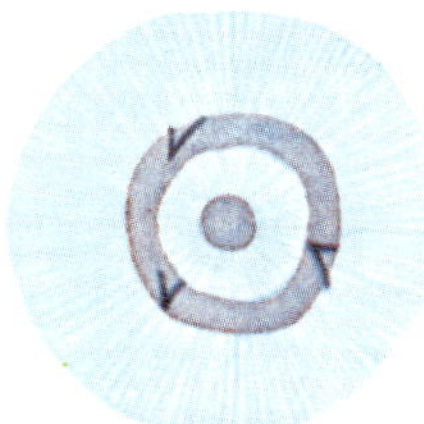
Abb. 107
Visceral

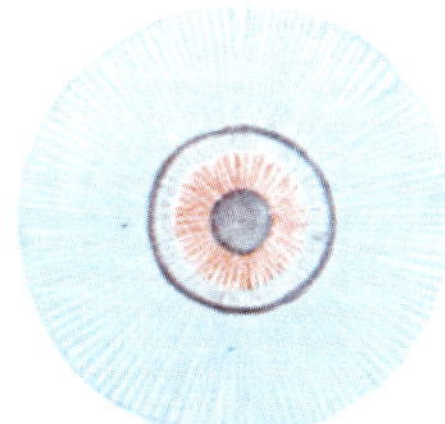
Abb. 108
Innere Zonenbildung

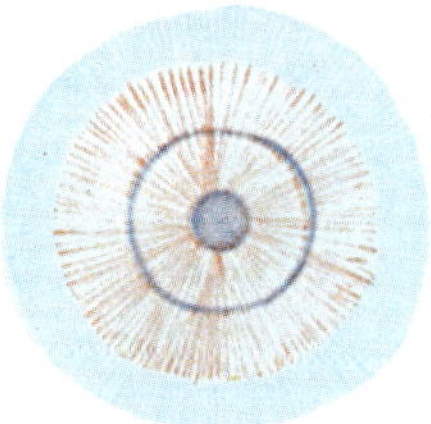
Abb. 109
Äußere Zonenbildung

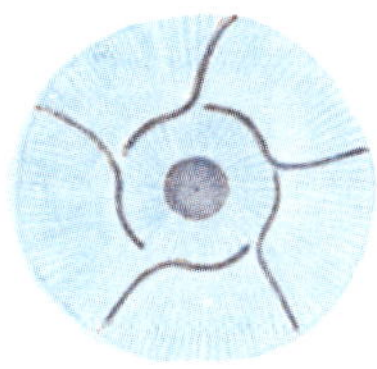
Abb. 110

Abb. 111

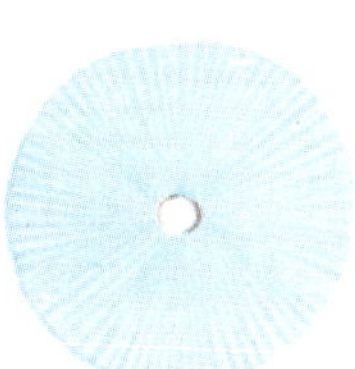
Abb. 114

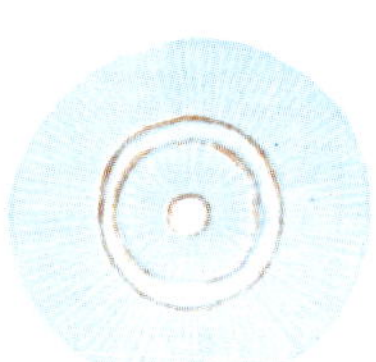
Abb. 115

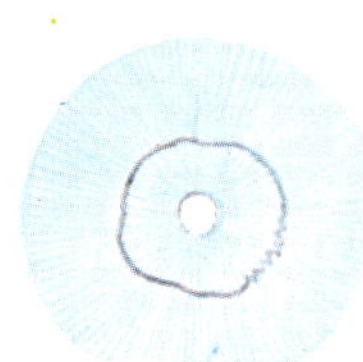
Abb. 116

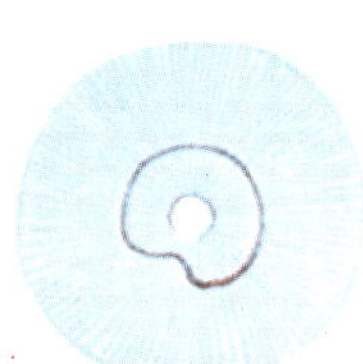
Abb. 117

Das Geschöpf in der Schöpfung

„Wers verstünde still zu sein wie die Sterne,
Gelehrig fromm, den eignen Willen meisternd,
Ein aufgespanntes, demutvolles Ohr,
Ihm würde leicht ein Wort der Wahrheit kund,
die durch die Welten geht aus Gottes Mund.“ *(Grillparzer)*

Das Wissen um die Geheimnisse des menschlichen Lebens unterliegt einer ständigen Entwicklung. Die Natur offenbart sich in Rhythmen dem stillen Gelehrten. Demutvoll horchend lauscht der Forscher den Offenbarungen des Lebendigen. Der gelehrig frommen Ehrfurcht öffnen sich Fenster, die einen Blick auftun in die wunderbare Harmonie der Schöpfung. Das Kleine wird zum Symbol des Großen und das Mächtige beherbergt das Schwache wie der Mantel einer Mutter das Kind.

Diese Harmonie stand schon am Beginn der Schöpfung. „Im Anfang erschuf Gott die Himmel und die Erde . . . und die Lichter an den Firmamenten, auf daß sie scheiden Tag und Nacht und Zeichen geben für die Gezeiten.“ In diesen Raum hinein erschuf Gott alles Lebendige, so auch den Menschen. Seitdem schwingt die ganze Schöpfung in diesen Gezeiten, im Yang und Yin, in Nacht und Tag, in Speicherung und Abgabe, in Werden und Vergehen. Das Große wie das Kleine trägt den Auftrag des Schöpfers in sich und strahlt durch sein Leben eine Verbindung zum Ewigen. Erde, Luft und Meere singen in dieser Melodie und alles, was Odem hat, schwingt in den Klängen dieser ewigen Musik.

Ein wunderbares Gleichnis leuchtet durch alles Geschaffene: Der Frühlingspunkt wandert in 25 920 Jahren durch den Tierkreis und der Mensch atmet am Tag 25 920 mal. Nach **Hartmann** (Erde und Kosmos, 1938) sind im Blut und in allen Körperflüssigkeiten des Menschen die Salze von Natrium, Kalium, Calcium im gleichen Verhältnis (jedoch in schwächerer Konzentration) gelöst wie im Meerwasser, weil Meer wie Blut in ihrer Beschaffenheit den Gesamtzustand des Erdplaneten widerspiegeln. Auch besitzt der erwachsene Menschenkörper prozentual genau soviel Flüssigkeit wie die Erdoberfläche.

Der Atmungsvorgang selbst vollzieht sich im Rhythmus der Erdatmung. Die Maximalpunkte der Erdatmung um 9 Uhr und 21 Uhr und die Tiefpunkte um 3 Uhr und um 15 Uhr entsprechen der maximalen Vitalkapazität der Lunge um 9 Uhr und 21 Uhr und der minimalen Vitalkapazität um 3 Uhr und 15 Uhr. Morgen- und Abendwind, Berg- und Talwind, Ebbe und Flut sind die Wellen dieses Rhythmus, die zur gleichen Zeit an- und abschwellen wie die Atmungskapazität des Menschen.

Der gleiche Rhythmus offenbart sich auch in den Schwingungen der radioaktiven Emanation der Erde mit einem Strahlminimum von 14—16 Uhr und einem Emanationsmaximum von 2—4 Uhr nachts. In dieser Ausstrahlungskraft und Sogwirkung schwingen auch die Rhythmen der Natrium- und Kaliumbilanz des Organismus, die Sensibilitätsmaxima und -minima der physiologischen Bakterienflora, die Änderungen der Bandscheibenquellung und auch die Periodenschwankungen im Salzsäurehaushalt, im Milchsäureniveau und im Blutzuckerspiegel. Auch der Cholesterinspiegel mit seiner Streubreite auf Gallenkonzentration und -verflüssigung, auf Bildung der Sexualhormone und auf die Vasokonstriktion schwingt im Emanationsrhythmus der Erde. Daher wirken sich verstärkte geopathische Reizsetzungen besonders auf diesen Gebieten aus.

Auf dem Urgrund des Schöpferwortes: „Es ward Abend und es ward Morgen" ruht auch der Lebensrhythmus der Pflanzenwelt:

Wenn am Morgen die aufgehende Sonne im Tau der feuchten Gräser glitzert, atmet die Erde aus. Da streckt sich die Pflanzenzelle, es krampft sich der Pflanzenleib, um den Saft bis an die Spitze zu treiben, es bluten die Blätter im rhythmischen Heben und Senken, die Knospen wenden sich dem Lichte zu, Zucker- und Nektargehalt steigen an, es bildet sich Chlorophyll.

In der Einatmungsphase der Erde am Abend aber dehnt sich der Pflanzenleib, um den Saft in die Wurzel zu ziehen, die Blüten schließen sich, die Blätter erlahmen und sinken in Schlafstellung, es beginnt die Speicherungsphase in der Wurzel. Die Wurzelausläufer bohren sich in das umgebende Erdreich, sie saugen und speichern; im Wurzelstock setzt die Zellteilung ein, die Wuchsstoffe mehren sich, die physiologische Bakterienflora wird lebendig und schafft an der Substanzwandlung, und so schichtet sich Baustein auf Baustein zur neuen Leistungsphase am kommenden Morgen.

Auch die Pupille des menschlichen Auges wird dann klein, das Fenster zur Außenwelt schließt sich zur inneren Einkehr und Regeneration, die körperlichen Funktionen trennen sich vom Bewußtsein im erquickenden Schlaf. Der Grundakkord des Lebensrhythmus erklingt analog auch im Tierreich. Die Tatsache von Tag- und Nachttypen im Tier- wie im Pflanzenreich entspricht dem Gleichgewicht im Haushalt der Natur. Und dieses Gleichgewicht schwingt wiederum im Atmungsrhythmus der Erde. Die Erde selbst steht in dem Ordnungssystem der Gestirne. Dieses wunderbare Abgestimmtsein aufeinander wird besonders sichtbar in der Lebens- und Ernährungsweise sowie im Fortpflanzungsmodus der Tierwelt. Die Aufrechterhaltung des biologischen Gleichgewichtes der Arten vom Bakterium bis zum Insekt und zum hochentwickelten Säugetier urständet in der harmonischen Strahlung des Planetensystems. Der Paolowurm steigt an zwei Tagen des letzten Mondviertels aus den Tiefen des Meeres an die Oberfläche zur Ausführung seines Befruchtungsaktes, die Spinnen ziehen ihre Netze nach kosmischen Impulsen und die Zugvögel wechseln ihre Plätze nach planetarisch gesteuertem Instinkt. Besonders das Ahnungsvermögen der Tiere vor Katastrophen läßt die Verbindung der Urgesetzlichkeit von Erde und Himmel mit dem Leben kenntlich werden.

In diese vielfältige Bezogenheit des geschöpflichen Daseins ist der Mensch hineingeschaffen mit dem Odem des Ewigen in sich. Das Unvergängliche an ihm trägt die Signatur des Schöpfers, das Vergängliche aber die Bindung an die Urgesetzlichkeit des Geschaffenen. Jede Zelle seiner sichtbaren Gestalt hat eine Bezogenheit zum Ganzen, jede Funktion schwingt im Ordnungssystem des Urrhythmus. Ob wir die Glykogenspeicherung mit ihrer Maximalhöhe um 3 Uhr, ob wir den Säure-Basenhaushalt mit der Salzflut in der Nacht und der Kaliumflut am Tag betrachten, — überall spüren wir das Gleichnis zu den Gezeiten.

Eine ähnliche Sicht in den Grundrhythmus gibt die Bindung der Herzfrequenz und der Kapillardynamik an den Tag- und Nachtwechsel. Das Minimum der Herzfrequenz liegt um 4 Uhr nachts, die engste Kapillarstellung von 2—3 Uhr nachts und ebenso fällt das Herzminutenvolumen gegen 3 Uhr früh bis zu seinem Tiefpunkt ab. In dieser Zeit hat der venöse Rückfluß ebenfalls seine schwächste Dynamik, es kommt also zur kleinsten Amplitude am Herzen und umgekehrt zu starken Blutansammlungen in Lunge und Beinen, was eine Verminderung der kreisenden Blutmenge um 11 Uhr bedeutet. In diesen Stunden der Stille und äußersten Krafteinsparung spielt die vormitternächtliche Reserveanlegung eine lebenswichtige Rolle.

Diese Situation gestaltet sich noch komplizierter, wenn wir bedenken, daß auch die Hämatopoëse an diesen Rhythmus gekoppelt ist. Die Erythropoëse im Knochenmark erreicht nach **Schenk** ihre stärkste Entfaltung gegen 4 Uhr morgens, der dann die Ausschleusung folgt, während die Thrombocyten von 1—4 Uhr früh ihr Ausschleusungsminimum haben. Die Natur sperrt also bei physiologischen Verhältnissen und normaler Lebensführung der Thrombenbildung den Weg: stärkste venöse Füllung in der Lunge und in den Beinen — geringster Thrombocytengehalt. Bei einer Lebensweise, die gegen den Grundrhythmus verschoben ist, kann diese Sperrvorrichtung entfallen und damit sind der Thrombose und Embolie Tür und Tor geöffnet.

Diese Betrachtungen über den Synchronismus von Erdatmung, kosmischer Induktion und Organrhythmik könnten auch auf das endokrine System, auf Körpertemperatur, Leistungskurve usw. ausgedehnt werden. Interessant in diesem Zusammenhang ist der Gedanke, daß wir im Rhythmus der Gezeiten täglich die Trennung und Wiedervereinigung des Geistig-Seelischen von und mit dem Körperlichen erleben. Die Tiefe dieses täglichen Erlebnisses prägt sogar das Gesicht des Menschen, und besonders das Auge registriert in deutlichen Phänomenen den Grad des täglichen Absinken ins Unbewußte. **Rudolf Steiner** sagt: Das ist das Wesentliche des Schlafes, daß wir etwas vollbringen und uns bei dieser Tätigkeit nicht zuschauen können. Bei der Regeneration der Kräfte ist der Mensch ausgeschaltet, sonst würde er diese bestimmt verderben. Eine unnatürliche Lebensweise erzeugt ohnehin schon genug pathologische Schlafkurven. Die Abschaltung des Bewußtseins vom autonomen Regenerationsvorgang ist vielfach nicht mehr total, sondern beide oszillieren miteinander, was sich in einer Unruhe des Körpers und einer quälenden Traumwelt offenbart. Der Mensch lebt nicht mehr nach Licht und Finsternis, sondern pendelt in einer schwankenden Dämmerung, was sich in seinen somatischen und psychischen Funktionen schädlich auswirkt.

Bei dieser Schau ins Ordnungssystem der Schöpfung erfaßt den Betrachter eine ehrfurchtsvolle Scheu vor der Grandiosität der Planung; ein Schauer vor den Geheimnissen des Werdens, der Lebenserhaltung und des Vergehens zwingt ihn zu einer stillen Andacht vor der unfaßlichen Weisheit des Weltenschöpfers und öffnet zugleich die Tore für das Verständnis, daß das Kleine im Großen lebt und das Große im Kleinen atmet. Das Geschöpf in der Schöpfung, das Organ im System, — alles ist Abglanz und Gleichnis.

I.

Erkrankungen des Leber-Gallensystems und die Phänomene am Auge

Um die inneren Zusammenhänge, die hinter der Symptomatologie der Leber- und Gallenerkrankungen stehen, kausal zu erfassen, ist ein kurzer Aufriß der Funktionsaufgaben dieses Systems an den Anfang zu stellen.

1. Die dem Herzen direkt vorgelagerte Leber erscheint zunächst unter dem Aspekt eines Zirkulationsorgans, das die Blutzufuhr zum Herzen regelt. Die Leber liegt im Gebiet der Arteria hepatica (zur Eigenversorgung), der Vena portae (zur Verarbeitung des angelieferten Blutes) und der Vena cava inferior (Ablauf zum rechten Herzen). Diese nicht unbedeutende Einschaltung in den Kreislauf ist besonders für die pathogene Streuungsmöglichkeit zu beachten.
2. Aufgabe der Leber ist u. a. die Produktion von Galle in ihren charakteristischen Bestandteilen: den Gallensäuren, den Gallenfarbstoffen, Mucin, Cholesterin, Lecithin, Salzen und Eisen. Diese Funktion verleiht der Leber den Charakter einer Drüse, deren Produkte für die Verdauung, für die Grundkonstituierung der Sexualhormone und anderes unentbehrlich sind.
3. Die Eigenschaft der Leber als Stapelplatz von Eiweiß, Zucker und Fett, von Harnstoff und Eisen gestaltet sie zu einem Reservoir von Baustoffen. Die der Leber vom Darm aus zugeführten Kohlehydrate werden unter Einwirkung des Insulins in Glykogen umgewandelt und als solches gespeichert. Die Wichtigkeit der Eiweißstapelung erhellt schon daraus, daß bei insgesamt 30% Trockensubstanz das Eiweiß allein 20% ausmacht, und der Fettstoffwechsel der Leber erscheint dann besonders drastisch, wenn bei Glykogenverarmung die Fettdepots des Körpers mobilisiert werden und eine Fettleber erzeugen.
4. Die wichtige Rolle der Leber im Wasserhaushalt wird besonders deutlich im Volhardschen Versuch bei Leberschäden. Einerseits schöpft sie das in den Darm gelangte Wasser ab und andrerseits reguliert sie die Wasserbilanz durch Bildung diuretischer Stoffe. Die Bindung der Harnstoffsynthese an die Leber erhöht die Bedeutung einer normalen Leberfunktion.
5. Nicht weniger groß ist die Bedeutung der Leber als Entgiftungsstation. Die aus der Darmfäulnis anfallenden giftigen Stoffe wie Indol, Phenol, Skatol und Phenylessigsäure werden in der Leber durch Koppelung an Schwefelsäure und Glykuronsäure entgiftet. Das aus dem Eiweiß abgebaute Cyan wird vermutlich in der Leber an Schwefel gebunden und das Ammoniak als Harnstoff zur Ausscheidung gebracht. **Hoff** beschreibt den Foetor hepati-

cus als charakteristisches Symptom beim Versagen der Leber in ihrer Entgiftungsfunktion.

Dieser kurze Überblick über die Bedeutung der Leber im Zusammenhang mit dem Gesamtorganismus läßt verstehen, daß Funktionsstörungen sowohl als auch organische Schäden der Leber eine Fülle von Phänomenen am Auge setzen, die wir didaktisch am besten dem jeweiligen klinischen Krankheitsbild anfügen, um in der Praxis dann umgekehrt aus den Zeichen am Auge auf die objektiven Verhältnisse schließen zu können. Bei den auf Leber und Galle bezogenen Phänomenen ist zwischen topostabilen und topolabilen Zeichen zu unterscheiden, je nach ihrem Hinweis auf Zusammenhänge im Gesamtorganismus.

Die topographischen Felder der Iris für Leber und Galle veranschaulichen Abb. 1 und 2.

Bei vorwiegend mütterlicher Beerbung fällt dieselbe topographische Einteilung auf die linke Iris. Das Quellgebiet der vascularisierten Transversalen, ob als Zeichen varicöser Entartung oder geopathischer Reizbeeinflussung, liegt auf dem Abschnitt 3. Leberpigmente auf der Iris als Zeichen einer funktionellen Störung können sowohl auf den spezifischen Feldern als auch auf der ganzen Iris liegen, sie sind polymorph, ohne besondere Struktur, von brauner Farbe und weisen durch ihre Lage auf eine spezifische Induktion bzw. Kompensation anderer Drüsen hin: Hypophyse, Schilddrüse und Sexualdrüsen. Im Gegensatz dazu sind die hormonellen Sexualpigmente strukturiert mit kleinen Aussparungen und von rötlicher Farbe. Wir unterscheiden dabei die kleinfleckigen, die auf anteponierende Menses hinweisen, also auf einen gestörten Phasenwechsel vom Follikel- zum Corpus luteum-Hormon, und die großfleckigen Pigmente, die ein Versagen des Corpus luteum-Hormons und damit eine ausgedehnte Periode mit starken Blutungen manifestieren. Je dunkler das Pigment, desto stärker die Blutung (Abb. 3).

Kleine bräunliche Pigmente mit unterbrochener Struktur und kleinen reliefartigen Eruptionen stellen Bilanzverschiebungen des Cholesterinhaushaltes dar: Pathologische Deponierung in Leber und Galle mit einer Minuslage im Sexualbereich, daher einerseits Neigung zur Steinbildung und andrerseits schwache Follikelhormonbildung und ungenügende Spermiogenese; im Endbild: Amenorrhoe und Potenzschwankungen (Abb. 4).

Wenn wir nun im folgenden die einzelnen Erkrankungen des Leber-Gallensystems und deren optische Reflexsetzungen besprechen, so halte ich mich in großen Umrissen an die Darlegungen von **Ferdinand Hoff** (Klinische Physiologie und Pathologie), weil diese den dynamischen Bildern am Auge am nächsten kommen.

1. Ikterus

Unter Ikterus versteht man den Übertritt von Gallenbestandteilen (Bilirubin, Gallensäuren) aus den Gallenkapillaren durch die Zwischenräume der Leberzellbalken in den Disseschen Raum und damit in die Blut- und Lymphwege. Da auf dem Weg des Gallenstromes aus dem Disseschen Raum in die Blutkapillaren die Kupfferschen Sternzellen, die einen wichtigen Anteil an der Bildung des Bilirubins aus den zerfallenden Erythrocyten haben, überschwemmt werden, wird der Gallenfarbstoff besonders heftig in die Blutbahn geschwemmt.

Je nach der Ursache unterscheiden wir die einzelnen Formen des Ikterus:

a) Der mechanische Ikterus

Gallensteine, Carcinom der Gallenwege, Kompression durch carcinomatöse Lymphdrüsen, Verwachsungen und Verklebungen bei ulcerösen Prozessen, Parasiten können den Gallenabfluß in die normalen Bahnen sperren. Der Druck in den Gallengängen steigt an, sie erweitern sich bis in ihre feinsten Verzweigungen, bis diese einreißen und die Galle nun in die Lymphräume und ins Blut zurückstauen. Der normale Bilirubinwert im Blut von 0,5 mg% steigt dann erheblich an. Bei 2 mg% etwa pflegt der sichtbare Ikterus aufzutreten, wobei besonders die Haut, die Conjunctiven und die Lungen mit Farbstoff infiltriert werden. Der Versuch der Nieren, die ins Blut zurückgestaute Galle zur Ausscheidung zu bringen, scheitert an der übermäßigen Anlieferung.

Die ersten Zeichen dafür, daß die Gallengänge unter pathologischer Spannung stehen, sind bräunliche Eintrübungen auf der Carunkel (Abb. 5).

Sind durch weitere Druckerhöhung in den Gallenkapillaren einzelne Dammbrüche erfolgt, so daß ein Einströmen von Galle in den Disseschen Raum möglich geworden ist, so zeigt sich eine intensive Einbräunung an den Bindehäuten (Abb. 6).

Als Vorstadium einer generellen Gallenstauung in die Lymph- und Bluträume hinein zeigen sich in den dunkler gefärbten Teilen der Bindehäute kleine Blutungsherde, die irgendwie mit den geschädigten Blutkapillaren infolge der erhöhten Anfuhr zusammenhängen (Abb. 7).

Die Überbelastung der kapillaren Einheiten im Lebersystem zeigt sich auch auf der Iris selbst. Auf dem Sektor der vasalen Versorgung des Gallen- und Lebersystems erscheinen vaskularisierte Radialen als Zeichen einer hyperämischen Situation (Abb. 8).

Als Zeichen für Steinbildung in der Galle kommen in erster Linie die Cholesterinkriställchen in der Linse in Frage als Ausdruck eines pathologisch verlagerten Cholesterindepots. Dieses Phänomen ist ein Hinweis für eine angelegte Mikrolithiasis, die nur in den seltensten Fällen röntgenologisch zu erfassen ist (Abb. 9).

Ist die Steindiathese über den Stand der Mikrolithiasis hinaus zu einer wirklichen Konkrementbildung fortgeschritten, so treten auf dem Gallenblasensektor die üblichen Steinlakunen auf, oft nur Schattenbildern vergleichbar, manchmal mit Spuren von bräunlichem Pigment (Abb. 10).

Haben bereits Gallensteinkoliken stattgefunden, so entstehen auf dem betreffenden Sektor weißliche Aufhellungen (Entzündungszeichen) oder es bildet sich zwischen zwei Fibrillen eine Lakune oder es leuchten helle Reizfasern auf oder es entstehen graue Verschmierungen zwischen 2 auseinanderweichenden Fasern (Abb. 11).

Ist die Konkrementbildung von einer spasmophilen Situation her verursacht, so zeigt sich das durch eine tief einschneidende Furche, die eine oder mehrere Kontraktionsfurchen durchquert. Abgeklungene Steininsulte hinterlassen an den Kreuzungsstellen Einkerbungen mit mehr oder weniger Kolorit je nach der Dauer und Schwere des Anfalles (Abb. 12).

Die lithogene Grundkonstitution erhellt aus einer eigenartigen, blockigen Irisstruktur, die sowohl im Relief als auch im Kolorit schachbrettartig anmutet. Prinzipiell handelt es sich bei diesem Phänomen um Störungen des Salzhaushaltes im Organismus. Salzkristalle bilden die Kerne dieser Gallensteine. Bei erfolgtem Kolikanfall bilden die sich schneidenden Linien einen Gewebseinbruch mit Filigrananreicherung (Abb. 13).

Nicht zu übersehen sind in diesem Zusammenhang die eigentlichen Steinzeichen, die wie kleine Augen im Irisgewebe stehen. Sie sind ein Anhaltspunkt für Suspensionsstörungen in den Körperflüssigkeiten. Die Vielfalt von Steinzeichen weist auf die verschiedene Genese hin und ist daher außerordentlich wichtig für die Wahl der Therapie (Abb. 14).

Der nicht allzu selten parasitär verursachte Ikterus läßt sich am Auge durch die bekannten Wurmzeichen erkennen. Der Ascaridenbefall bildet auf der Iris die typisch löffelförmigen Ausweitungen der Krause mit ziemlicher Vertiefung der dadurch geschaffenen krausenständigen Lakunen. Der Helminthenbefall erzeugt die schöne Pagodenform des Krausenrandes, der Bandwurm die plattige, schlangenförmige Gewebseinstanzung und die parasitäre Mischbesiedlung die Öltropfenspiegelung auf der Cornea (Abb. 15 u. 16).

Getrennt davon sind zu erwähnen die Phosphatlinien, die bereits die Phosphorschädigungen durch Wurmbefall anzeigen. Sie zeigen einen grünlich schimmernden Begleitschatten und gehen meist vom Pupillenrand zum Ciliarrand durch (Abb. 16).

Neoplasmen als Ursache des mechanischen Ikterus

Eines der prägnantesten Tumorzeichen ist das Torpedo. Die scharfe Spitze ist krausenwärts gerichtet, während der offene Teil ciliarwärts steht. Das Torpedo ist keine Lakune, sondern wie ein zart aufgelegtes Abziehbild. Das

Bild eines Exitus durch Ca steht schon von Jugend an auf dem Irisareal. Erst die Aktivitätszeichen aber geben davon Kunde, daß die Anlage manifest wird (Abb. 17). Diese sind:

1. ein hinzutretendes Blutgefäß als vasal gesteuerter Reiz,
2. eine aufblitzende Reizfaser als nervöse Enthemmung,
3. ein wachsendes Pigment als Zeichen einer fermentativen Fehlsteuerung.

Ein unheimlicher Zeuge für carcinomatöses Geschehen ist das Phänomen der Krebsaugen. Schattenhaft stehen sie hinter der ersten Irisschicht wie die lauernden Augen eines Ungeheuers, nur mit Seitenbeleuchtung erkennbar als die iridologischen Trabanten eines lebensbedrohlichen Prozesses (Abb. 18).

Einer der häufigsten Hinweise auf tumoröse Infiltration ist das Blumenkohlpigment. Zunächst erscheint ein brauner Teppich von engster Maschenbildung, manchmal auch von dem Aussehen eines gekehrten Farbenkleckses (Abb. 19). Im 2. Stadium stülpen sich aus diesem Teppich pilzförmige Auftreibungen aus, die zum Teil wie kleine Polypen an dem Teppich hängen (Abb. 20). Im 3. Stadium erscheinen auf diesen Köpfen leuchtende Stacheln, die die Aktivität des Tumorwachstums anzeigen (Abb. 21). In diesem Stadium der Carcinomatose bietet der Patient die Anfangszeichen kachektischen Verfalls. In der Endphase beginnt der ganze Teppich schimmelpilzartig zu phosphoreszieren (Abb. 22).

Auch die sogenannten Sektperlen nach **Schnabel:** dunkle Perlen, die aus dem Gewebe der Krause aufquirlen, weisen auf tumoröse Infiltrationen im Gebiet von Magen, Duodenum und Gallenblase. Der Ikterus begleitet diese Vorgänge als sekundäres Phänomen (Abb. 23 u. 24).

Einen frühen Hinweis auf adenoide Carcinome geben die kleinen und großen Lanzettlakunen. Während die kleine Form in regionärer Anhäufung auftritt, sind die großen meist singulär und öffnen sich bei Lichteinfall (Abb. 25 u. 26).

Hierher gehört auch der Lakunenkranz entweder innerhalb oder außerhalb der Krause. Die Lakunen können auch in Form von Blattrippen erscheinen. Die maligne Anlage offenbart sich später meist im lebernahen Bereich (Abb. 27 u. 28).

Ein etwas weniger häufig vorkommendes Carcinomzeichen ist die Kreuzblüte. Drei in Kreuzform gezeichnete Gewebseinschmelzungen ergeben das Bild einer Blüte. Dieses Phänomen betrifft zwar vorwiegend das Darmgebiet, kann aber auch von dort her einen Gallenverschluß erzeugen (Abb. 29).

Auch eine lachsfarbene Infiltration einer eng beschränkten Zone besonders im Krausengebiet bei blauem Iriskolorit kann auf ein Neoplasma hinweisen. Vor allem die Kombination einer neoplastischen Leberinfiltration mit Ascites wird durch dieses Irisbild anschaulich gemacht (Abb. 30).

Adhäsionen und Verklebungen im Galle-Duodenumbereich sind nicht selten der Anlaß für einen mechanischen Ikterus. Wir unterscheiden dabei Verwachsungen traumatischer Genese und entzündlicher Ursache.

Traumen an Weichteilen zeigen sich am Auge durch einen wulstartig aufgeworfenen Limbus, der sich in den Cornealraum hineinschiebt und auf der Sklera von Traumagefäßen begleitet wird (Abb. 31).

Verwachsungen durch innerorganische Vorgänge hervorgerufen zeigen sich durch abirrende Fibrillen, die meist von einer vascularisierten Radialen gekreuzt werden. Die Neigung dieser Verwachsungen zu Tumorbildungen gestattet die Deutung dieses Phänomens als Präcancerose. Trocknet die Vascularisation in der Radiale ein, so haben wir zwei ineinander verschlungene Bänder als Zeichen des Übergangs ins akute Tumorstadium (Abb. 32).

Der neurogen induzierte Ikterus bewegt sich schon an der Grenze des mechanischen Geschehens. Spasmen und Atonie vorwiegend im Eindikkungs- und Verflüssigungsprozeß der Galle können den Ikterus primär verursachen. Wir unterscheiden am Auge fünf Zeichen als Bilder einer unausgeglichenen nervalen Versorgung des Gallensystems:

1. hell leuchtende Kontraktionsringe als Hinweise sektoraler Spastik,
2. den Zickzack-Krausenrand mit besonderer Plastik als Stigma einer Dyskinesie,
3. die Korkzieherfaser als Anzeige eines atonischen Zustandes im Gallensystem,
4. die lokalen Neuronennetze als Indikatoren für neuro-hormonelle Dissonanz in der autonomen Rhythmik,
5. sich überschneidende Kontraktionsringe in der Gallen-Leberregion als Phänomene psychisch larvierter Funktionsunfähigkeit (Abb. 33 u. 34).

b) Der hepatozelluläre Ikterus

Die Nomenklatur umfaßt die Hepatitis epidemica, den Serumikterus und den Ikterus catarrhalis. Die Ursache dieser Ikterusform ist eine Parenchymerkrankung der Leber. Ob die Schädigung der Leberzellen durch Infektion, Chemikalien oder Stauung hervorgerufen wird, ist im Endbild nicht von weittragender Bedeutung. Durch die Schädigungen der Leberzellen entstehen Kommunikationen zwischen Gallen- und Lymphräumen, die rein anatomisch den Übergang der Galle in die Gewebssäfte zu erklären vermögen. Die Entzündung des mesenchymalen Anteils, der Kapillaren, spielt dabei die Hauptrolle. Die iridologischen Zeichen für diese Ikterusform differenzieren sich nach den jeweiligen Ursachen.

Ungefärbte, milchtrübe Staketen am Limbusrand weisen auf Streptokokken als Ursache der Gelbsucht hin (Abb. 35).

Durch Virus ausgelöste Formen von Ikterus zeichnen sich am Limbus durch randgefärbte schmale Staketen ab (Abb. 36).

Durch kontraindizierte Sulfonamidverabreichung kann ebenfalls eine Gelbsucht hervorgerufen werden. Auf der Iris zeigen sich dann regionär um die Krause plastische gelbe Flocken, die wie Puder auf dem Irisstroma aufgelegt erscheinen (Abb. 37).

Massive Penicillinbehandlung erzeugt bei manchen Menschen Leberzellschädigungen, die sich durch braun gefärbte Puderung um die Krause manifestieren (Abb. 38).

Gefäßschädigungen an der Leber erscheinen in Form besonders ausgebeulter Kapillaren sowohl an der Iris bei nur lokaler Affektion als auch auf der Sklera bei allgemeinen Deformationen (Abb. 39).

c) Der hämolytische Ikterus

Durch erhöhten Zerfall der Erythrocyten entsteht ein anomal großer Anfall von Bilirubin. Die Leberzellen sind nicht mehr in der Lage, die Massen des Gallenfarbstoffes zur Ausscheidung zu bringen. **Hoff** führt diese Krankheitsform auf Änderungen in der vegetativ-nervösen Steuerung der Hämolyse und der Hämolysinbildung im RES zurück. Die dabei auftretende Anämie bezeichnet er als Folge einer hämolytischen Krise. Die vermehrte Erythropoëse im Knochenmark mit unreifen Formen (Reticulocyten, Makrocyten, oft auch Normoblasten) ist dabei oft sehr eindrucksvoll. Aufgetriebene Scheitelbeine, Turmschädel und vorgetriebene Backenknochen illustrieren die Markhyperplasie schon äußerlich. Die normale Lebensdauer der Erythrocyten von durchschnittlich 100 Tagen kann sich bei diesem Zustand auf 7 Tage reduzieren. Die vermehrte Hämolysinbildung im RES, besonders in der Milz, scheint die primäre Noxe darzustellen.

Diese Bilanzstörung in Abbau, Neubildung und Ausschwemmung der roten Blutkörperchen und das dazu erforderliche Konstitutionsbild zeichnet sich am Auge durch die Knochenmarklakunen (Osteolakunen), die in rautenförmiger Gestalt, vom Krausenrand abgerückt, regionär auftauchen. Aktivitätszeichen im Lakunenbereich illustrieren das jeweilige Situationsbild (Abb. 40).

Ein interessantes Phänomen bei vermehrter Hämolysinproduktion ist ein giftig gelbes Pigment auf dem Milzsektor, das ungefähr die Form eines geknoteten Fischernetzes hat und dessen Zwischenräume mit noch hellerem Kolorit ausgefüllt sind. Der Bilirubinspiegel ist dabei in Blut und Harn vermehrt (Abb. 41).

Die einstweilen noch hypothetische Linie: Folsäure-Blutbildung und Vitamin K als Aktivator der Prothrombinbildung sowie als Adjuvans bei der Haftfähigkeit des Bilirubins scheint am Auge eine Wahrscheinlichkeitsbestätigung zu finden in dem Phänomen der Bilirubinstreifen. Es sind zirkulär angeordnete rötlich braune Streifen um die Krause, die den Träger dahingehend charakterisieren, daß Erythropoëse und Hämolysine nicht im Gleichgewicht schwingen, was in einem subakuten Ikterus zum Ausdruck kommt (Abb. 42).

Diese Leistungsschädigung der Leberzellen wirkt sich auch auf den Kohlehydrat-Kreislauf negativ aus. Die mit der Nahrung aufgenommenen Monosaccharide (Traubenzucker, Fruchtzucker, Hexosen, Galaktose) werden in der Leber in der Form des Polysaccharids Glykogen gespeichert. Während bei Vorwiegen des Sympathicus durch Adrenalin, Glukagon und Thyroxin das Glykogendepot in der Leber mobilisiert wird, wird unter dem Einfluß des Parasympathicus besonders durch Insulin das Glykogen in der Leber gespeichert. Gesteuert vom Hypophysensystem, wird unter Mitwirkung von Phosphorsäure aus dem ins Blut gelangten Zucker der Glykogenbestand der Muskulatur aufgebaut. Bei der Muskelarbeit wird jedoch der Glykogenbestand aufgebraucht und in Milchsäure verwandelt. Die entstehende vermehrte Blutmilchsäure muß aber durch die Leber wieder in Glykogen zurückverwandelt werden. Bei Unfähigkeit der Leber, die über dem Normalwert von 10—20 mg% liegende Blutmilchsäure in Glykogen zurückzuwandeln, entstehen zwei Situationen:

1. ein Ansteigen der Milchsäure im Verdauungstraktus und damit eine Verminderung der physiologischen Salzsäurewerte,
2. eine Glykogendepotverarmung in der Leber und damit eine unzureichende Zuckerversorgung der Muskulatur, was sich in erster Linie an einer Verminderung der Herzdynamik offenbart. Aus dieser Situation heraus erklärt sich die wenn auch nicht kausale Therapie des Herzens mit Monosacchariden.

Eine Fehlfunktion der Leber hinsichtlich ihrer zentralen Aufgabe im Kreislauf der Kohlehydrate zeigt sich auf der Iris durch den sogenannten Milchsäurering um die Krause als pathologisches Ausweichdepot von nicht verwandlungsfähiger Blutmilchsäure (Abb. 43).

Obige Betrachtung ergibt bereits einen Übergang von den Erkrankungen des Gallensystems zu den Entartungsmöglichkeiten der Leber selbst.

2. Stauungsleber und Lebercirrhose

Die Bedeutung der Leber als Zirkulationsorgan wird besonders bei obiger Erkrankung sichtbar. Die Anstauung der Leber beruht auf venöser Anschoppung, die sich bei erschwertem Abfluß des Lebervenenblutes in die Vena cava inferior infolge einer Schwäche des rechten Herzens einstellt. Die Zentralvenen der Leberläppchen und die ihnen benachbarten Kapillaren sind strotzend mit Blut gefüllt. Durch den mechanischen Druck des Blutes und durch die damit gegebene Ernährungsstörung kommt es zur Entartung der Zellen, zur cyanotischen Atrophie. Zentral gehen die Zellen zugrunde, in der Peripherie der Läppchen bleiben durch Fett gelblich gefärbte Zellreste erhalten, in denen sich braunes Pigment einlagert (Muskatnußleber). Die der Schwellung folgende Atrophie kann zur Cirrhose cardiaque führen. Der Ikterus bei Stauungsleber nimmt besonders intensive Grade an, wenn zur hepatozellulären Komponente noch eine hämolytische hinzukommt. Besonders zu erwähnen ist in diesem Zusammenhang der Ikterus bei hämorrhagischem Lungeninfarkt.

Iridologisch zeigt sich die Stauungsleber durch hellrot vascularisierte Transversalen im Leber- und Lungenbereich mit randständigen Pigmenteinlagerungen und Lakunenzeichnung am rechten Herzen. Diese Transversalen haben das Aussehen eines großen Geweihs. Sie beginnen meist an der Peripherie der Iris und reichen bis in den Lungensektor hinein (Abb. 44).

Um Verwechslungen vorzubeugen, sei an dieser Stelle auf das Bild der geopathischen Reiztransversale hingewiesen. Am empfindlichsten für Erdstrahlen sind nach den bisherigen Erfahrungen das Gefäßsystem, die Bandscheiben und die bakterienbesiedelten Teile des Organismus. Daher finden wir die geopathische Reiztransversale mit Vorliebe auf den zuständigen Sektoren. Die G. T. ist breit angelegt, hat dicke weißliche Randzeichnung, ist vielfach gekrümmt und trägt in der Mitte bläuliches Kolorit. Eine Blutbewegung konnte ich auch bei 75facher Vergrößerung nicht feststellen. Beim Verschwinden der bläulichen Einfärbung besteht Verdacht auf beginnende Tumorbildung (Abb. 45). Näheres hierüber vgl. H 12 der „Erfahrungsheilkunde" 1954 (S. 567—569).

Die akute gelbe Leberatrophie befällt häufig das dritte Dezennium. Unter schweren Allgemeinerscheinungen zeigt sich ein rasch fortschreitender autolytischer Zerfall des Leberparenchyms. Die Krankheit zeigt einen zweiphasigen Verlauf. Die erste Phase, die ungefähr bis zwei Wochen dauert und unter dem harmlosen Bild einer Hepatitis epidemica oder eines Ikterus catarrhalis erscheint, wird plötzlich abgelöst von schweren Intoxikationserscheinungen mit Halluzinationen und Krämpfen bei einer gleichzeitigen hämorrhagischen Diathese (Tyrosin im Harn). Diese Lebernekrose kann bald zum Tode führen, aber auch als subakute Leberatrophie monatelang dauern. Die nekrotischen Gebiete werden gelb eingefärbt. Fließende Übergänge zur Laënnecschen Lebercirrhose sind vorhanden.

Allgemein für cirrhotische Prozesse in der Leber bezeichnend sind die geschweiften, bronzegefärbten Staketen am Limbusrand. Bei akutem Verlauf verschmelzen die Staketen miteinander (Abb. 46 u. 47).

Die Lebercirrhose ist eine unter fortschreitender Atrophie des Parenchyms sich vollziehende entzündliche Wucherung des interstitiellen Bindegewebes der Leber. Die häufigste Form ist die Laënnecsche Cirrhose. Dieser atrophischen Form der Cirrhose gehen schon frühzeitig Begleitsymptome voraus wie chronische Gastritis, Meteorismus, Varicen, chronisch blutende Hämorrhoiden und das Bild des Caput Medusae. Ascites gehört zu den klassischen Kardinalsymptomen der Laënnecschen Cirrhose, während die hypertrophische Form **(Hanot)** mit starkem Ikterus ohne Ascites verläuft. Da es sich aber um grundsätzlich wesensgleiche Vorgänge handelt, sind die Übergänge zwischen den klassischen Bildern sehr häufig. Die Länge des Krankheitsverlaufes hängt sehr von dem Verhältnis Zelluntergang zu Regeneration und Bindegewebswucherung ab. Auch ist die gegenseitige Mobilisierung von Lebercirrhose und Bauchfelltuberkulose sehr häufig ein beschleunigender Faktor.

Iridologisch gibt es keine eindeutigen Zeichen für die atrophische bzw. hypertrophische Form. Die typischen Fischschuppen können einreihig (Abb. 48) oder in mehrfacher Dachziegelform (Abb. 49) auftreten. Während man die ersteren in Verbindung mit dem Karunkelpigment mehr der Laënnecschen Form der Cirrhose zuschreibt, sprechen die dachziegelartig formierten Schuppen für die Hanotsche Form. Die Pfortaderthrombosen bei letzterer mit dem Bild des Medusenhauptes sind eine frühzeitige Begleiterscheinung. Die Anlage für Thrombosen ist häufig auch aus den Kapillarbildern der Sklera zu erkennen, die wie glänzend rote Porzellangüsse auf der Lederhaut liegen. Nur ein dünnes Rinnsal schlängelt sich durch die Mitte des Gefäßes, teils sind auch kleine Thromben direkt erkennbar (Abb. 48 u. 49).

Im Gegensatz zur Cirrhose bedeutet die Mulde auf dem Lebersektor einen Tumor. Das Irisstroma ist leicht eingesunken und mit grau-schmutzigem Pigment bestreut (Abb. 50).

Die Wilsonsche Krankheit, die mit einer Lebercirrhose gleichzeitig eine progressiv verlaufende Degeneration des Linsenkernes hervorruft, zeigt sich am Auge durch einen braungrünlichen Pigmentring in der äußeren Randzone der Hornhaut **(Fleischer).** Auch die Schulmedizin betrachtet dieses augendiagnostische Phänomen als einen Hinweis auf Beziehungen zwischen Gehirn und Leber (Abb. 51).

Zur Differentialdiagnostik des Fleischerschen Pigmentrings seien hier noch die Bilder des Corneal-Tumorringes und des Skoliosisringes gebracht.

Der Tumorring, der nur halbseitig auftritt, erscheint ebenfalls auf der Cornea und hat ein aluminiumfarbenes Kolorit ohne Aufhellungen. In dieser Eintrübung der Cornea sind tümpelartige Schattierungen zu erkennen, die wie Löcher in der Membran aussehen (Abb. 52). Dieses eigenartige Bild sieht man besonders dann, wenn sich ein vom Nervengewebe ausgehendes Neoplasma bildet (Rückenmarktumor).

Der Skoliosisring, gleichfalls auf dem Corneal-Skleralrand sitzend, besteht aus einer Ansammlung von feinsten Rheuma-Kristallen in schleifen- oder hufeisenförmiger Anordnung und deutet auf eine Arthrosis der Wirbelsäule (Abb. 53).

Als Abwandlung davon ist der Bechterewring zu erwähnen, der zusätzlich hakenförmige Auswüchse von dicker, plastischer und schleimiger Qualität aufweist (Abb. 54).

3. Speicherungskrankheiten der Leber

Wenn wir uns nun mit dem schwierigen Kapitel der Speicherungskrankheiten der Leber und ihren Projektionen auf dem Auge beschäftigen, so sei die Definition von **Gierke** vorangestellt: Bestimmte Stoffwechselprodukte werden in krankhaft großen Mengen in der Leber eingelagert.

a) **Die pathologische Glykogenspeicherung.** Durch das Fehlen des diastatischen Ferments kommt es zu gewaltigen Glykogenanhäufungen in der Leber, die Glykogenolyse ist pathologisch gebremst, so daß der Blutzucker abnorm niedrig ist. Da ein Mangel an verbrennbaren Kohlehydraten besteht, werden reichlich Ketonkörper gebildet und ausgeschieden. Auf dem Areal der Iris zeigen sich die Glykogenmassierungen in der Leber und der niedrige Zuckerwert im Blut (unter 80 mg%) durch insuläre, grobkörnige, dunkelbraune bis schwarze Rasterung außerhalb der Krause an (Abb. 55).

b) **Die Lipoidosen** gehören ebenfalls zu den Speicherungskrankheiten der Leber. Nach **Lieb** wird Kerasin vor allem in der Leber und in den Knochen gespeichert. Kerasin gehört zu den Aufbaustoffen des Gehirns; lagert es sich aber pathologisch ab, so zeigt sich das in einer gelb-bräunlichen Hautverfärbung, welche durch Hämochromatose zustande kommt (Morbus Gaucher).

   Bereits als Frühsymptom erscheinen am Endothel der Cornea Cerebrosid-Ablagerungen in Form dunkler amorpher Körner.

Zu den Lipoidosen gehört auch die Niemann-Picksche Krankheit. Die Einlagerung von Phosphatiden in Leber und Milz (Hepatosplenomegalie) wird besonders bei Kindern beobachtet. Nach **Klenk** handelt es sich überwiegend um Sphingomyelin, das in Milz, Leber und geringfügiger auch in allen anderen Organen lokalisiert ist. Das Blutserum weist eine Vermehrung des Cholesterins, jedoch nicht der Phosphatide auf. Verschiebt sich die Lipoidablagerung besonders auf das Zentralnervensystem, so erscheint das Bild der amaurotischen Idiotie. Diese pathologischen Phosphatidablagerungen manifestieren sich in den verschiedensten Graden, so daß bei Kleinstverschiebungen wohl optische und cerebrale Minderungen eintreten, ohne jedoch ein markantes Krankheitsbild aufzuweisen. Auf der Iris finden wir bei dieser Situation die frontalen Phosphatidfurchen, die vom Pupillenrand bis zum

Irisrand durchgehen und graugrünliches Pigment als Begleitstreifen tragen (Abb. 56).

Die pathologische Fettspeicherung der Leber kann (bei Normalgehalt von 1—2%) bis zu 40% ansteigen, was zwar die Leber vergrößert, aber weder hart noch schmerzhaft macht. Der Fehler liegt darin, daß die Leber das Fett nicht mehr verarbeiten kann (fehlende Leberdiastase), so daß es dort liegen bleiben muß. Bei Alkoholismus, Vergiftungen durch Phosphor und Chloroform, bei Pilzvergiftung und chronischer Tuberkulose ist die Fettleber häufig.

Die pathologische Fettspeicherung in der Leber zeigt sich am Auge besonders auf der Sklera durch Ansammlung von gelbbräunlichen Lipoidmassen vor allem in der nasalen Hälfte (Abb. 57).

Krankhafte Ablagerungen von Cholesterin in verschiedenen Organen führen als ausgereiftes Krankheitsbild zu der Schüller-Christianschen Krankheit mit der Trias: Landkartenschädel, Diabetes insipidus und Exophthalmus; in ihren minderen Formen sind sie ein häufiger Befund. Da Cholesterin in einem beachtenswerten Zusammenhang steht mit den Keimdrüsenhormonen sowie den Hormonen von Schilddrüse und Nebennierenrinde, ist eine ungünstige Cholesterinbilanz bzw. eine einseitige Deponierung in einem Organ für die inkretorischen Korrelationen von weittragender Bedeutung. Hyperthyreose, Cholelithiasis, Obstipation und menstruelle Dysfunktionen können daher Symptome einer pathologischen Cholesterinverlagerung sein. Auch die Psoriasis kann genetisch in diesem Zusammenhang gesehen werden. Wie weit eine Cholesterinverschiebung bei der Tumorgenese eine Rolle spielt, ist noch ungeklärt, jedoch treten amerikanische Autoren für einen solchen Zusammenhang ein. Die gelblich-bräunlichen Xanthelasmen an den Oberlidern sind ein dafür sprechendes Adnexsymptom. Ophthalmologisch erscheinen bei Cholesterinverschiebungen sternartige Körnchen in der Linse in den verschiedensten Anordnungen je nach Beteiligung der einzelnen inkretorischen Drüsen (Abb. 58). Bei einem Zusammenhang mit ovarieller bzw. testikulärer Dysfunktion treten zusätzlich die Sexualpigmente auf: die kleinen als Zeichen für anteponierende, die großen für postponierende Menses, die massiven für langanhaltende Periode und die dunklen als Hinweis für interstitielle Hämorrhagie bzw. kompensierendes Nasenbluten. Bei Induktion der Cholesterinverschiebung auf die Nebennierenrinde erscheint am Auge das Bild des hellen Fischernetzes im Sinne einer Cortinvalenzstörung (Abb. 59).

Die amyloide Degeneration der Leber als Folge einer krankhaften Amyloidspeicherung in der Leber zeigt Eiweißkörperablagerung zwischen Kapillaren und Leberzellen, also in den Disseschen Räumen. Als Ursachen kommen in Frage Überschwemmungen des Organismus mit artfremdem Eiweiß oder chronische Infektionen besonders tuberkulöser Art. Die Leber kann dabei auf das doppelte Volumen anschwellen und sehr hart werden.

Ophthalmologisch zeigt sich die amyloide Degeneration der Leber an einer grauen hypertrophen Pinguicula und auch an einer wachsartigen Karunkel. Spielt dabei die tuberkulöse Infektion die kausale Rolle, so ist die Karunkel mit feinen Härchen besetzt, die am Haarbalg ein gelbes Eitersäckchen tragen. Liegt aber über Pinguicula und Karunkel eine regenbogenartige Transparenz, so haben wir es mit einer Mischinfektion zu tun (Abb. 60, 61, 62).

II.

Die Krankheiten der Gallenwege und ihre Zeichen am Auge

Aufgabe der Gallenwege ist es, die Galle von der Leber in den Darm zu leiten und durch Eindickung bzw. Verflüssigung in der Gallenblase die Abgabe den Bedürfnissen der Verdauung anzugleichen. Dabei wird im Gallengang der Lebergalle eine zähflüssige Mucinsubstanz beigemischt und durch Wasserregulierung der Konzentrationszustand verändert. Die Galle besteht aus Gallensäuren (Glykocholsäure, Taurocholsäure), aus Gallenfarbstoffen (Bilirubin, Biliverdin), Mucin, Cholesterin, Spuren von Lecithin, Fett und Fettsäuren, Natriumcarbonat, Natriumphosphat und Eisen. Die Mucindrüsen der Gallengänge enthalten auch Kalk. Die Tagesmenge der Lebergalle beträgt etwa 1 Liter.

Krankheiten der Gallenwege können entstehen durch Störungen der neuromuskulären Steuerung (Dyskinesie), durch Stauung, Entzündung und Strukturveränderungen (Dyscholie) und durch Steinbildung (Cholelithiasis).

1. **Die Gallendyskinesie** wird durch fehlerhafte zentralnervöse Einflüsse sensibler und motorischer Art verursacht. Dabei kann sowohl die spastische wie die atonische Anomalie von der psychischen Seite her, vom Vegetativum, von neuralen Störfeldern oder durch Wirbelveränderungen bedingt sein.

Den Ursachen entsprechend sind auch die Zeichen am Auge:

a) **Psychische Reizzustände** haben ihr Analogon in der Struktur des Pupillenrandes: Neurosaum, Backstein-PR, Neurolappen und Epi-PR (Abb. 63); ferner in den neuralen Stromazeichen: Korkzieher, Neurohäkchen, große und kleine Neuronennetze (Abb. 64), Kontraktionsringe (Abb. 65), Strickmuster, aberrable Fasern, plastischer Krausenrand (Abb. 66), Meerschaumkrause, partielle innere und äußere Zonenbildung, lokal ausladender Krausenrand, singuläre, plastische Reliefbildung, lokale Streifenbildung auf der Lederhaut (Abb. 67 u. 68).

b) **Vegetative Reizzustände** zeigen sich als Mydriasis bzw. Miosis, sowie an verschiedenen Krausenformen: Schüsselkrause, eingezogene Krause, eingerollte Krause und an sektoralen Wellenformen der Iris (Abb. 69). Für vegetative Überreizung zeugt auch das Bild der eingezogenen Kontraktionsringe (Abb. 70).

c) **Neurale Störfelder,** vorwiegend auf der Grundlage von Nerventraumen, äußern sich als runde, anachrome Löcher an der Peripherie der Iris, Traumagefäße auf der Sklera, sklerale Wulstbildungen in die Iris hineinreichend, der interne und externe Stehkragen **(Schnabel),** das nervale Tumorzeichen auf der Cornea, der Keratoglobus usw. (Abb. 71—73).

Außerdem können Drüsenstörungen, unphysiologische Bakterienbesiedlung im Nasen-Rachenraum sowie im Darmbereich und Fokalinfekte die Kinesie beeinflussen. Schmutzige Drüsenlakunen, glasharte Staketen, Milchsäurering, schimmelpilzartige Verbrämung der Darmlakunen und reizbefaserte Gewebseinbrüche sind der Ausdruck solcher Herde (Abb. 74).

d) **Stauungszustände** in der vasalen Versorgung des Gallensystems lassen sich im Auge erkennen am schwingenden Seil (Impulsationsstöße), an der sektoralen Anachromie, an Gefäßanhäufungen im zuständigen Limbusteil, die zugleich auf Juckreiz in der Anal- und Vulvagegend hinweisen, und außerdem an den vascularisierten Radialen auf dem Gallensektor der Iris (Abb. 75 u. 76).

e) **Die kinetischen Hemmungen des Gallenflusses** können auch durch Wirbelveränderungen ausgelöst werden. Besonders der 7. und 8. Brustwirbel vermag durch Subluxationen die neuromuskuläre Steuerung der Galle zu stören. Dies zeigt sich durch eine entsprechende Deformation der Pupille vorwiegend im rechten Auge an (Abb. 77).

2. **Die Cholangitis und Cholecystitis** wird außer durch Gallenstauung und Konkrementsperre durch Entzündungserreger hervorgerufen. Streptokokken, Pneumokokken, Colibazillen, Darmparasiten, Typhusbazillen usw. können den Locus minoris resistentiae in ein Entzündungsstadium hineinführen. Dabei können die Erreger vom Darm einwandern oder auch hämatogen in die Galle ausgeschieden werden. Die Vorliebe dieser Cholecystitiden für Rückfälle ist bekannt. Je nach der Genese gruppieren sich auch die entsprechenden Zeichen am Auge.

Die parasitäre Ursache zeigt sich vor allem in einem leuchtenden Regenbogen über der Cornea, der zuweilen auch in das Bild eines auf Wasser schwimmenden Öltropfens übergeht. Meistens sind gleichzeitig auch die sogenannten Wurmzeichen in der Krause vorhanden (Ascaridennester, Pagodenkrause für Helminthen, Phosphatlinien und Bandwurmplatten) (Abb. 78).

Die dysbakterische Ursache der Cholangitis läßt sich erkennen an den verschmierten Krausenlakunen speziell auf dem Sektor des Colon descendens und S-Romanum; Streptokokken am Staketenzaun des Limbus, Typhus und Paratyphus an den larvenähnlichen, bräunlich pigmentierten Anlagerungen am Limbus, die mit Vorliebe im ventralen Abschnitt auftreten (Abb. 79).

Am Übergang von der Dyscholie zur Cholelithiasis stehen quantitative und qualitative Veränderungen der Gallenzusammensetzung, besonders des Cholesteringehaltes, der bei allen Phasen der inkretorischen Rhythmik Wandlungen unterworfen ist.

3. **Die Cholelithiasis,** deren Ursachen sehr mannigfaltig sein können, wird neuerdings nach **H. Schade** besonders unter dem Gesichtspunkt der kolloidchemischen Dynamik betrachtet. Die elektrische Ladung der Kolloide scheint für das Zusammenspiel von Elektrolyten, Proteiden, Cholesterin, Lecithin, Fetten, Gallensäuren und Farbstoffen verantwortlich zu sein. Das schwer lösliche Cholesterin, dessen Konzentration auf 900 mg% gesteigert werden kann, wird besonders durch die Gallensäuren und die Mucinsubstanz in Lösung gehalten. Daher können für die Entstehung von Steinen

   a) **Die Qualitätsverhältnisse der Gallensäure** verantwortlich gemacht werden. Sie zeichnen sich am Auge ab durch einen wie von Säure zerfressenen Irisrand. Dieses Phänomen kann partiell und regionär auftreten. Es weist immer auf eine Prädisposition zu Gallensteinen hin (Abb. 80).

   b) **Die innere Struktur der Mucinsubstanz** kann erhöhten Kalkausfall bewirken, der mit dem Gallenfarbstoff eine enge Bindung eingeht. Erdige Pigmentkalksteine entstehen nur in den Gallenwegen.

   Dieser Kalkausfall manifestiert sich auf der Iris durch das Auftreten von Kalkwölkchen besonders auf dem Sektor von Leber und Galle. Die Kalkwölkchen sind weiß, zart und lassen kleine Löcher erkennen (Abb. 81).

   c) Die schon normalerweise in der Gallenflüssigkeit vorkommenden **Mikrolithen (Lemmel),** die durch Niederschlagsbildungen zu Steinkernen werden können, verhindern den Verflüssigungsprozeß der Galle und verursachen so eine verstärkte Konkrementbildung.

   Diese mikrolithische Situation zeigt die Iris durch die radiären Steinlinien, die beim Übergang zur Steinkrise an den Schnittpunkten mit den Kontraktionsringen eine typische Gewebsaussparung aufweisen (Abb. 82).

   d) **Der lithogene Katarrh der Gallenblase (Naunyn),** der durch Absonderung von Eiweißsubstanzen als positiv geladenen Molekülen die negativ geladenen Schutzmoleküle der Galle schädigt, kann als latente Cholangie bestehen und auf den leisesten alimentären Reiz in eine Kolik übergehen.

Das für Gallenblase und Gallenductus zuständige iridologische Feld trägt dann einen grauen, duftigen Schleier, durch dessen undichte Stellen man teilweise auf das Irisblatt durchsehen kann. Abgeklungene Insulte am Ductus erkennt man durch weiß begrenzte Lakunen innerhalb des Schleiergebildes (Abb. 83).

e) **Stoffwechselstörungen im Cholesterinhaushalt** des Organismus führen, wie die Erfahrung zeigt, vorwiegend zur Steinbildung in der Galle. Es gibt radiäre Cholesterinsteine mit homogenem Bau, die wohl ohne Beteiligung einer Entzündung meist als Einzelsteine auftreten können. Ferner kennt man geschichtete Cholesterin-Pigmentkalksteine, die in großer Menge und mit facettierten Oberflächen aneinander gedrängt liegen. Infektionen spielen im Cholesterinhaushalt vielfach eine entscheidende kausale Rolle.

Den Beweis für Cholesterinstörungen im Gesamthaushalt liefern Ansammlungen von Cholesterinkristallen in der Linse, die sehr häufig anzutreffen sind. Die Rückwirkung auf Schilddrüse und Sexualorgane ist schon beschrieben. Eine Koppelung an Migräne ist häufig gegeben. Auch eine eigenartige Form der Angina pectoris, die nur in Zusammenhang mit Gallenstörungen auftritt, scheint ein Symptom dieser Bilanzstörung zu sein. Das entsprechende Zeichen am Auge sind Cholesterinkriställchen, die am Endothel der Cornea auftreten (Abb. 84).

f) **Die reinen Pigmentsteine,** die im wesentlichen ohne entzündliche Vorgänge entstehen, verdanken zweifellos ihre Genese einer primären Störung der Gallenproduktion in der Leber selbst. Sie führen meist als „schlafende Steine" ein unbeachtetes Dasein und stören nur in Hinsicht auf eventuelle Spätfolgen.

Iridologisch kennzeichnet sich diese Situation durch das Auftreten großplackiger, dunkelbrauner, amorpher Leberpigmente auf der ganzen Regenbogenhaut (Abb. 85).

In verdienstvoller Weise hat **Honegger** auf die suspekten Zusammenhänge von Gallen- und Leberstörungen mit präcancerösen Zuständen hingewiesen.

III.

Die Krankheiten des Herzens und des Kreislaufs und deren Phänomene am Auge

Obwohl der Kreislauf aufs engste mit Atmung, Blut und Stoffwechsel verbunden ist und daher auch von diesen Gesichtspunkten aus betrachtet werden muß, ist eine gesonderte Betrachtung angesichts der Überfülle von Herz- und Kreislaufkranken und der interessanten Bilder auf dem optischen Reflexfeld, die die merkwürdigsten Zusammenhänge aufleuchten lassen, von außerordentlicher sozialer Bedeutung. Leichte Störungen der sinnvollen Zusammenarbeit von Herz, Arterien, Venen und Kapillaren einerseits und den vitalen Kraftquellen andrerseits gelangen fast nirgends so klar zum Ausdruck wie auf dem Auge und seinen Adnexen. Die Bilanz zwischen Druck und Sog wird deutlich, wenn man die dynamischen Verhältnisse betrachtet, die vom Druckverlust des cardialen Kraftzentrums über die Arterien und Ateriolen in das weite Strombett der Kapillaren umschlagen in den wachsenden Soganstieg über die Venolen, die Venen und das rechte Herz. In der Mitte dieses weit verzweigten Stromnetzes steht die Kraft des Herzens und seine Anpassungsfähigkeit an die peripheren Impulse. Auf zwei Faktoren beruht dabei die Adaptionsfähigkeit des Herzens: auf der Regulationsfähigkeit des Schlagvolumens und auf der Modulationsfähigkeit der Schlagfrequenz. Während das Herzminutenvolumen von 4,5—6 Litern auf 20—25 Liter steigen kann, kann sich die Herzfrequenz bis auf das Dreifache des Normalen erhöhen. Jedoch wird eine übermäßige Dauerbelastung zu eigentlichen Herzkrankheiten führen.

1. Die Krankheiten des Herzens

Die Herzmuskelüberdehnung kommt zustande bei zu großer und zu langer diastolischer Füllung. Die eintretende Dilatation, die bis zu einem Wirkungsoptimum durch ein gesteigertes Schlagvolumen beantwortet wird, bezeichnen wir als tonogene Dilatation. Wird das Optimum überschritten, der Muskel überdehnt, dann vermag die Systole die in der Diastole stark vermehrte Blutfüllung nicht mehr vollständig zu entleeren, es bleibt Restblut im Herzen zurück, so daß sich auch systolisch eine Dilatation einstellt. Dies nennen wir nach **Hoff** eine myogene Dilatation. Die tonogene Dilatation läßt sich klinisch kaum nachweisen. Das Endbild dieser Entwicklung ist die Herzhypertrophie, da die größere Blutmenge infolge der Erweiterung der Herzhöhle eine Verdickung der Muskelfasern auslöst. Iridologisch läßt sich die tonogene Dilatation an einer Lakunenbildung auf den Herzsektoren der rechten Iris erkennen, während die myogene Dilatation in ebensolchen Bildern am linken Auge ihre Zeichen setzt (s. Abb. 86 u. 87). Die Hypertrophie des ganzen Herzens zeigt sich durch Herzlakunen in beiden Augen. Dabei weisen die Herzlakunen in den temporalen Hälften vorwiegend auf Vergrößerung des Herzminutenvolumens und die Zeichen in den nasalen Hälften auf Steigerung der Herzfrequenz. Interessant dabei ist, daß sich die myogene Dilatation schon frühzeitig an der Form des Oberlides (s. Abb. 88) erkennen läßt, welches das Aussehen einer schiefen Kappe annimmt.

Durch dauernde Minderleistung kann eine Atrophie des Herzens eintreten. Diese erfolgt vorwiegend bei Carcinomkachexie, bei hochgradigen Hungerzuständen und beim senilen Marasmus. Die nicht selten vorkommende einseitige Atrophie des linken Ventrikels bei einer Mitralstenose läßt auch auf eine schlechte Kompensationsfähigkeit schließen. Kleine längliche Lakunen auf dem Herzsektor mit gleichzeitigem Abbau des temporalen Pupillenrandes sind die Merkmale atrophischer Vorgänge am Herzen (Abb. 89).

Das Reizbildungs- und Reizleitungssystem, das die Schlagfolge des Herzens dirigiert, geht vom Sinusknoten im rechten Vorhof über die Aschoff-Tawaraschen Knoten zum His'schen Bündel und teilt sich dann in zwei Schenkeln den beiden Kammern mit. Die übergeordnete Kontrolle behält das vegetative Nervensystem, der Synergismus von Vagus und Sympathicus. Sinustachycardie erscheint daher bei Übererregung des Sympathicus (Ursprung im Halsmark, daher Achtung bei Verstellung des 3. Brustwirbels!) und Sinusbradycardie bei dominierendem Vagus (Vaguskern in der Medulla oblongata). Die Sinusarrhythmie ist gekennzeichnet durch Frequenzschwankungen zwischen Schnell- und Langsamschlag. Wenn auch das Elektrokardiogramm eine genaue Beurteilung von Schlagfolgestörungen des Herzens ermöglicht, so ist doch deren ophthalmologische Diagnose schneller und einfacher durchführbar.

Die Labilität des Reizleitungssystems zeigt am Auge die sogenannte Lunula (Herzmond) an. Und zwar weist der Herzmond am linken Auge auf eine Sinustachycardie (Abb. 91), am rechten Auge auf eine Sinusbradycardie (Abb. 90). Die Sinusarrhythmie zeigt sich auf der Iris durch das Auftreten einer mit einem Pigment bestückten offenen Herzlakune (Abb. 91).

Eine Subluxation des 3. und manchmal auch des 5. Brustwirbels hat vielfach Frequenzstörungen im Gefolge und ist an der jeweiligen Pupillendeformation abzulesen (Abb. 92).

Bei extracardialen Reizzuständen ist auch an Hirntumoren, Hirnblutungen, Meningitis, psychische Alterationen und Störungen der Umwandlung von Milchsäure in Glykogen zu denken.

Auch die Dornenkrone **(Schnabel),** d. s. spitze, in das Endothel der Cornea hineinragende Markscheiden, kann auf Reizzustände der Meningen mit gleichzeitiger Herzfrequenzbeeinflussung hindeuten (Abb. 92).

Als Folge von Reizbildungsstörungen kommt es zu Extrasystolen. **Hoff** unterscheidet nomotope und heterotope Störungen. Die Sinusextrasystole ohne Pause nach dem Extraschlag gehört zu den nomotopen Frequenzdefekten, also zur Sinusarrhythmie. Alle anderen Formen sind heterotope Störungen, d. h. der Kontraktionsreiz geht nicht vom Sinus, sondern von anderen Reizzentren aus. Dabei unterscheidet man: Vorhofextrasystolen, atrioventriculäre und Kammerextrasystolen. EKG-mäßig lassen sich diese Formen an der P-Zacke und ihrer Stellung zur Anfangsgruppe des Kammerteils unterscheiden.

Iridologisch lassen sich drei Phänomene auf Extrasystolen beziehen, ohne jedoch die genaue klinische Differenzierung im obigen Sinne treffen zu können: der keilförmige Einschnitt in die Masse des Pupillenrandes (Abb. 93), der teilweise vascularisierte Krausenrand mit intermittierender Pulsation (Abb. 94) und der springende, mit feinsten Gefäßen durchzogene Krausenrand (Abb. 95).

Die Endocarditis gilt als die häufigste Ursache von Herzklappenfehlern. Die Veränderung an der betreffenden Klappe ist entweder so, daß sie nicht mehr völlig schließen kann, oder so, daß sie sich nicht mehr ganz öffnen kann. Es wird eine Endocarditis verrucosa und ulcerosa unterschieden, bei besonders starken thrombotischen Auflagerungen kann man von einer Endocarditis polyposa sprechen. Bei der Endocarditis verrucosa finden sich in den Klappenauflagerungen keine Bakterien im Gegensatz zur E. ulcerosa. Während bei der E. ulcerosa meist extracardiale Herde die genetische Rolle spielen, sitzt bei der Endocarditis lenta, einer klinischen und bakteriologischen Sonderform der septischen Endocarditis (Streptococcus viridans) der entscheidende Sepsisherd im Endocard selbst.

Weitere Ursachen für Klappenfehler, wenn auch seltenere, sind Atherosklerose und Lues.

Gemäß der entzündlichen Ursache zeichnet sich die Endocarditis auf dem Auge am entsprechenden Sektor als weißlich helle Farbveränderung (Abb. 96) ab, die beim Übergang ins ulcerierende Stadium auch auf dem Irisareal einen Substanzeinbruch hervorruft. Bei extracardialen Herden tritt natürlich auf dem betreffenden Organsektor (Tonsillen, Zähnen, Blinddarm, Gallenblase usw.) das entsprechende Warnsignal auf (Abb. 97). Die septische Endocarditis ist zugleich an den eingedellten Limbusstaketen und an der eigenartigen Schaumbildung in den Conjunctiven erkennbar (Abb. 98 u. 99). Bei Atherosklerose haben wir als iridologisches Begleitsymptom den partiell auftretenden Arcus senilis und bei luetischer Genese finden sich in der Conjunctiva toxische Anlagerungen an den Gefäßen (Abb. 100).

Schädigungen des Herzmuskels können durch Infektionserreger, Toxine, Gifte und auch durch mangelhafte Durchblutung verursacht werden. Der häufigste Anlaß zu einer Myocarditis sind Entzündungen im Rahmen einer Allgemeininfektion, bei Polyarthritis oder bei Diphtherie. Die rheumatischen Granulome, die trübe Schwellung bei der Pneumonie, der schollige Zerfall bei der Diphtherie sind bekannt. Die myomalacischen Herde mit ihrer Infarktneigung sind Muskelschädigungen infolge mangelhafter Durchblutung.

Die generellen Herzmuskelschädigungen zeigen sich auf der Iris durch entsprechend große Lakunen (Abb. 101), die nach dem Grad ihrer Gefährlichkeit den Krausenrand eindrücken oder durchstoßen (Abb. 102). Zum Kapitel der Myocardschädigung in iridologischer Sicht hat **Hardt** durch seine Publikation in der „Erfahrungsheilkunde" Erhebliches beigetragen (1954, H. 9).

Das Bild der Coronarinsuffizienz ist dann gegeben, wenn die Durchblutung des Herzmuskels für die geforderte Herzarbeit nicht mehr ausreicht. Im Gefolge dieser mangelhaften Blutversorgung erscheinen Stoffwechselstörungen im Herzmuskel (durch Anhäufung von Milchsäure, degenerative Verfettung, herdförmige Nekrosen bis zum Infarkt) und arteriosklerotische Gefäßdeformationen, die von der leichten Beklemmung bis zur Stenocardie und zum Angina pectoris-Anfall sich bemerkbar machen. Ursachen dieser Ernährungsstörungen können anatomisch und funktionell infolge Sklerose und rheumatoider Entartung verengte Coronargefäße sein. Die Endangiitis obliterans erstreckt sich nicht allzuselten auch auf die Coronargefäße. Die kranke Gefäßintima leistet häufig einer Thrombose Vorschub, seltener ist die Embolie der Coronararterie, da der Embolus meist einer endocarditischen Klappenauflagerung entstammt.

Die Coronarsklerose kann in Form eines bilateralen Arcus senilis entweder temporal oder nasal in Erscheinung treten: also rechts nasal und links temporal oder umgekehrt.

Sogenannte Porzellangefäße auf der Sklera illustrieren den Verkalkungszustand des Gefäßsystems (Abb. 103).

Rautenförmige Verzweigungen der Kapillaren auf der Sklera mit Tümpelbildungen infolge abgebremster Pulsation zeigen als Analogon die Durchblutungsstörungen auch des Herzmuskels. Bei dieser Form haben wir häufig die Endangiitis obliterans (Abb. 104 u. 105).

Da bei der Arteriosklerose die Elastizität der Gefäßmuskulatur, besonders der Arteriolen, verlorengeht, so daß sowohl die Kontraktions- als auch die Dilatationsfähigkeit und damit auch das Volumen der Querdynamik (Abb. 108 u. 109) auf die Maße der venösen Abschnitte absinken, kann der erhöhte Blutbedarf des Herzens durch die Erweiterung der Coronargefäße nicht mehr gedeckt werden. Vom einfachen unangenehmen Druck in der Herzgegend bis zur angstvollen Beklemmung, ja bis zur vorübergehenden totalen Sperre erstreckt sich die Skala der unangenehmen Symptome.

Auf der Lederhautfläche sehen wir Gefäße mit spindelförmiger Erweiterung als Zeichen der muskulären Atonie. Während im gesunden Zustand der arterielle Schenkel der Kapillargefäße dünner ist als der venöse (Abb. 106), kann bei der muskulären Gefäßerschlaffung der arterielle Teil den venösen an Volumen sogar übertreffen (Abb. 107).

Die Herzkranzgefäße können aber auch rein spastisch gedrosselt sein. Dieser Würgeakt an den Gefäßen entsteht im allgemeinen auf dem Boden der Vagotonie, während der Sympathicotoniker zur pathologischen Erweiterung neigt. Damit öffnet sich die Sicht ins vegetative Nervensystem mit allen Variationen. Seelische Konflikte und psychische Belastungen zerren am Kontraktionshebel, epileptoide Insulte verengen die Strombahn, unrhythmische Bewegungen im Wasser- und Salzhaushalt stören den Gefäßtonus, Cholesterinverschiebungen mit Migräneanfällen und Schilddrüsenattacken peinigen das Individuum, Dyskinesie und Dyscholie mit Römheldschem Symptomenkomplex bringen das Herz in Alarmbereitschaft und hypoglykämische Insulte erzeugen über den Coronarspasmus das beängstigende Bild einer Angina pectoris.

Gemäß der Vielfalt der den Spasmus auslösenden Faktoren sind auch die iridologischen Zeichen verschieden. Das eingeschnürte Gefäß auf der Sklera, die verstärkte Vascularisation an der Skleral-Cornealzone, Pupillendeformationen auf 1 und 5 links und auf 7 und 11 rechts, Epileptiker-Pupillenrand, spastische Krause, Dachreiter auf der Iris, Cholesterinkristalle in der Linse, Römheldkrause, schwarze insuläre Rasterung usw. (Abb. 110). Besonders typisch ist die Zylinderform (Abb. 113) des Pupillenrandes und die beiderseits parallel-symmetrische Verdickung des PR (Abb. 111 u. 112).

Die ungenügende Versorgung der Herzkranzgefäße kann auch eine Teilerscheinung einer allgemeinen Herzschwäche sein. Sowohl die Aorteninsuffizienz als auch die Aortenstenose können stenocardische Anfälle bedingen. Die Hypertonie kann bei Belastung des linken Herzens ein plötzliches Versagen der linken Kammer ermöglichen, so daß gerade das klinische Bild der dekompensierten Hypertonie oft mit Angina pectoris vergesellschaftet ist.

Die unzureichende Coronargefäßversorgung zeigt sich auf dem Auge durch zwei Phänomene: die temporal exzentrische Pupillenanordnung und durch eine liegend ovale Cornea (Abb. 114 u. 115). Während die exzentrische Pupille auf plötzliche Kammerschwächen hinweist, ist das Hornhautoval typisch für Blutdrosselungen im Kranzgefäßsystem.

Eine mangelhafte Blutbeschaffenheit bei schweren Anämien (chronischen Blutungsanämien, agastrischen Anämien nach großen Magenresektionen, Perniciosa) kann stenocardische Symptome hervorrufen.

Zeigt schon die Conjunctiva eine auffallende Anämie als Parallele zum fahlen Antlitz, so läßt auch die Intensität der Irisfarbe gegen den Ciliarrand hin nach: peripher abfallende Anachromie. Auch die Skleralgefäße haben in der Umgebung der Tauchstellen schmutzig graues Kolorit (Abb. 116).

2. Die Krankheiten des Herzbeutels

Hinter den krankhaften Erscheinungen des Herzbeutels steht vor allem die Entzündung, die verschiedenster Genese sein kann: Rheumatische Infekte, Tuberkulose, septische Krankheiten, urämische Gifte, Herzinfarkt und carcinomatöse Ergüsse im Herzbeutel. Der Entzündungsablauf kann trocken, naß und eitrig sein. Verklebungen, Verschwielungen und zuweilen auch Kalkablagerungen sind die Rückstände solcher Prozesse.

Pericarderkrankungen setzen ihre ophthalmologischen Spuren auf der linken Iris kurz nach 3 und in der rechten vor 9 (im Uhrzeigersinn) in der Form schweißig aussehender Radialen mit grau-filziger Gewebsdurchtränkung. Die Koppelung von Pericarderkrankungen mit Ascites und der Pickschen Pseudolebercirrhose erklärt die Ausdehnung dieser schweißigen Radialen auch auf den Pleura- und Lebersektor (Abb. 117 u. 118).

Das Kapitel der Streuung vom kranken Herzen auf die übrigen Organe soll nur kurz der Vollständigkeit halber erwähnt werden. Die cardial gesetzte Stauung des Blut- und Lymphstromes führt zu Stauungslunge, Lungenödem, Asthma, Stauungsleber, Stauungsniere und allgemeiner Wassersucht.

Ophthalmologisch sehen wir bei diesen sekundären Zuständen dünne, vascularisierte Transversalen als Zeichen organischer Schutzversuche. Die Abkammerung der Überschwemmungsgebiete führt aber ihrerseits wieder zu Verklebungen und Wucherungen. Daher zeigte die Exegese dieser dünnwandigen Transversalen immer auch nach der Carcinomseite (Abb. 119).

3. Krankheiten des Gefäßsystems

Im weit verzweigten System der Kapillaren wird die eigentliche Aufgabe der Blutzirkulation erfüllt: Versorgung des Organismus mit Sauerstoff und Nahrungsmaterial sowie Abtransport von Stoffwechselschlacken. Dem Kapillarapparat kann man ein gewisses Eigenleben zuschreiben. Er kann sich in die allgemeine Blutbahn einschalten je nach Bedarf. Die durch den Nutritionsreflex gesteuerte Austauschfläche kann auf das 250fache des Ruhewertes gesteigert werden. Sie kann sich aber auch vom allgemeinen Blutstrom abschalten, so daß das Blut durch die arteriovenösen Anastomosen aus den Arterien in die Venen fließen kann. Die Öffnung und Schließung der Kapillarfunktion und Kapillarreserve richten sich nach der allgemeinen Lage des Organismus. Dazu kommt noch die Fähigkeit des einzelnen Haargefäßes, sein Lumen dem Bedarf anzupassen. Diese Eigenkraft der Kapillare wird den Rougetzellen zugeschrieben. Sie können ihren Tonus eigenmächtig regulieren, je nach den nervösen, hormonalen und humoralen Impulsen. Ihr Kontakt mit Zelle und Lymphe ist sehr eng, da ihnen der Belag an Muskelzellen fehlt, die an den Arteriolen noch vorhanden sind. Die Kapillaren sind also nicht nur zwischen Druck und Sog des Herzens eingeschaltet, sondern sie wirken eigenmächtig mit am Kreislauf. Die gesunde Kapillare hat Haarnadelform mit einem dünnen arteriellen und einem weiten venösen Schenkel. Da das Gefäßnetz am Auge einfacher und schneller mikroskopisch betrachtet werden kann als am Fingernagel, sei auf die Gefäßpathologie besonders eingegangen.

Ein nicht seltenes Bild der Gefäßerkrankungen ist heute die Angioneurose. Das Grundschema dieser Situation ist eine spastische Verengerung des arteriellen Schenkels und eine atonische Dilatation des venösen Anteils. Diese Gefäßformation finden wir beim Morbus Raynaud, bei der Sklerodermie, bei Migräne, Urticaria und beim Quinckeschen Ödem.

Analog finden wir auf der Lederhaut und in der Conjunctiva ringförmig eingezogene Kapillaren mit abgebremster Strömung im dünnen arteriellen Anteil und starken Ausbeulungen mit Tümpelbildungen im venösen Schenkel. Zu diesem Skleralbild gesellt sich häufig ein dunkler anachromer Irisrand (Abb. 120 und 121) als Zeichen schlechter peripherer Durchblutung: kalte Hände und Füße, heißer Kopf, leichte Schweißbildung und schnelles Frieren, daher auch rheumatische Anfälligkeit und Disposition zu Katarrhen, besonders im abdominalen Sektor.

Die Wetterfühligkeit, die Reaktion des Menschen auf den Durchzug zweier Grenzschichten, ist das Zeichen einer vegetativen Labilität, die sich besonders in der Kapillardurchblutung bemerkbar macht. Diese besondere meteorologische Anfälligkeit des Gefäßsystems zeigt sich vor allem bei rheumatischen und auch bei apoplektischen Konstitutionen. Das Zeichen für eine übersteuerte Empfindsamkeit des Gefäßsystems gegen klimatische Stürze sind zirkulär um die Iris auftretende Gefäße, die das Aussehen einer Dornenkrone haben. Auch die sack- und hantelförmigen Gefäßausstülpungen tragen das Merkmal einer erschwerten Elastizität gegenüber klimatischen Schwankungen (Abb. 122).

Die echte Raynaudsche Krankheit besteht in Zirkulationsstörungen der kleinsten Arterien infolge Wucherungen der Intima, Verdickungen der Tunica muscularis und (seltener) kleiner Thromben. Neuerdings sieht man diese Erscheinungen jedoch als sekundär an und macht den Sympathicus und seine Ganglien dafür verantwortlich. Nach **Hoff** sollen aber auch hier übergeordnete Zentren im Zentralnervensystem mitwirken.

Die Einengung und Verstopfung der Gefäße spielt eine besonders wichtige Rolle bei der Endangiitis obliterans, einer Krankheitsform, die mit Allergie und Rheuma in engem Zusammenhang steht. Der Lokalisationsfaktor zeigt sich in einer konstitutionellen Angioneurose mit typisch spastischem Kapillarbild. Die Einwirkungen von Kälte und Nikotin führen zusätzlich zu arterieller Blutdrosselung und Sauerstoffmangel des Gewebes.

Auf der Sklera zeigen sich hierbei ringförmige Einschnürungen an den Gefäßen mit Wandverdickung, Kropfgefäße der arteriellen Einheiten, rhombenförmige Tümpelbildungen und sektoraler Arcus senilis (Abb. 123 u. 124).

4. Die Krankheiten des Venensystems

Wenn wir nun auf die speziellen Krankheiten der Venen übergehen, so ist wohl die Thrombophlebitis an erster Stelle zu nennen. Die Vorstufe ist die Phlebitis. Endothelschäden, Permeabilitätssteigerung für Bluteiweiß und pankreatogener Ausfall des hypophysären Hormons Vasopressin zählen zu den kausalen Faktoren der venösen Entzündungsprozesse. Erst die Entstehung einer Thrombenabscheidung auf dem kranken Endothel zeitigt das Bild einer Thrombophlebitis. Entzündungen oberflächlicher Venen fixieren den Thrombus an die Gefäßwand, tiefliegende Venen disponieren zu Fernthrombosen, besonders Lungenembolien. Die Embolie in Pulmonalästen führt zum hämorrhagischen Infarkt.

Iridologisch sind hierbei vier venotypische Phänomene entscheidend:

a) Die dunkelblau vascularisierte Radiale mit wechselnder Randbreite (Abb. 125). Zu unterscheiden davon sind die zirkulär erscheinenden Radialen mit leuchtender Randzeichnung, die auf eine Carcinomdisposition hindeuten (Abb. 126).

b) Insuläre Rasterungen von hellroter Farbe diffus auf dem Irisareal auftretend kennzeichnen den pankreatogenen Vasopressinausfall (Abb. 125).

c) Die Kropfbildung an den venösen Bahnen als Zeichen insuffizienter Venenklappen (Abb. 127).

d) Die **Schnabel**'schen Hämorrhoidalgefäße auf der Lederhaut: ein dünnes Gefäßband läuft parallel neben einem dickeren (Abb. 128). Besonders betroffen sind außer den Beinen die Anal- und Oesophagusvenen.

   Dunkle hämorrhagische Schollenpigmente vergrößern jeweils die Gefahr der Thrombose (Abb. 126).

Varicen, die Erweiterungen und Sackbildungen der Venen, können konstitutionell vererbt sein, können aber auch durch inkretorische Bilanzstörungen in Pubertät, Klimakterium, Schwangerschaft und Senium (Cholesterinspiegel) hervorgerufen werden. Außerdem begünstigen verschiedene Berufe die Entstehung von Krampfadern durch Überbeanspruchung der unteren Extremitäten (Insuffizienz des hydrostatischen Druckes). Die Krampfadern haben dann lokale Ödeme, Ulcus cruris und Stauungsdermatosen mit juckenden Ekzemen und Überpigmentierungen zur Folge. Die Prädilektionsstellen für Phlebektasien sind die Beine, der Enddarm und die Speiseröhre.

Am Auge erscheint die Varicenbildung lokal durch das Traubenzeichen, durch ektropierte, vascularisierte Radialen, durch schleifenförmige vascularisierte Radialen, durch Cholesterinkristalle, durch Pupillenabflachung ventral, wenn mechanische Überbelastung vorliegt (Abb. 129 u. 130).

5. Arterielle Systemerkrankungen

Zu den Störungen des arteriellen Systems zählen Arteriosklerose, Hypertonie und Hypotonie.

Die Arteriosklerose ist eine Abnützungskrankheit; die Veranlagung dazu kann sowohl ererbt sein als auch persönlich erworben werden. Der Grad der Verkalkung und die gebietsmäßige Verteilung sind individuell sehr verschieden. Gefördert wird der sklerosierende Vorgang durch allerhand Schädlichkeiten: Gicht, Diabetes, Nikotin- und Alkoholabusus und Rheuma. Der biologische Vorgang bei der Arteriosklerose ist eine übermäßige Fetteinlagerung sowie Kalkansatz vorwiegend bei den mittleren Arterien, die sich dann durch den Elastizitätsverlust erweitern und schlängeln, während die kleinen Arterien (Arteriolen) durch hyaline Umwandlung der Gefäßwände entarten. Wir müssen also von der Arteriosklerose mit Erweiterung der Blutbahn die Arteriolosklerose mit Verengerung der Blutbahn unterscheiden. Diese Verkalkungs-, Fett- und Eiweißdegenerationen zeigen sich mit Vorliebe am Herzen und an den herznahen Gefäßen (Coronarsklerose), an der vasalen Lungenversorgung (Pulmonalsklerose), an den Extremitäten (intermittierendes Hinken, arteriosklerotische Gangrän) und an den Gehirngefäßen (Cerebralsklerose).

Auf unserem Beobachtungsfeld, dem Auge, unterscheiden wir 4 Felder, auf denen arteriosklerotische Veränderungen des Gefäßsystems sichtbar werden:

a) Der abgebröckelte, senile Pupillenring als Zeichen einer allgemeinen senilen Degeneration (Abb. 131).

b) Der Arcus senilis mit dem luziden Intervall: Frontaler Arcus = Cerebralsklerose, Ventraler Arcus = Sklerose an den unteren Extremitäten, Nasaler Arcus = Pulmonalsklerose, Temporaler Arcus = Herz- und Coronarsklerose (Abb. 131).

c) Degenerative Gefäßwandprozesse an den kleinen Gefäßen und Kapillaren der Lederhaut sind im Sinne des pars pro toto ein Aspekt für die gesamte Gefäßsituation. Dabei ist zu bedenken, daß der Greisenbogen mehr die Kalkablagerung an den Gefäßen illustriert, während die Phänomene auf der Lederhaut vorwiegend auf lipoide und albuminoide Entartung hinweisen. Daher auch häufig die Kombination mit dem lipoiden bzw. amyloiden Hügel (Abb. 132).

d) Entstellte Gefäßformen in den Conjunctiven lassen fast immer eine infektiöse Basis erkennen: Lues, Tuberkulose, Diphtherie usw. (Abb. 133).

Wenn wir vom Hochdruck sprechen, so meinen wir damit eine erhöhte Wandspannung der Arterien. Wir unterscheiden als Ursache der erhöhten

Spannung mechanische, inkretorische und neurale Grundlagen. Die mechanischen Grundlagen des Blutdrucks rekrutieren sich nach **Hoff** aus drei Faktoren: dem Minutenvolumen, dem peripheren Widerstand und der Elastizitätspotenz der Gefäßwände. Daher unterscheiden wir vom mechanischen Standpunkt her drei Arten von Hochdruck: den Minutenvolumenhochdruck, den Widerstandshochdruck und den Elastizitätshochdruck.

Der Minutenvolumenhochdruck entsteht dann, wenn der Abstrom aus dem arteriellen System mit dem vermehrten Blutstrom vom Herzen her nicht Schritt halten kann. Dieser Hochdruck erreicht jedoch nur dann einen Dauerzustand, solange dem erhöhten Minutenvolumen kein gesteigerter Blutbedarf in der Peripherie entspricht.

Das entsprechende Bild auf dem Auge ist die große, weite Herzlakune als Hinweis dafür, daß bei dauernd gesteigertem Minutenvolumen eine Herzhypertrophie entstehen muß (Abb. 134).

Auch eine spezifische Pupillenabflachung (Abb. 135) kann auf diesen Typ der Hypertonie hinführen. Eine Subluxation des 5. Hals- und 3. Brustwirbels in Kombination vermag die systolische Kraft des Herzens zu mobilisieren ohne Öffnung der terminalen Strombahn, so daß eine erhöhte Gefäßwandspannung zustande kommen muß.

Der Widerstandshochdruck als Reaktion auf eine Engstellung der terminalen Strombahn wird von **Bergmann** angenommen. Das arterielle Kapillarsystem ist dabei verengt, während der venöse Anteil in der Dilatation verharrt. Jede vermehrte Pumparbeit des Herzens stößt auf die Abwehr der Endstrombahn und wirft den Druck auf das mittlere Gefäßsystem zurück.

Diese eigenartige Situation erkennen wir auf der Lederhaut an den dünnen, knäuelförmigen Gefäßschlingen (Abb. 136 u. 137), die **R. Schnabel** Labyrinthe genannt hat und die typisch sind für partielle oder totale Engstellung der peripheren Strombahn. Die kontrollierende Blutdruckmessung hat sich daher auf alle Extremitäten zu erstrecken. Tritt zu dieser konstitutionellen Engstellung des Kapillarnetzes auch noch eine innere Erstarrung der Arteriolen und der Haargefäße, so daß die Reizbeantwortung auf entsprechende Impulse zur Dilatation überhaupt unmöglich wird, so zeigt das Knäuelgefäß nicht mehr die Schlingenform, sondern die Spinnenbeinform (Abb. 137). Damit ist gesagt, daß das Kapillarnetz nicht nur als Auffangapparat für das aus dem Herzen ausgeworfene Blut ausfällt, sondern auch seine Eigendynamik für die Kreislaufbeteiligung eingebüßt hat.

Die zweifellos wichtigste Rolle im hypertonischen Geschehen spielt die Elastizität der arteriellen Gefäßwände. In ihren Räumen wird der cardiale Rhythmus in einen kontinuierlichen Abstrom umgewandelt. Dabei regelt sich die Wandbewegung einerseits nach der Dynamik des Herzens, andererseits nach dem Abstromgefälle im venösen Netzanteil. Die Aufgabe des regulierenden Agens ist es also, den Kontraktionszustand der glatten Muskelelemente den Funktionsanforderungen anzugleichen. Die Funktionstüchtigkeit dieses synergischen Spiels hängt von der Innervation, von der hormonellen und humoralen Steuerung ab. Spezifisch sind innersekretorisch die Nebenniere, die Schilddrüse und die Bauchspeicheldrüse beteiligt. Neural gesehen steht ein Überwiegen des Sympathicus im Mittelpunkt. Tritt in den Arteriolen ein Elastizitätsverlust ein, so bilden sich mit dem Verlust der Dynamik nach dem Grundsatz: Wo keine Bewegung, da kein Leben, vermehrte Kalkeinlagerung und lipoide bzw. amyloide Degeneration aus; umgekehrt schädigt die Gefäßformveränderung im Circulus die Wandbeweglichkeit. Daher gehört zum Urbild der Blutdruckkrankheit nicht nur die Hypertrophie des Herzens, sondern auch die Degeneration des Gefäßsystems.

Interessant ist in diesem Zusammenhang ein Phänomen am Auge, das als zuständig für die Wanddynamik angesehen werden kann: Die Faserbündelung am Irisrand. Dabei lassen sich zwei verschiedene Formen unterscheiden: Das nach der Peripherie der Iris hin geöffnete Bündel (Abb. 139) und das nach dem Zentrum hin offene Faserbündel (Abb. 138). In der Umgebung der besenförmigen Aufspaltung schwindet die Dichte des Stromas. Bei der zentral offenen Gabel wirkt sich der Hypertonus im thorakalen und abdominellen Sektor aus, bei der peripher offenen Gabel sind Gefäßdruckstörungen in der Peripherie zu eruieren. Ob dieses Phänomen zur Differenzierung zwischen weißem und rotem Hochdruck nach **Volhard** in Frage kommt, ist noch problematisch.

Für die jeweilige inkretorische Ätiologie des Hochdruckes zeugen die beige-bräunlichen Schilddrüsenpigmente (Abb. 140), für die pankreatogene Fehlsteuerung der Hypophyse im Sinne einer erhöhten Vasopressinausschüttung die insulären, roten Rasterpigmente (Abb. 140).

Charakteristisch für die humoral-lymphatische Wandeinengung ist das weiß-gelblich infiltrierte Stroma der Iris selbst sowie die attrappenähnliche Erhebung einzelner Iristeile mit intensiverer Färbung (Abb. 141).

Der rote Hochdruck gilt als Elastizitätshochdruck, d. h. die kleinen Gefäße sind übermäßig gefüllt bei niederem diastolischem Wert (z. B. RR 180/60).

Umgekehrt besteht beim blassen Hochdruck eine spastische Engstellung der terminalen Strombahn mit geringer Füllung, daher ein hoher diastolischer Wert (z. B. RR 180/120).

Für diese Zusammenhänge ist der Blick auf den Augenhintergrund richtungweisend. Beim roten Hochdruck sind die Arterien und Venen des Augenhintergrundes prall gefüllt und mit braunroten Reflexen versehen (Abb. 142), während beim blassen Hochdruck krampfartig eingeengte Arterien, Degenerationsherde und Papillenödeme vorhanden sind (Abb. 143). (Retinitis angiospastica nach **Volhard**).

Eine spezielle Art des Hochdrucks ist der renal entstandene. Die arteriosklerotisch veränderte Schrumpfniere gibt dem Krankheitsbild sein Gesicht.

Die kranke Niere scheidet pressorisch wirksame Stoffe in die Blutbahn aus, das Renin, welches durch fermentartige Wirkung aus einer bestimmten Fraktion der Bluteiweißkörper das Hypertensin freisetzt und damit den Hochdruck erzeugt.

Das iridologische Merkmal für eine durch Renin-Hypertensin gesteuerte Hypertonie ist das Nierenschrumpfzeichen: auf weißlicher oder gelblicher wolkenähnlicher Unterlage bilden sich rote Körnchen, die schwebend in den Wolkenschichten und darüber sich ansammeln (Abb. 144 u. 145).

Auch die vermehrte Mobilisierung von Adrenalin aus dem Nebennierenmark hat man für die Entstehung der Hypertonie verantwortlich gemacht **(Konschegg). Jores** hat bei anderen Hypertoniefällen eine Vermehrung des corticotropen Hormons im Blute festgestellt. Jedoch scheint die Ursache für diese Befunde eine keimdrüsengesteuerte Erregung der Hypophyse zu sein. Im Hintergrunde dieser Dysfunktionen finden **Veil, Sturm** und **Nonnenbruch** zentral-nervöse Regulationsstörungen. Dafür spricht auch die seelische Eigenart dieser Typen mit ihrer Neigung zu Energieentladung und nimmermüdem Unternehmertum. Es scheint so, als fordere eine drohende Ahnung der Apoplexie, Herzinsuffizienz und Urämie zu höchstem Arbeitseinsatz für den Rest der beschränkten Lebenszeit auf.

Dieser generell sympathicotone Typ charakterisiert sich augendiagnostisch nicht nur durch die Pupillengröße, sondern ganz besonders durch eine bauchförmige Auftreibung der Iris (Abb. 146).

Das Umkehrbild, die Hypotonie, kennzeichnet den Träger meist als Astheniker. Leichte Ermüdbarkeit, großes Schlafbedürfnis, Energieeinsparung sind seine Symptomatik. Hypotoniker erreichen daher auch durchschnittlich ein höheres Alter. Kreislaufmechanisch, humoral und neural liegen die Verhältnisse umgekehrt wie beim Hochdruck. Daher haben wir beim Hypotoniker die schüsselförmige Iris, Tonusminderungen in der Muskulatur mit schlaffer Adnexbildung, meist einseitig hochgeschwungene Augenbrauen, große Pupillen und warmleuchtende Augen (Abb. 147).

IV.

Die Krankheiten der Atmungsorgane und ihre Kennzeichen am Auge

Die Betrachtungen über Leber- und Gallefunktionen sowie über die Kreislaufverhältnisse und deren mannigfaltige Anomalien zeigten uns schon den engen Zusammenhang mit der Atmung. Wenn wir aus dieser Lebenseinheit einzelne Funktionskreise getrennt analysieren, so führt uns die Praxis doch immer wieder in die Zusammenhänge dieser Funktionseinheiten zurück. Es sind zwei Durchblutungssysteme, die die Atmungswerkzeuge versorgen: Das respiratorische System der Pulmonalis und das nutritive System der Bronchialgefäße. Dabei schwingen Atmungsleistung und Ernährungsvorgang der Atmungswerkzeuge im Rhythmus der Erdatmung einerseits, und andererseits bestimmt die Qualität der Luft, von der wir täglich 10.000 l durch unsere Lungen strömen lassen, die Art unseres Daseins.

Der Einblick in die Kapazität unserer Atmungsorgane und in ihren Ernährungszustand ist daher für die Beurteilung des gesamten Gesundheitszustandes von großer Bedeutung. Neben anderen wichtigen diagnostischen Verfahren kann dazu auch die Augendiagnostik einen bedeutenden Teil beitragen.

Hoff unterscheidet theoretisch-schematisch 9 Teilfaktoren, die zu einer Störung der Atmung führen können.

1. **Die Durchlüftung der Lunge,** deren Vitalkapazität sich aus Atemluft, Komplementärluft, Reserveluft und Residualluft summiert, kann gestört werden durch Verengerungen der Luftwege, durch Stenosen. Diese können oberhalb und unterhalb der Bifurcatio auftreten.

Die Ursachen der oberen Stenosen, die das Bild einer inspiratorischen Dyspnoe ergeben, können sein: Diphtherie, Angioneurosen, Stimmritzenkrampf z. B. bei Kehlkopftumoren, Struma retrosternalis, Mediastinaltumoren, Fremdkörper usw.

Die Bilder der Angioneurosen sind bereits beschrieben, die Phänomene bei Kehlkopftumoren sind: Torpedolakunen, Lakunen mit kleinen Lanzettlakunen in der Tiefe und das Blumenkohlpigment. Strumazeichen sind Schnabellakunen, die ziemlich tief im ventralen Teil der Iriden erscheinen, die Caruncula duplicata und das wurmförmige Skleralphänomen (Abb. 148, 149 u. 150).

Die unterhalb der Bifurcatio liegenden Stenosen sind Drosselungen von Teilen des Bronchialsystems. Die mechanische Verlegung eines großen Bronchus beim akuten massiven Lungenkollaps sowie die neuro-muskuläre Form der Kontraktionsatelektase in der segmentalen Anordnung führen zu einer

Verkleinerung des abgesperrten Lungenteils und damit zu einer Verziehung von Herz, Mediastinum und Zwerchfell. Diese Atelektasen, wenn auch oft nur in kleinstem Umfang, sind häufiger, als man früher annahm, die Einleitungsphasen größerer Prozesse in der Lunge, besonders der Tuberkulose.

Diese atelektatische Diathese, wenn man so sagen darf, ist am Auge gekennzeichnet durch das Bild der „gekämmten Haare" (Abb. 151) nach **Maubach** und durch das radiär verlaufende Zickzackband (Abb. 152). Bei akuten tuberkulösen Infiltraten nach stabilisierten neuro-muskulären Atelektasen weichen entweder die Strähnen der Fibrillen noch weiter auseinander, um grau-schmutziger Einschmelzung Platz zu machen, oder die Innenseiten des Zickzackbandes reichern sich mit hellen oder dunklen Punkten an je nach dem Grade der Entzündung und des Gewebszerfalls.

Die chronische Bronchialstenose wird am häufigsten verursacht durch den Bronchialkrebs. Da der Bronchialkrebs ein sehr langsames Wachstum hat, kann die Lunge durch Einschaltung kompensatorischer Mehrleistung anderer Lungenteile diagnostisch faßbare Atmungsstörungen verdecken.

Das **Maubach**sche Reibekuchenzeichen und das Fliegenpilzpigment (Abb. 153) sind die häufigsten Symbole für diese Vorgänge. Lanzettlakunen und kleinstlakunöse Nester (Abb. 154) können dabei auf adenoide Formen von Bronchialtumoren hinweisen.

Die Verengerungen von Bronchien können aber auch durch krankhafte Kontraktion der Bronchialmuskulatur zustande kommen. Sie projizieren das Bild des Asthma bronchiale. Die knorpelfreien Bronchiolen, die den Alveolen vorgeschaltet sind, verhindern im Stadium der Konstriktion den Abfluß der Luft aus den Alveolen, während der Zustrom infolge seiner großen Strömungsgeschwindigkeit (10—18 Sekundenmeter) sich doch noch Zutritt verschaffen kann. Daraus erklärt sich die exspiratorische Dyspnoe und die Lungenblähung.

Außer der Konstriktion kann auch eine Sekretionsstörung der Schleimhaut bei der Bronchiolitis eine Verengerung der Bronchien erzeugen. Verlegen sich die Bronchiolen ganz und kommt es zu einer bindegewebigen Verödung der zuständigen Alveolengruppen, so sprechen wir von einer Bronchiolitis obliterans, die röntgenologisch der Miliartuberkulose sehr ähnlich sieht.

Diese vagotone Bronchialsituation erweist sich besonders auffällig durch wellige Kontraktionsringe (Abb. 155) im betreffenden Sektor, während die entzündlichen Vorgänge in den Bronchiolen durch schweißige radiale Bänder unter Begleitung von vascularisierten Fibrillen (Abb. 156) auf dem Auge dargestellt werden.

Die Erstarrung der Lunge in der Inspirationsstellung bei hohem Residualluftstand zeigt sich im Emphysem.

Großräumige, fast kreisförmige Lakunen, die Erdeinsenkungen gleichen, auf den Lungensektoren sind die Merkmale des Emphysems (Abb. 157). Verwechslungsmöglichkeit mit dem Epithelfenster!

Nicht nur die Lunge kann ihre Elastizität einbüßen, es kann der ganze Thorax erstarren und damit die Atembewegung einschränken. Dies geschieht besonders beim Morbus Bechterew, wo die Versteifungen an den Wirbel-Rippengelenken einen Erstarrungsgrad erreichen, daß auch die Muskeln am Brustkorb unbeweglich werden.

Die Spondylarthritis ankylopoetica **(Strümpell)** projiziert ihre iridologischen Zeichen auf den Pupillenrand. Der PR ist doppelseitig angebrochen und sieht aus wie eine im Abbruch befindliche Mauer (Abb. 158). Dieses Bild wird unterstrichen durch den Arthrosisring auf der Cornea, der mit besonderer Vorliebe nasal auftritt. Die Ankylose der Gelenke ist dann besonders progressiv, wenn die Kristallanlagerungen auf der Cornea Hufeisen- und Hakenform annehmen (Abb. 159). Auch die Dicke der Auflagerung ist diagnostisch zu verwerten.

2. **Die Störungen des Lungenkreislaufs** können auf der Basis allgemeiner Zirkulationsdifferenzen entstehen oder direkt vom Herzen aus verursacht werden. Erkrankungen des Lungengefäßsystems liegen dem Emphysem zugrunde bei Verödung der Haargefäße und der dadurch bedingten Strombetteinengung sowie bei allen zerstörenden Prozessen an der Lunge. Die cardiale Insuffizienz bei Stauungslunge und Herzasthma führt zu Alveolarverengerung durch prall gefüllte Kapillaren und damit zu einer erhöhten Konzentration des Saftgehaltes der Lunge, was sich durch Schleimansammlung kundtut.

Krankhafte Zirkulationsverhältnisse der Lunge zeigen sich auf der Iris durch chromatische Abblassung der Irisperipherie, die Konzentration des Saftgehaltes durch weiß-schleimigen Ring kurz vor der Region des Koloritabfalls (erhält dieser Ring eine gelb-bräunliche Überpuderung (Abb. 161), so kann z. B. das Asthma in ein Ekzem umschlagen, ist der weiße Ring von körniger Struktur, so ist eine Metamorphose des Asthmas in Rheuma möglich) und durch Gewebsrarifikation (wie von einer Raspel aufgerauht) mit grünlicher Transparenz (Abb. 160 und 161).

3. **Einschränkungen der Atmungskapazität** erfolgen durch Sekretionssteigerung der Schleimhäute besonders im Bereich der Bronchiolen. Eine besondere Form der Sekretionsanhäufung ist die Bronchiektasie. In der sackförmigen Erweiterung der Bronchien liegen Ansammlungen von fauligem, eitrigem Schleim als Brutstätten von Mikroorganismen, die einen Abheilungsvorgang dauernd vereiteln. Pneumonische Infiltrationen, Lungengangrän, Blutungen aus arrodierten Gefäßen und metastatische Gehirnabszesse sind bekannte Begleiterscheinungen.

Zwei Phänomene am Auge illustrieren die oben geschilderte Situation: Die Hufeisenradiale mit der Lakune: eine breite, bandförmige Radiale biegt hufeisenförmig zurück, um dann wieder in der ursprünglichen Richtung auszulaufen. Im Hufeisen selbst liegen meist grau-grünliche Verschmierungen oder Pigmente (Abb. 162).

Mehr für eine Arrosion der Gefäßeinheiten und damit für eine Blutungsbereitschaft spricht das Phänomen der Perlenkette: An einem Längsgefäß auf der Lederhaut hängen kleine kurze Gefäße mit einem knotigen Abschluß, sie erinnern an das Bild einer Perlenkette (Abb. 163).

4. **Störungen des Gasaustausches** durch die Alveolarwände hemmen das Leistungsvermögen der Lunge. Unter dem Begriff der Pneumonose verstehen wir nach **Hoff** die erschwerte Gasdiffusion. „Infolge Flüssigkeitsaustritt aus den Kapillaren und infolge Hyperplasie des interalveolären Bindegewebes wird der Weg zwischen Blutkapillaren und Alveolarepithel verlängert und durch diese Verlängerung des Diffusionsweges der Atmungsgase wird die Gasdiffusion erschwert." Da die Kohlensäure 30 mal schneller diffundiert als der Sauerstoff, tritt eine Sauerstoffverarmung mit starker Cyanose ein.

Die Pneumonose läßt sich auf dem Auge erkennen an einer bandförmigen, schimmernden Anachromie auf den Lungensektoren (Abb. 164). Der vermehrte Flüssigkeitsaustritt aus den Kapillaren als Ursache des Lungenödems reiht dieses Phänomen in die Sparte der Wasserbilanzstörungen.

5. **Die Verkleinerung der Atmungsfläche,** die normal auf 100 qm berechnet wird, bedingt automatisch eine Herabsetzung der Lungenkapazität. Die luftleeren Räume in der Lunge entstehen durch Infiltrationen, Tumoren und spastische Einziehungen, auch durch alle Arten von Kompressionen. Die Besprechung der spezifischen Zeichen am Auge erfolgt bei den einzelnen Kapiteln.

6. **Ungesunde Atemluft** ist eine weitere Ursache von Atemstörungen. Die Aufnahmefähigkeit von Sauerstoff in den roten Blutkörperchen ist gebunden an den Gasdruck in den Alveolen. Ein Absinken des Sauerstoffdruckes unter 40 mm führt bereits zu Benommenheit und Bewußtlosigkeit. Sauerstoffmangel ist die Ursache der Höhenkrankheit. Für uns von Interesse sind die Reaktionserscheinungen gegenüber den schädlichen Stoffen, die in der Atmungsluft enthalten sind. Es sind vor allem staubförmige Beimengungen, die den Filter der Nase und der oberen Luftwege passieren. Kohlen-, Stein- und Eisenstaub, auch Mehlstaub schädigen die Luftwege beträchtlich. Eingeatmete Allergene rufen bei bestimmten Konstitutionen Abwehrreaktionen hervor: Heuschnupfen, Rhinitis vasomotorica und Asthma bronchiale

sind Reaktionsbilder auf Allergene. Die Gefäße der Atmungswege scheinen bei der allergischen Situation die sensibelsten Rezeptoren zu sein.

Am Auge zeichnet sich der allergische Zustand durch spezifische Gefäßphänomene ab: netzförmig ausgebreitete oder radial geführte Gefäßeinheiten auf der Grenzzone von Sklera und Cornea, besonders auf den Lungensektoren (Abb. 165).

7. **Störungen der Blutatmung,** d. h. der Sauerstoffaufnahme und Sauerstoffabgabe des Blutes, treten auf bei Zahlenverminderung der Transporteure und bei organischen Schädigungen der roten Blutzellen. Der sauerstoffbindende Anteil des Blutfarbstoffes ist der eisenhaltige Faktor. Ist der Eisenanteil herabgesetzt, wie bei der Anämie, so ist der Sauerstoffgehalt automatisch reduziert. Ebenso können Vergiftungsvorgänge an den Erythrocyten (Kohlenoxyd, Phenacetin, Sulfonamide) den Sauerstofftransport schädigen.

Eine defekte Blutatmung erkennt man an den zum Teil leeren Skleralgefäßen sowie an der vasalen Beflutung der Conjunctiven (Abb. 166).

8. **Bilanzstörungen des Säure-Basenhaushaltes** korrespondieren mit der Atmung. Milchsäure, Phosphorsäure und Kohlensäure, Fettsäuren, Gallensäuren u. a. belasten den Abatmungsvorgang, den Stoffwechsel und den Kreislauf (Milchsäure-Glykogen). In tiefen, langen Atemzügen (Kussmaulsche Atmung) versucht der Organismus der Acidose zu steuern. Besonders die β-Oxybuttersäure- und Acetessigsäureüberschwemmung beim Diabetes, die Überflutung mit organischen Säuren bei der Niereninsuffizienz und der Alkaliverlust bei der urämischen Acidose führen zu apnoischen Situationen.

Die Acidose zeigt sich auf dem Irisareal durch weiß-wolkige Infiltration der Fibrillen vom Krausenrand bis zum Ciliarrand. Während der Milchsäureanstieg lokalisationsmäßig im direkten Bereich des KR (Abb. 167) erscheint, rücken Oxybuttersäure und Acetessigsäure gegen die Zone der näheren Umgebung der Krause (Abb. 168). Die Acidose im Sinne der rheumatischen Auswirkung verlegt ihr Darstellungsfeld in die mittlere Irisgegend bei zentralem Rheuma (Abb. 169) und an die Peripherie bei arthritischen Erkrankungen der kleinen Gelenke (Abb. 170). Besondere Kolorierung der Lungenfelder weist auf schlechte Kohlensäureventilation von seiten der Atmung hin. Erhält der weißliche Acidosering eine gelb-bräunliche Verfärbung (Abb. 171), so ist die Möglichkeit eines Umschlagens vom Rheuma in Asthma bzw. Ekzem gegeben.

9. **Zentralnervöse Atemstörungen** urständen in einem teilweise versagendem Atemzentrum. Hirnblutungen, Hirntumoren, Urämien und Anämien, organische Nervenkrankheiten können die Ursache sein. Die periodische Atmung (Cheyne-Stokes'sche und Biot'sche Atmung) kann besonders bei alten

Leuten die Ursache des Todes sein. Das Wesen dieser Atmungsform liegt darin, daß Perioden von Atemzügen mit Perioden von Atemstillstand abwechseln. Während des Stillstands kann Benommenheit und Ohnmacht eintreten. In diesen Zusammenhang gehört auch die zentrogene Dyspnoe, die auf Gefäßveränderungen besonders spastischer Genese zurückzuführen ist. Auch beim Asthma cardiale scheint eine infolge der nächtlichen Umschaltung verstärkte Vaguswirkung als zentralnervöser Impuls zu fungieren.

Die zentralnervöse Atemhemmung wird auf dem optischen Feld in mehreren Bildern sichtbar. Während die temporalen Pupillenabflachungen noch auf Wirbelverstellungen als Ursache hindeuten, sind Korkzieherfasern auf dem Hirnsektor Zeichen zentraler Hemmungen, sich überschneidende Bänder Hinweise für Tumoren, kleine bläschenartige Erhöhungen auf der Sklera am Übergang zum Limbus Indikatoren für spinale Irritationen, temporale plastische Einziehungen des Krausenrandes (Abb. 172) Zeichen für spastische Hemmungen der zur Atmung benötigten Muskulatur, Ausweitungen der Pupille am Herz- und Lungensektor eine Anzeige für vagotone Lähmung. Epileptoiden Charakter nervöser Atemstörungen (**Sturm:** Epilepsia pulmonis) schildert der Epileptikerrand und das zentrale Schlottern des Krausenteils (Abb. 173).

Bei der Betrachtung der Krankheiten der Atmungsorgane spielt eine wichtige Rolle die **Lungenentzündung.** Im großen gesehen verläuft sie in zweifacher Form: als kruppöse Lungenentzündung, bei der die lufthaltige Lunge in ein luftleeres Organ umgewandelt wird durch Anschoppung und Hepatisation, oder als Bronchopneumonie (Abb. 175), bei der die Entzündung von den Bronchien in herdförmiger Anordnung auf das Lungengewebe übergreift. Die Erreger der kruppösen Pneumonie sind Pneumokokken, Streptokokken und verschiedene Virusarten, die Erreger der Bronchopneumonie außer verschiedenen Virusarten allgemeine Infektionen, verschleppte Thromben und Ascariden.

Ophthalmologisch ist die Lungenentzündung gemäß den üblichen Entzündungszeichen von der Aufhellung des Stromas bis zur Gewebseinschmelzung abzulesen. Abgeheilte Entzündungsvorgänge sind erkennbar an klarer Randzeichnung und Abwesenheit von jeglichen Aktivitätszeichen (Abb. 174).

Die wichtigste von allen Lungenkrankheiten ist die **Lungentuberkulose.** 96% der Menschen machen mit der Tuberkulose Bekanntschaft, wenn auch nur ein geringer Teil daran klinisch erkrankt. Das Zustandekommen einer Erkrankung an Tuberkulose hängt von der wechselseitigen Dynamik zwischen Krankheitskeim und befallenem Organismus ab. Die Disposition bzw. Resistenzkraft des menschlichen Organismus wird im wesentlichen von der Erbmasse her dirigiert.

Ein Augenzeichen der Anfälligkeit für Tuberkulose ist vor allem das **Maubach**sche Phänomen der gekämmten Haare: die Irisfasern sind voneinander abgerückt und verlaufen in Wellen gegen die Peripherie mit abwechselnden Zwischenräumen (vgl. Abb. 151).

Außerordentlich wichtig für die Beurteilung der endogenen Bereitschaft für tuberkulöse Erkrankungen sind die **Schnabel**schen Seiltänzerfiguren (die in der ersten Lieferung eingehend geschildert wurden).

Auf braunen Augen zeigt sich die Disposition an der mondlandschaftähnlichen Struktur der Iris und an den warzenförmigen Auswüchsen des Stromas mit dunkler Kolorierung (Abb. 175).

An der Karunkel wachsende Härchen mit Eiterbläschen an der Haarzwiebel sind ein Zeichen erblicher Belastung mit Tbc. Ferner sind bläuliche Flecken auf der sonst pastellweißen Lederhaut typisch für Anfälligkeit der Lungen (Abb. 176).

Wenn wir den Verlauf der Tuberkulose betrachten, so richten wir uns nach den von **Ranke** aufgestellten drei Stadien:

a) Das Primärstadium ist der Primärherd. Die einsetzende Verkäsung der zugehörigen Lymphdrüsen und die Entartung der Lymphgefäße gehören zum Primärkomplex.

Das iridologische Zeichen für den Primärkomplex gleicht dem Bild auf der Röntgenphotographie: Weiches Schattenbild im Irisstroma, besonders bei Seitenlicht. Bei höherer Vergrößerung sieht man auch grün-gelbliches Blütenstaubpigment als Symbol des aktiven Prozesses (Abb. 177). Auf braunen Augen ist die Erkennbarkeit schwieriger als auf blauen.

b) Das Sekundärstadium ist gekennzeichnet durch die Generalisation der Tuberkulose auf dem Blut- und Lymphweg. Im Bereich der Streuungsherde vermögen sich ausgedehnte Drüsentuberkulosen zu entwickeln.

Der Übergang in die generelle Streuung erzeugt einen spezifischen Glanz auf der Cornea mit Bläschen- und Schaumbildung, die sich bis in den Lidwinkel fortsetzt (Abb. 178). Dieses Hypersekretionsstadium ist ein biologischer Rückstoß der Abwehrorgane, an dem auch die Schilddrüse nicht unerheblich beteiligt ist.

c) Das Tertiärstadium ist durch die isolierte Organtuberkulose gekennzeichnet. Die Frühinfiltrate schmelzen oft schnell ein und eröffnen den Prozeß der fortschreitenden Lungentuberkulose. Die Schranken der Blut- und Lymphabwehr sind überrannt, vielleicht gibt eine Superinfektion noch den letzten Anstoß. Eine bestimmte Parallele zu den Lebensaltern läßt sich statistisch nachweisen. Die Unterscheidung von produktiver, exsudativer und zirrhotischer Form ist insofern wichtig, als zwischen dem einen Extrem der Nekrose und dem anderen Extrem der Induration und Vernarbung die Proliferation den Ausdruck des Kampfes zwischen Angriff und Abwehr darstellt. Fieber, Herzklopfen, Schweißausbrüche, Abmagerung, Erlebnishunger und Erschöpfung sind die Alarmrufe der nervösen Steuerungszentrale.

Die Kavernenbildung manifestiert sich am Auge durch Ausstanzung von Stromalöchern. Aus dem Schattenbild ist die geprägte und gestanzte Lakune geworden (Abb. 181). Die in und an der Lakune sitzenden Reizzeichen (Gefäße, Reizfasern, Pigmente) geben Auskunft über die Aktivitätsphasen.

Spielt sich der tuberkulöse Prozeß im Knochensystem ab, so treten auf der Iris die **Schnabel**schen Eierchen auf: auf einer vorspringenden Faser sitzen eiförmige Gebilde (Abb. 180).

Besteht eine Verschleppung der Infektion ins Intestinum, so erscheinen auf dem Acidosering des Krausenrandes kleinste Stanzlakunen oder es liegen in den Lakunen der Krause grüne Körner (Abb. 179).

Meningeale Streuungen zeigen sich durch das Auftreten von harten schwarzen Körnern zwischen gereizten Radialfasern (Abb. 180).

Die Betrachtung der in den letzten Abschnitten geschilderten Funktionskreise und ihrer Ausprägung im Auge hat uns die große Mannigfaltigkeit der Lebensvorgänge und ihrer Anomalien gezeigt. Der nach pathologisch-klinischen Deklarationen versuchte Aufriß einer Analyse körpereigener Ausdrucksfähigkeit im Gesichtssinn birgt natürlicherweise viel Schematisches, Unvollkommenes und Problematisches. Natur und Leben sind eben große Geheimnisse. Aber wer diesen Bereich forschend betritt, muß es wagen, die Beziehungen zwischen den Dingen zu erschauen, zu erkennen und zu benennen, die Feinheiten der äußeren Gestalt mit den inneren Vorgängen in Korrelation zu setzen und diese Schau auf die Fläche des Bekannten zu projizieren. Ob und wie weit uns dieses Wagnis gelungen ist, das mögen die Leser entscheiden — sobald sie versucht haben, unsere Darlegungen in der Praxis anzuwenden und am Kranken fruchtbar zu machen!

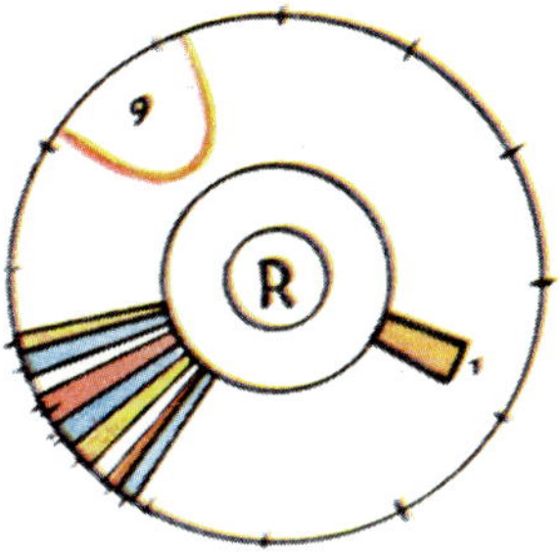

1. Hint. Leberteil
2. Gallenblase
3. Gefäßversorgung der Leber
4. Lebervorderteil
5. Gallenductus
6. Lebervorderteil
7. Ductus hepaticus
8. Leberkuppe
9. Evtl. Leber bei cerebralen Symptomen
10. Evtl. Lage der Leber im linken Auge

Abb. 1

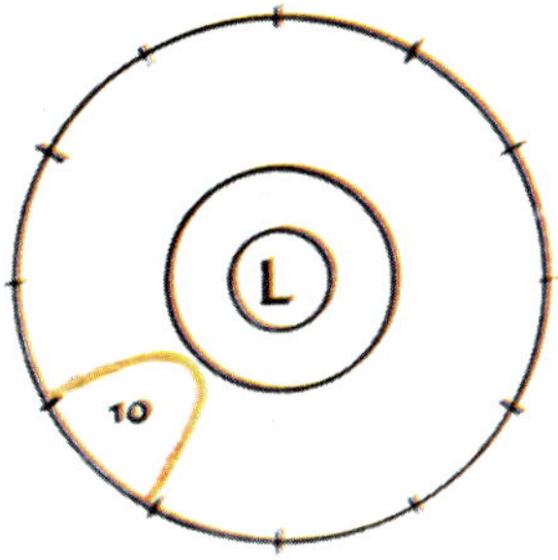

Abb. 2

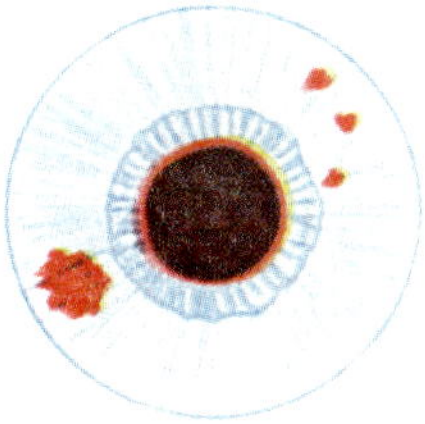

Abb. 3

Groß- und kleinplackiges Sexualpigment

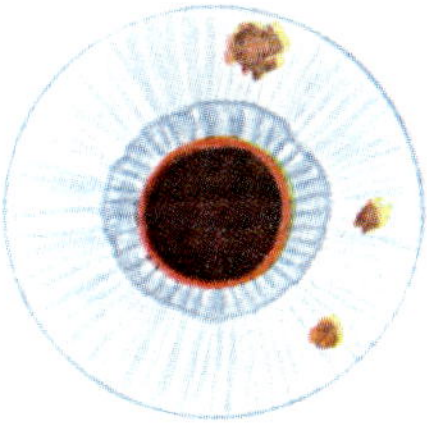

Abb. 4

Bilanzverschiebung im Cholesterinhaushalt

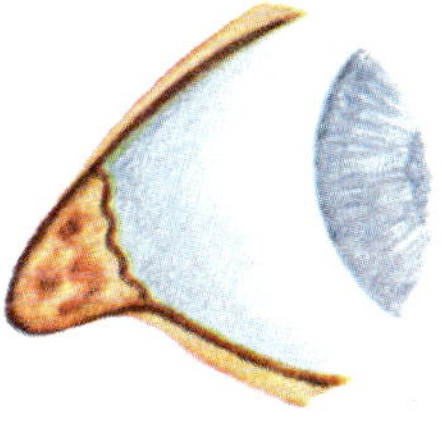

Abb. 5

Pathologische Spannung der Gallengänge

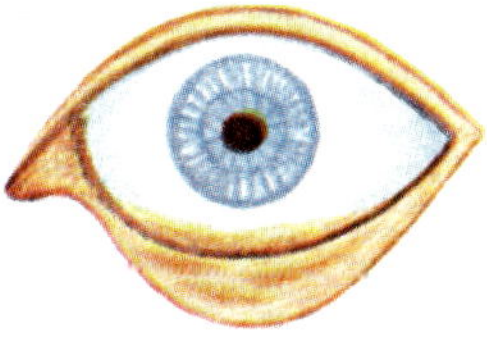

Abb. 6

Einströmen von Galle in den Disse'schen Raum

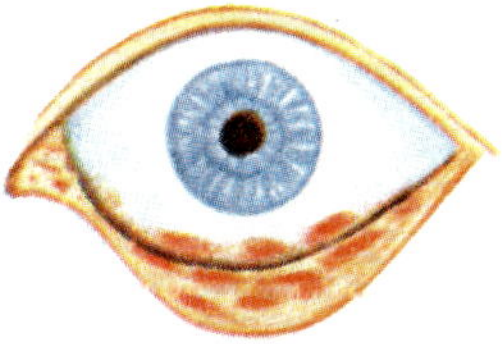

Abb. 7

Gallenstauung in den Lymph- und Blutwegen

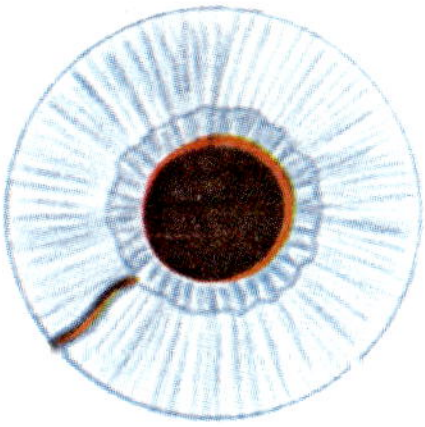

Abb. 8

Überbelastung der Leberkapillaren

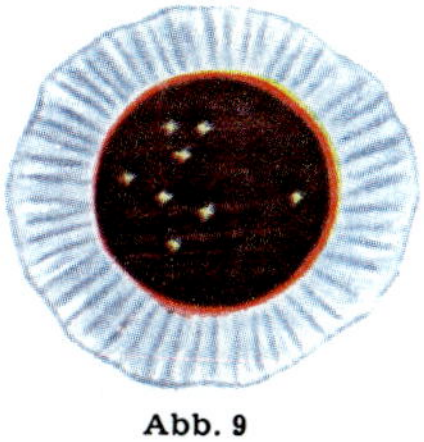

Abb. 9

Cholesterinkriställchen in der Linse

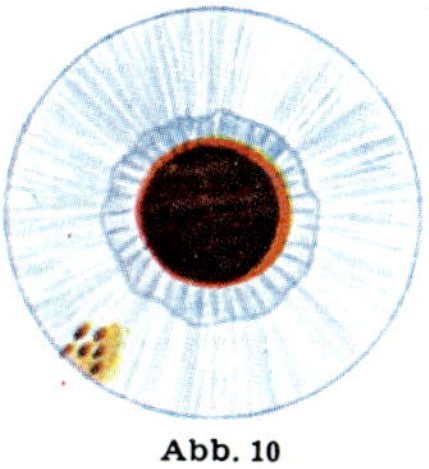

Abb. 10

Konkrementbildung

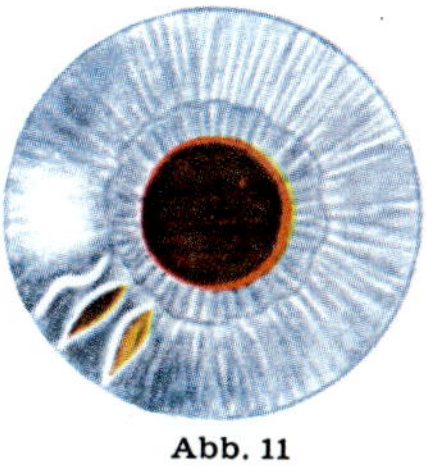

Abb. 11

Gallensteinkolikzeichen

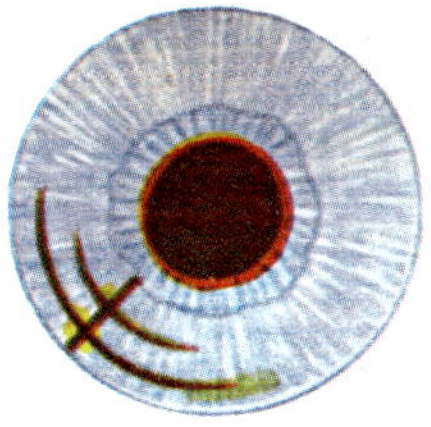

Abb. 12

Spasmophile Situation

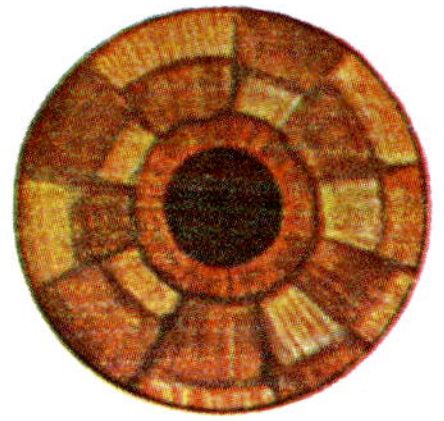

Abb. 13

Lithogene Grundkonstitution

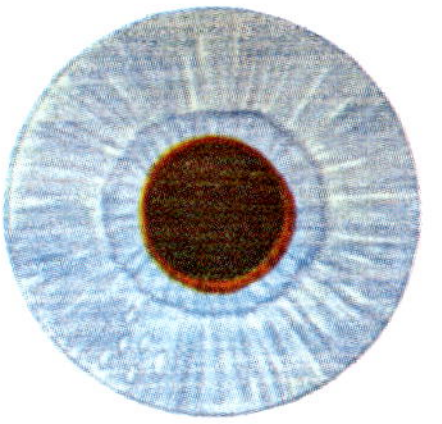

Abb. 14

Eigentliche Steinzeichen bei Suspensionsstörungen

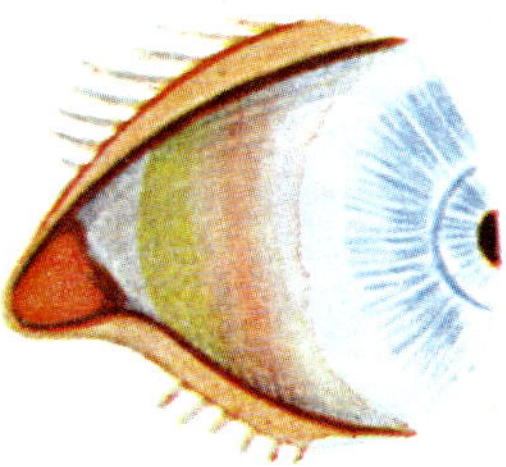

Abb. 15

Parasitäre Mischbesiedlung

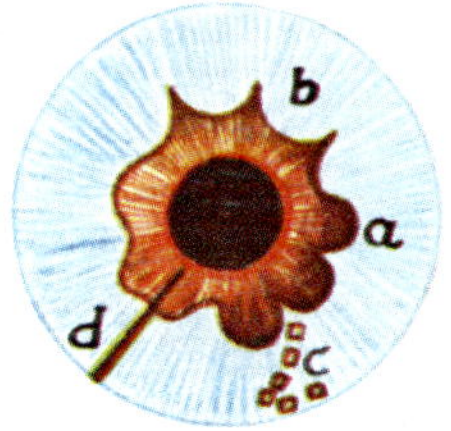

Abb. 16

Wurmzeichen

a) Ascariden
b) Helminthen
c) Bandwurm
d) Phosphatschädigung

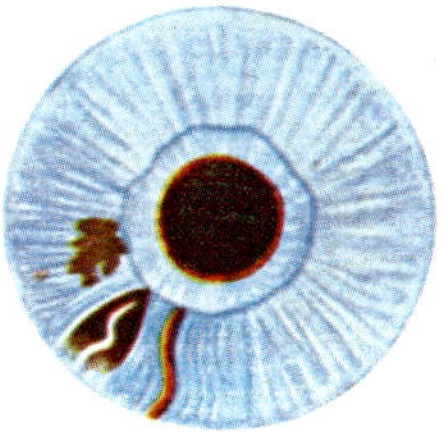

Abb. 17

Torpedo mit Aktivitätszeichen

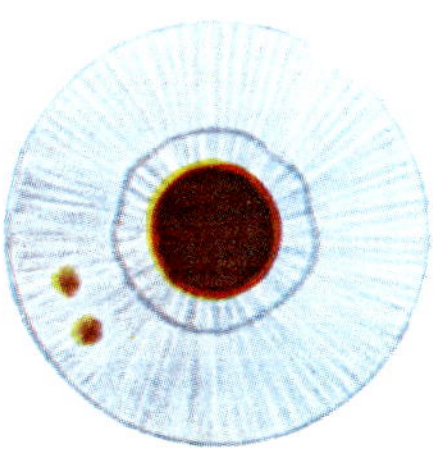

Abb. 18

Krebsaugen

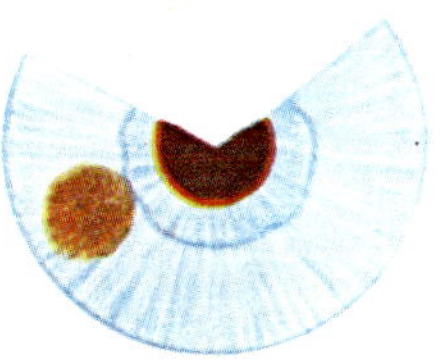

Abb. 19

Blumenkohl-Pigment: brauner Teppich (I)

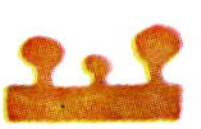

Abb. 20
Pilzförmige Auftreibungen (II)

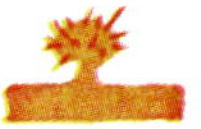

Abb. 21
Leuchtende Stacheln (III)

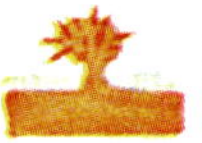

Abb. 22
Schimmelpilzartiges Phosphorisieren (IV)

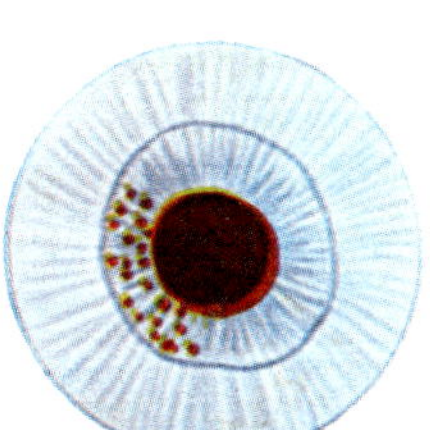

Abb. 23

Sektperlen (nach Schnabel)

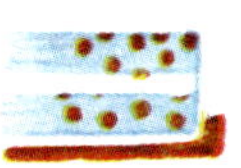

Abb. 24

Querschnitt durch die Krause

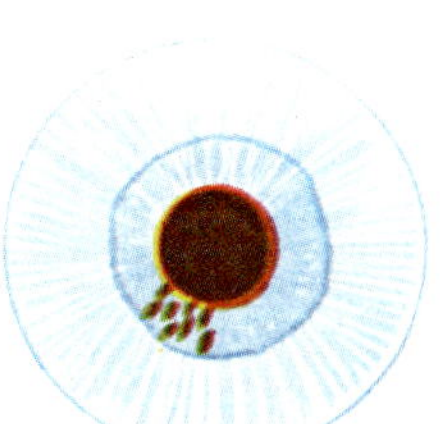

Abb. 25

Kleine Lanzettlakunen, regionär

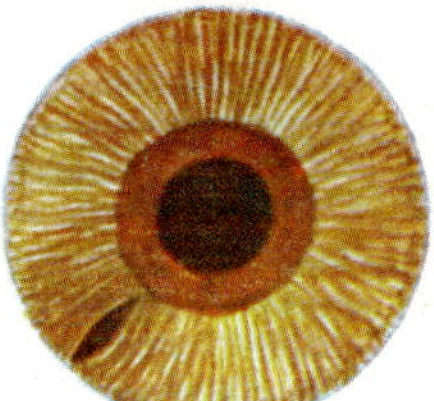

Abb. 26
Große Lanzettlakune,
öffnet sich bei Lichteinfall

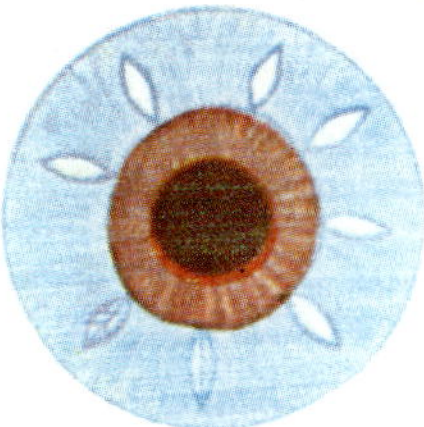

Abb. 27
Lakunenkranz
außerhalb der Krause

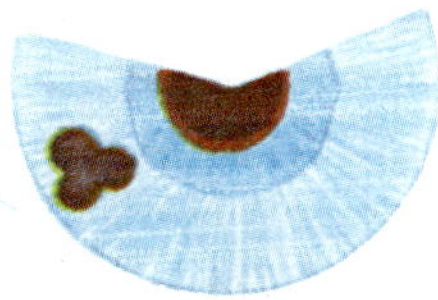

Abb. 29
Kreuzblüte

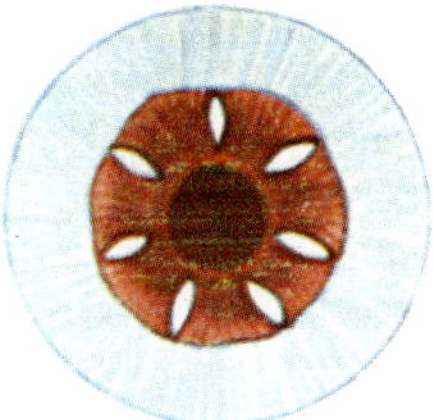

Abb. 28
Lakunenkranz
innerhalb der Krause

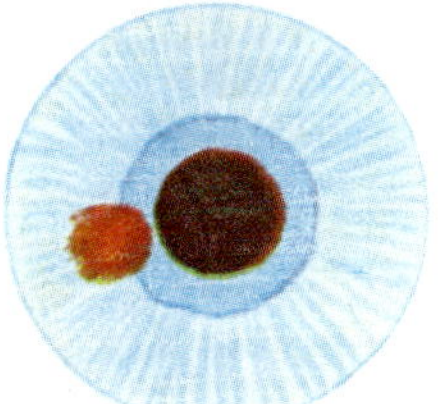

Abb. 30
Neoplastische Infiltration
mit Ascites

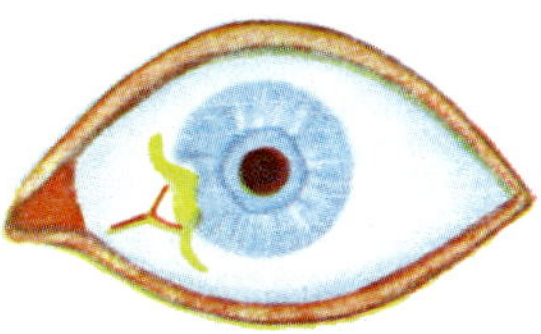

Abb. 31
Verwachsung traumatischer Genese

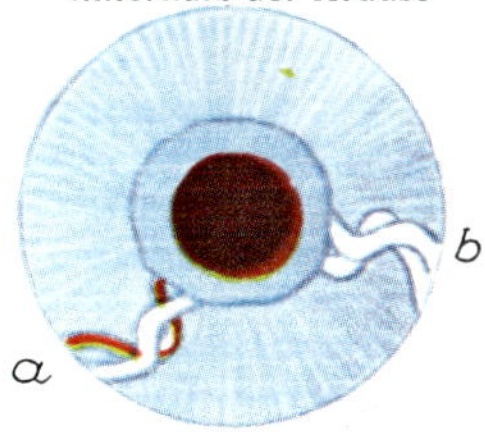

Abb. 32
Enterogene Verwachsung
a) Adhäsionsstadium
b) Tumorbildung

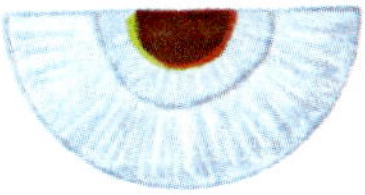

Abb. 35
Streptokokken

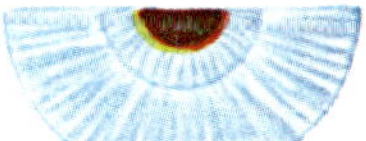

Abb. 36
Virus

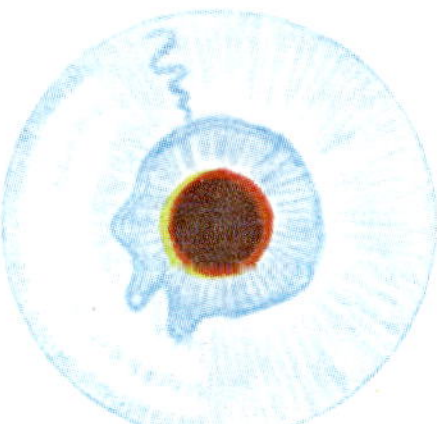

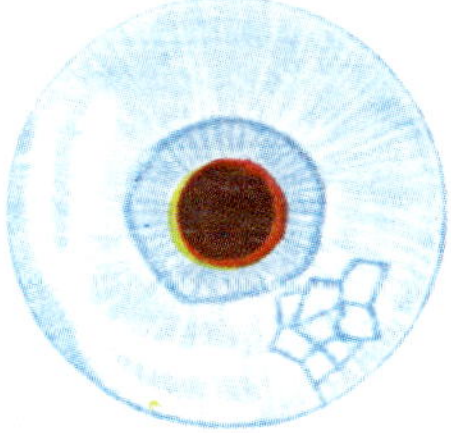

Abb. 33 Abb. 34
Neurogen induzierter Ikterus

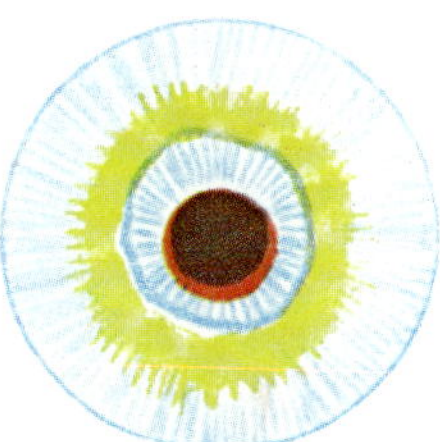

Abb. 37
Sulfonamidmißbrauch

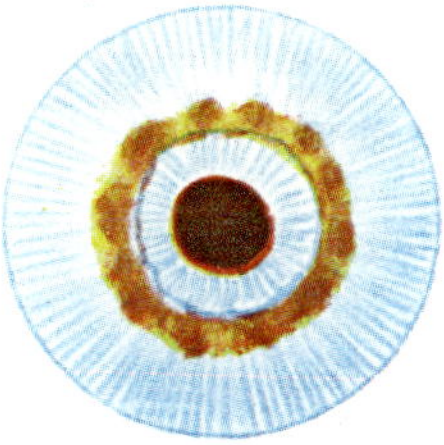

Abb. 38
Penicillinschädigung

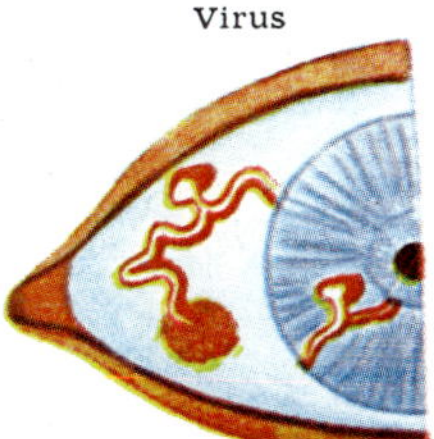

Abb. 39
Gefäßentzündungen
a) lokal
b) konstitutionell

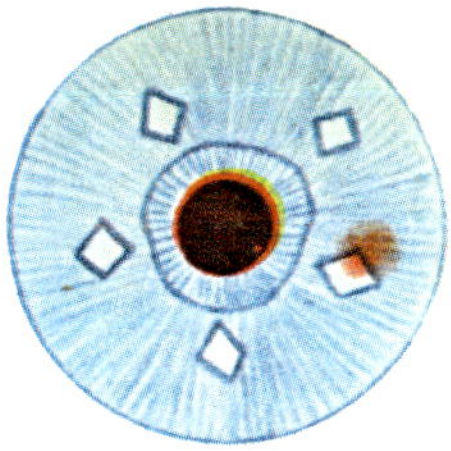

Knochenmarkslakunen

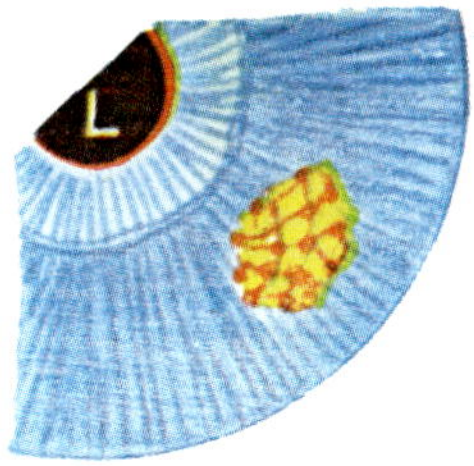

Vermehrte Hämolysinprod. der Milz

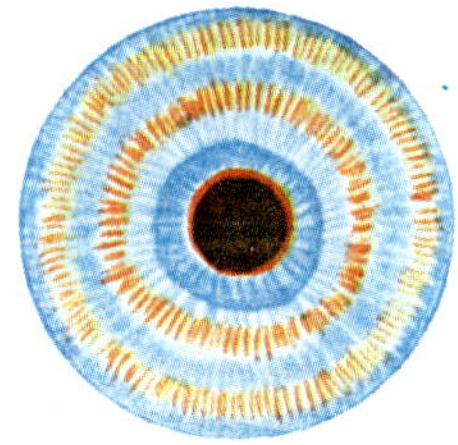

Bilirubinstreifen

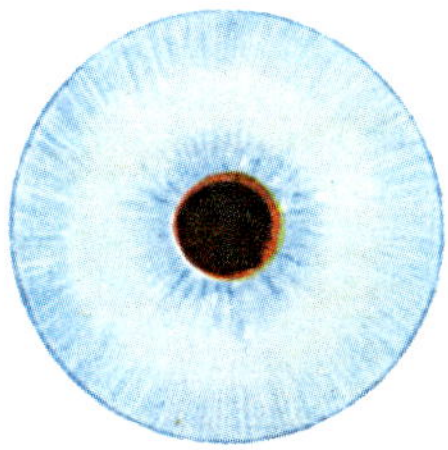

Abb. 43

Milchsäurering

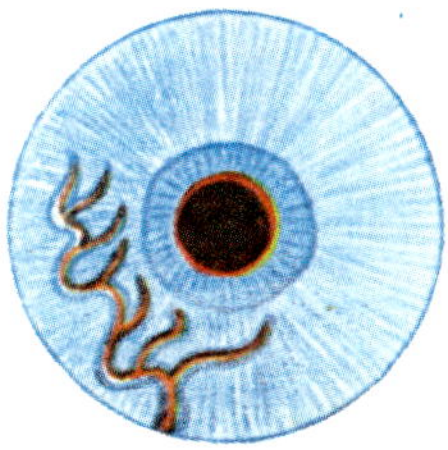

Abb. 44

Stauungsleber

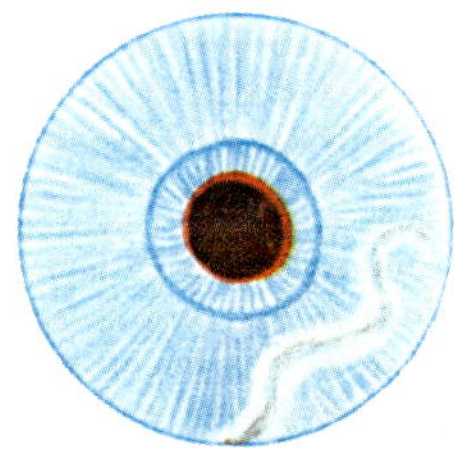

Abb. 45

DD: Geopathische Reiztransversale

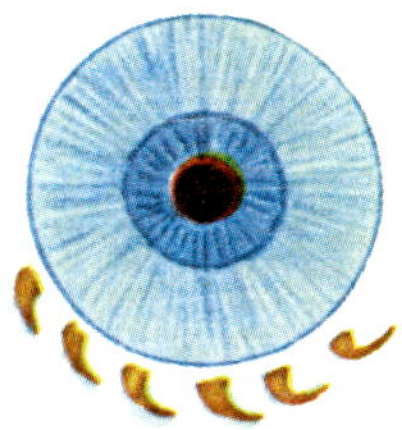

Cirrhotische Prozesse in der Leber

Abb. 46

Staketen am Limbusrand

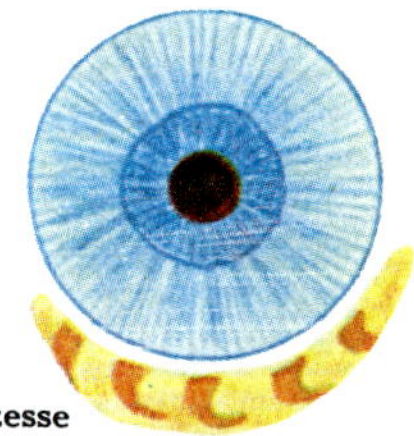

Abb. 47

Verschmelzung bei akutem Verlauf

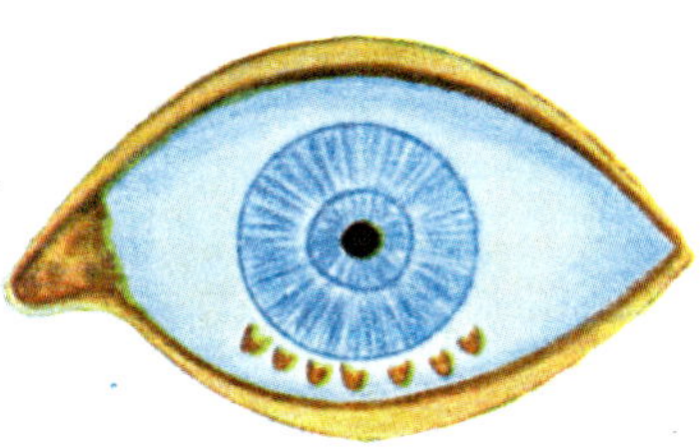

Abb. 48

Laënnec'sche Cirrhose

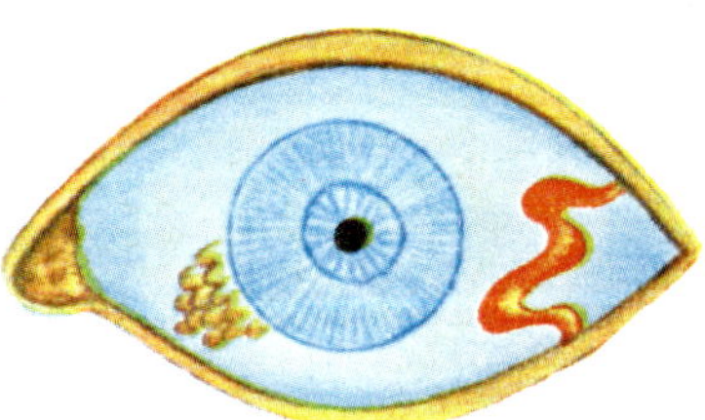

Abb. 49

Hanot'sche Cirrhose

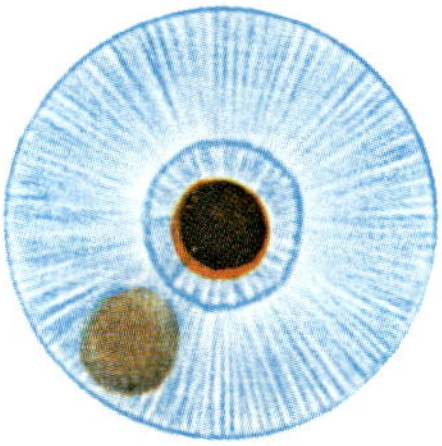

Abb. 50

DD: Tumor (mulde)

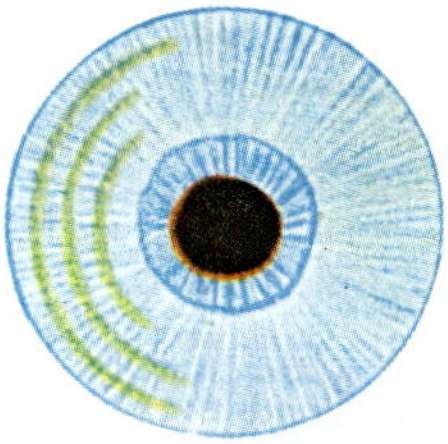

Abb. 51

Wilson'sche Krankheit
Fleischer'scher Pigmentring

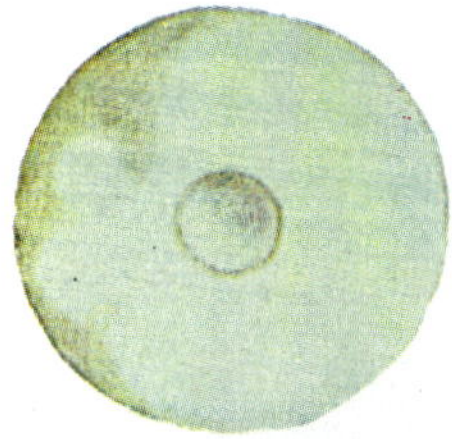

Abb. 52

DD: Tumor (Cornealring)

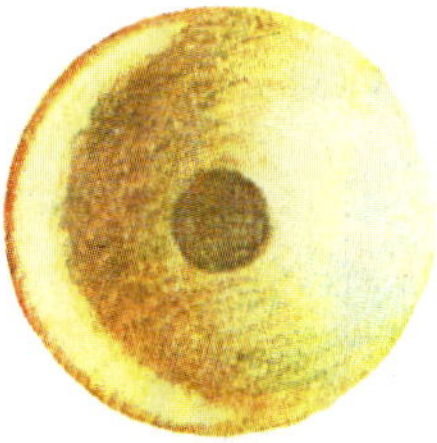

Abb. 53

DD: Skoliosis
Cornea-Sklerarand

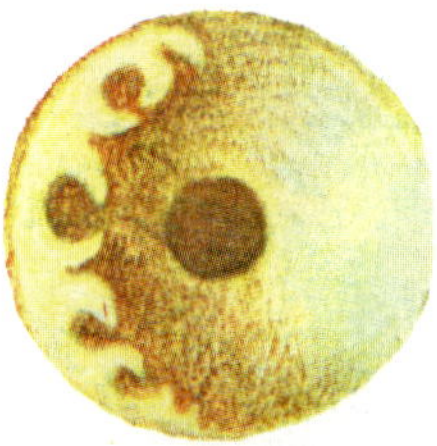

Abb. 54

DD: Bechterew
Cornea-Sklerarand

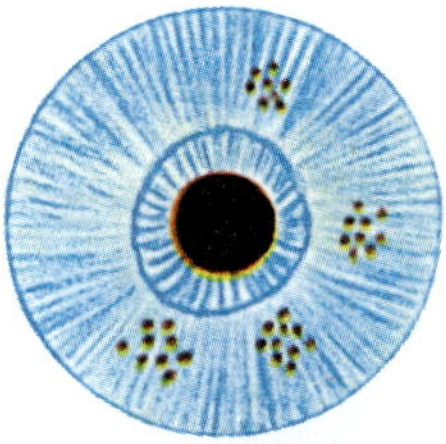

Abb. 55

Patholog. Glykogen-speicherung
Blutzucker unter 80 mg%

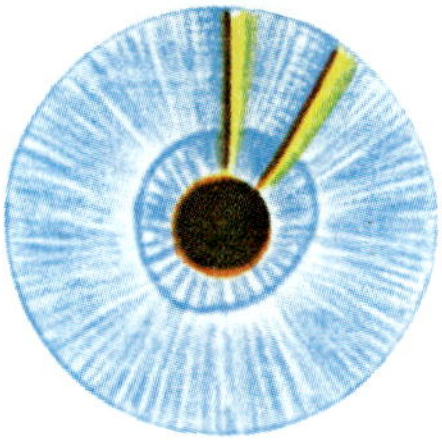

Abb. 56

Patholog. Phosphat-ablagerungen
(Niemann-Pick'sche Krankheit)

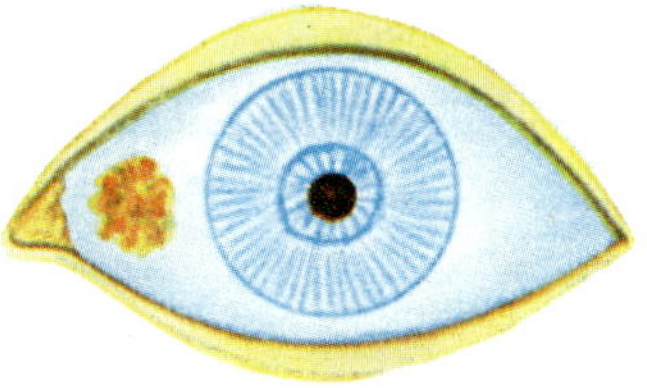

Abb. 57

Patholog. Fettspeicherung

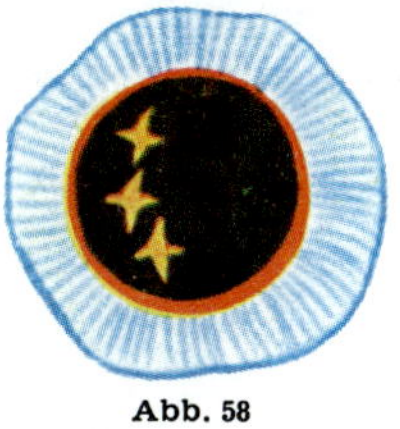

Abb. 58

Patholog. Cholesterin-deponierung

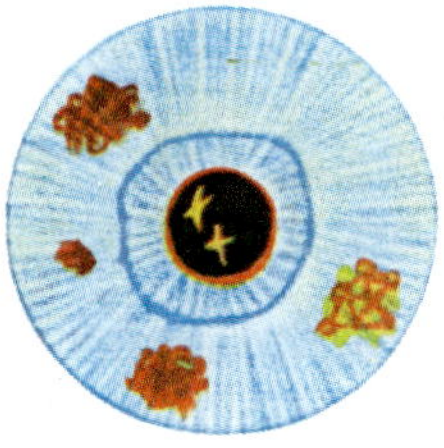

Abb. 59

Cortinvalenzstörung

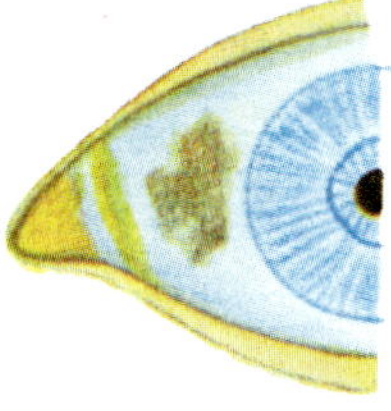

Abb. 60

Patholog. Amyloid-speicherung

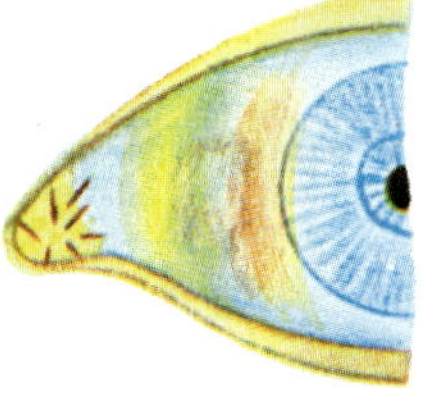

Abb. 61

mit tuberkulöser Infektion

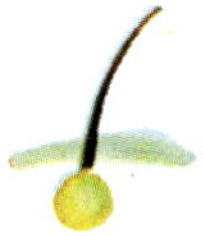

Abb. 62

Härchen in der Karunkel mit Eitersäckchen

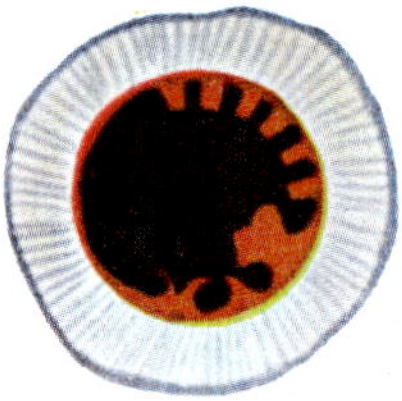

Abb. 63

Neurosaum - Backstein - PR
Neurolappen - Epi - PR

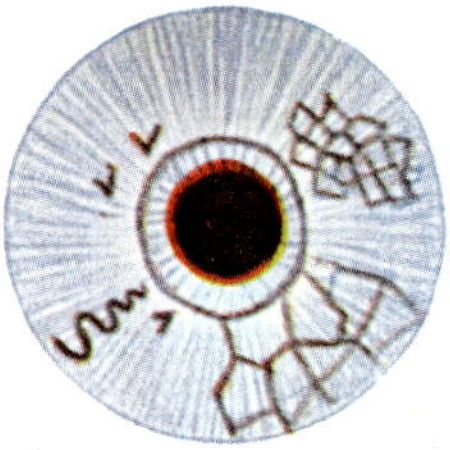

Abb. 64

Korkenzieher - Neuro-
häkchen - Neuronennetze

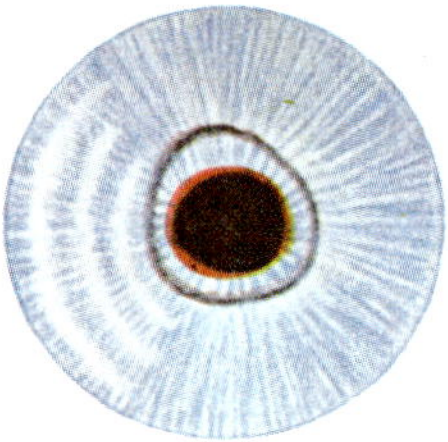

Abb. 65

Normale Kontraktionsringe

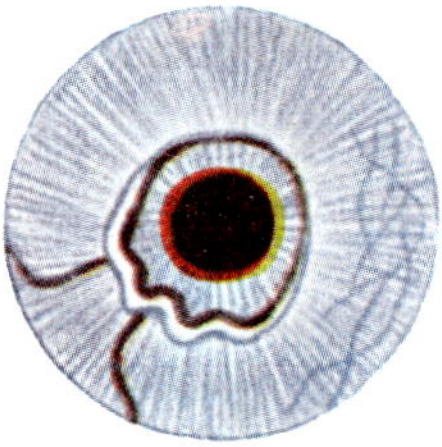

Abb. 66

Strickmuster - plastischer
KR - aberrable Fasern

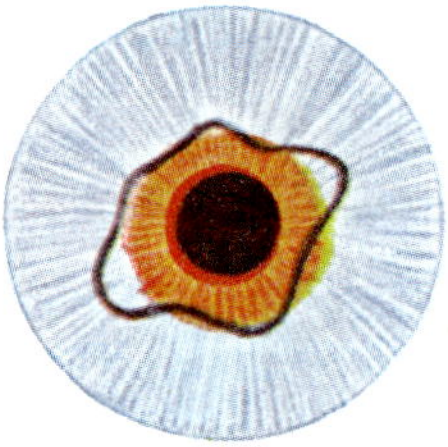

Abb. 67

Innere und äußere Zonen-
bildung, ausladender KR

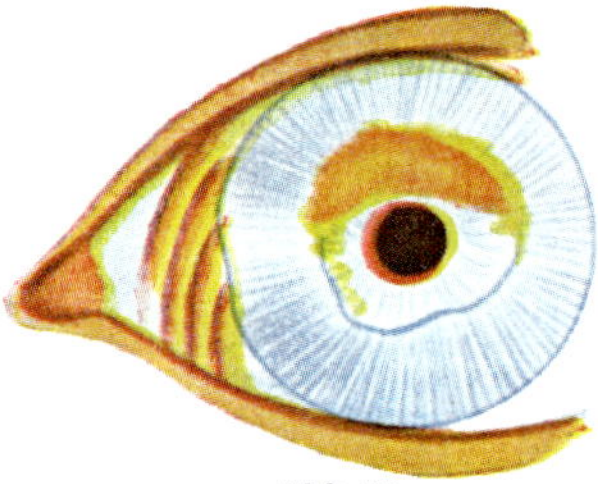

Abb. 68

Plastische Reliefbildung,
Meerschaum - KR., lokale
Streifenbildung

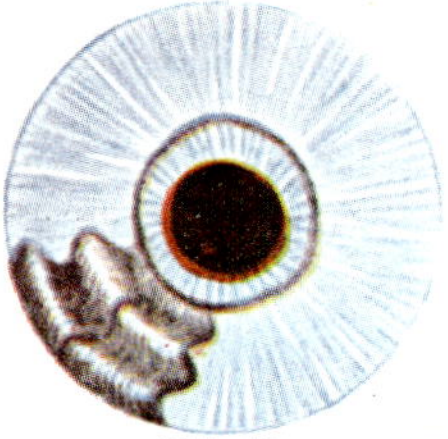

Abb. 69

Sektorale Wellenform

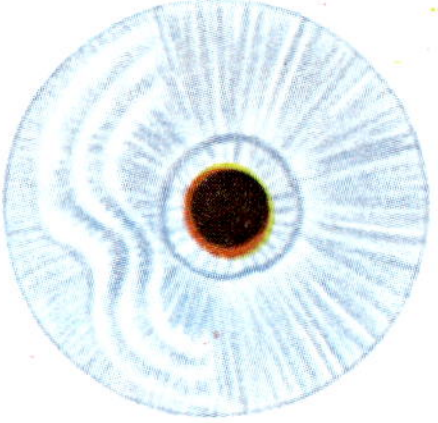

Abb. 70

Eingezogene Kontraktions-
ringe

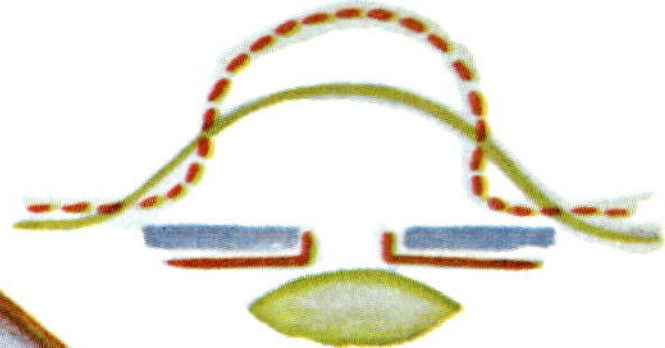

Abb. 72

Rot = Keratoglobus

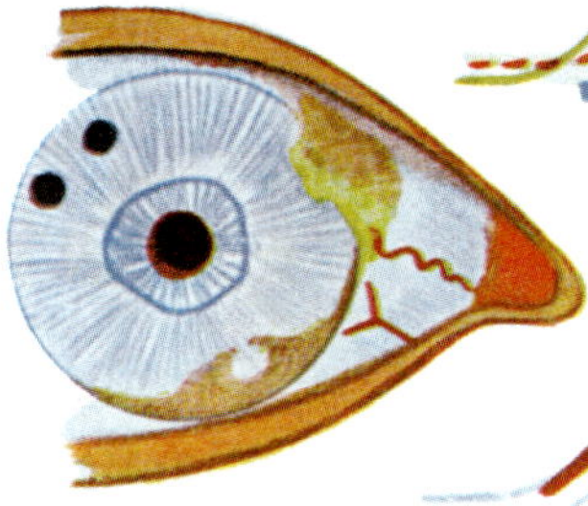

Abb. 71

Traumalöcher - Skleraler Wulst - Traumagefäße - Tumorring

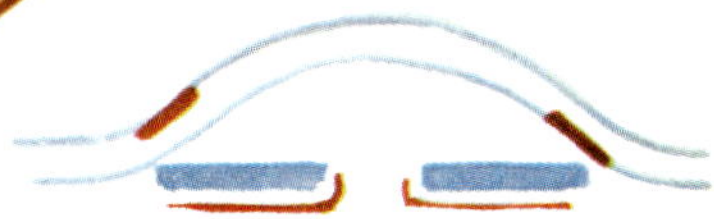

Abb. 73

Epithelkragen - Endothelkragen

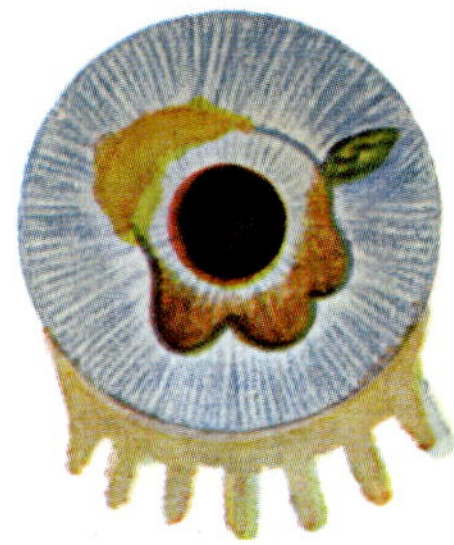

Abb. 74

Harte Staketen - Verschmutzte Darmlakunen - Milchsäurering - Drüsenlakunen

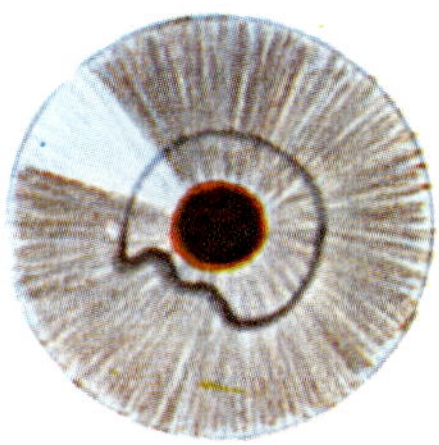

Abb. 75

Sektorale Anachromie - Impulsationsseil

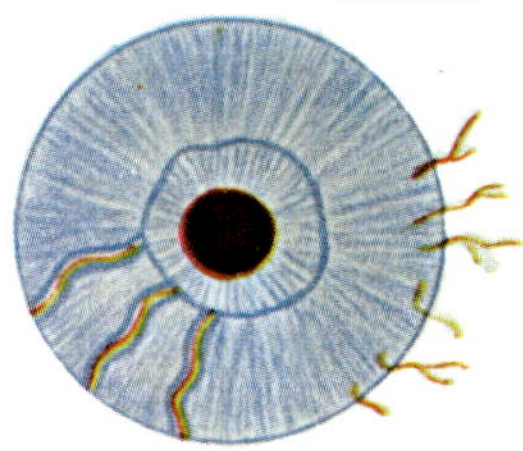

Abb. 76

Vascularisierte Radialen - Limbusgefäße

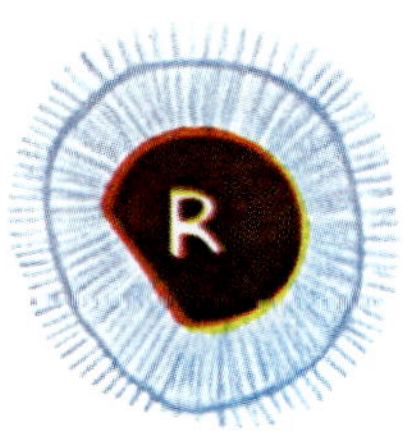

Abb. 77

Nach links subluxierter 8. Dorsalwirbel

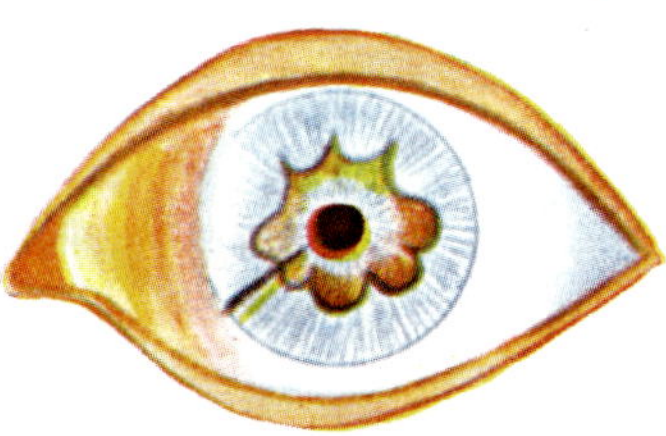

Abb. 78

Parasitäre Entzündungsursache (siehe auch Abb. 15—16)

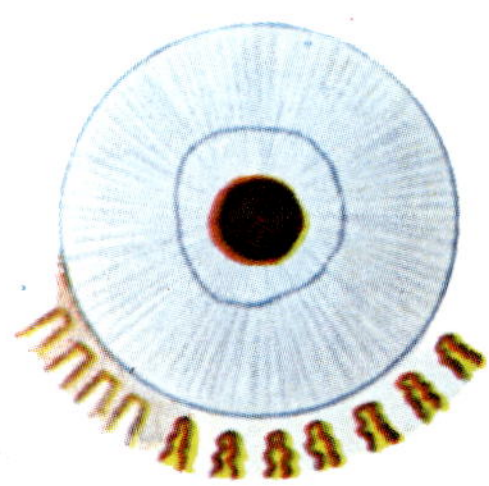

Streptokokken, Typhus und Paratyphus

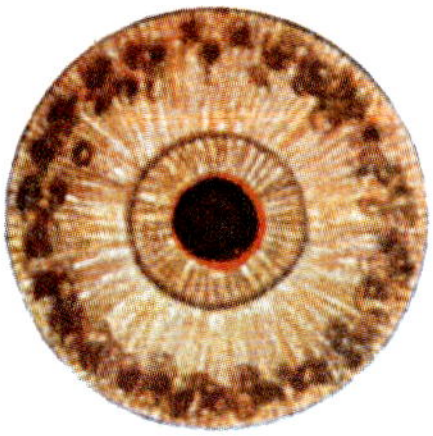

Abb. 80

Scharfe Gallensäuren

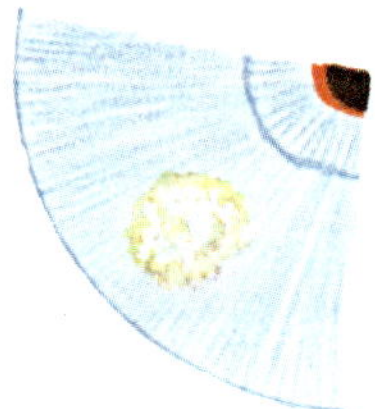

Abb. 81

Erhöhter Kalkausfall

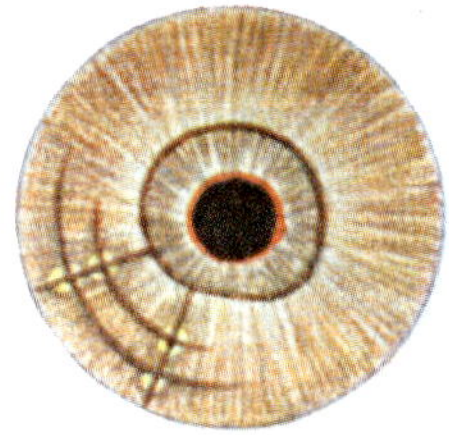

Abb. 82

Radiäre Steinlinien

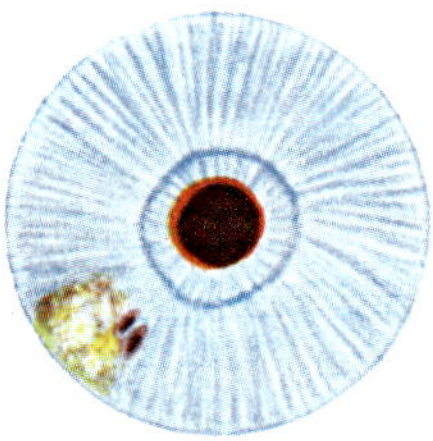

Abb. 83

Lithogener Katarrh der Gallenblase

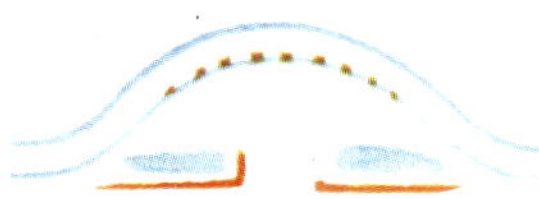

Abb. 84

Cholesterinkriställchen auf dem Endothel der Cornea - Angina pect. im Zusammenhang mit Gallenstörungen

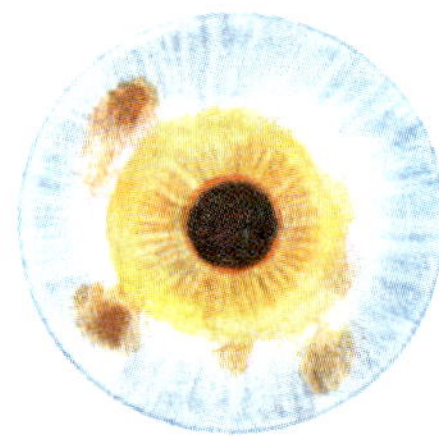

Abb. 85

Reine Pigmentsteine ohne entzündliche Vorgänge

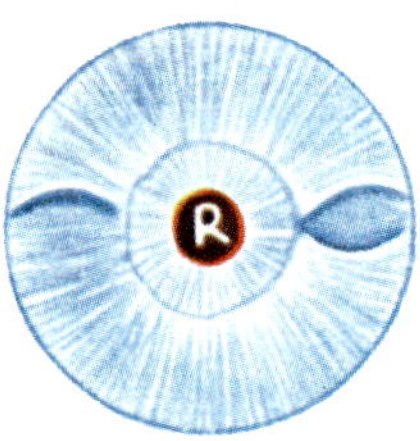

Abb. 86

Tonogene Dilatation

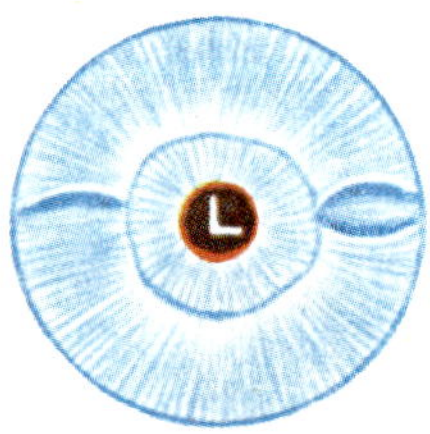

Abb. 87

Myogene Dilatation

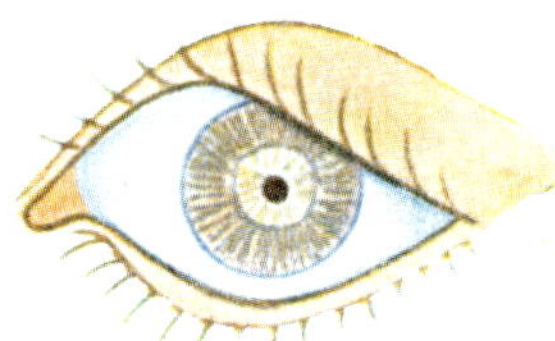

Abb. 88

Dilatatio cordis

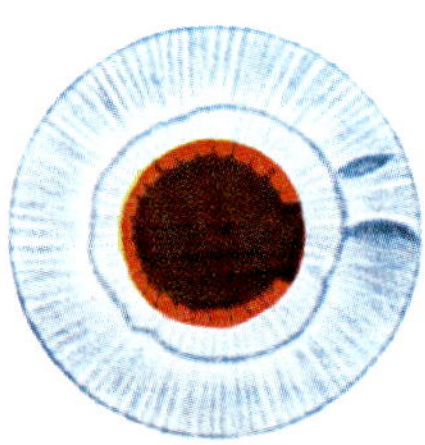

Abb. 89

Atrophie des Herzens

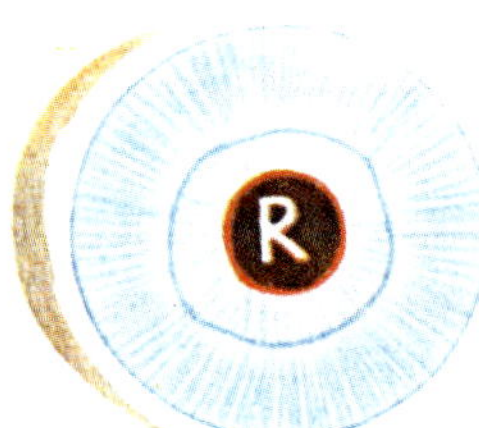

Abb. 90

Sinusbradycardie

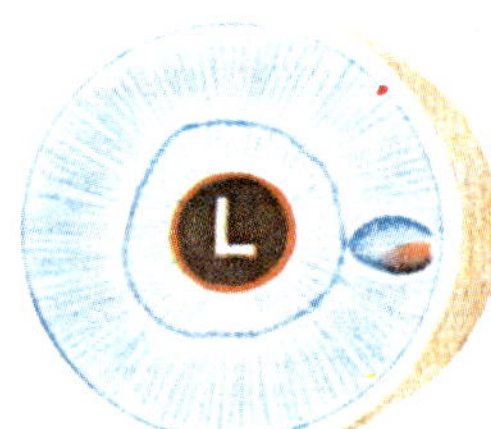

Abb. 91

Sinustachycardie

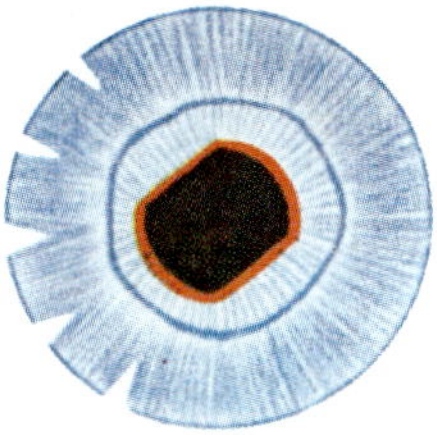

Abb. 92

Wirbelsubluxation
Dornenkrone

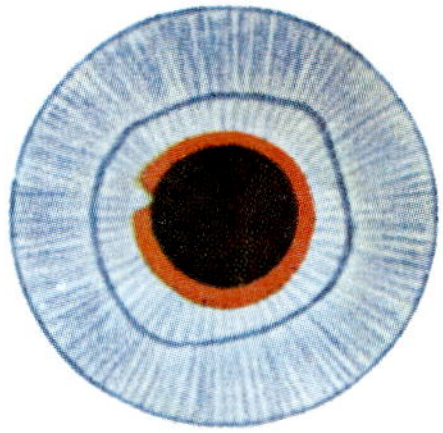

Abb. 93

Pupillenrandkeil

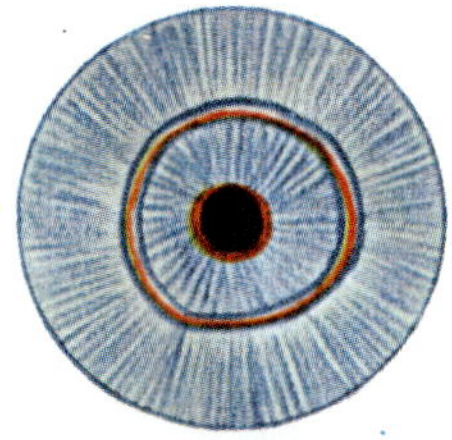

Abb. 94

Vascularisierter KR

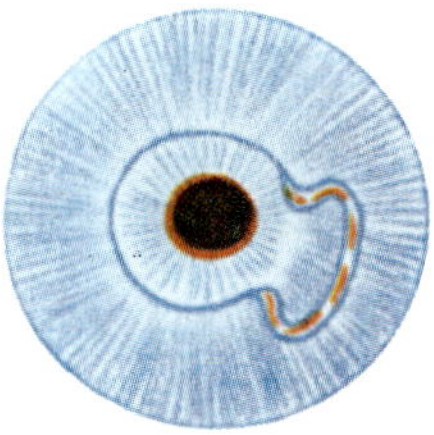

Abb. 95

Springender KR mit
Gefäßen

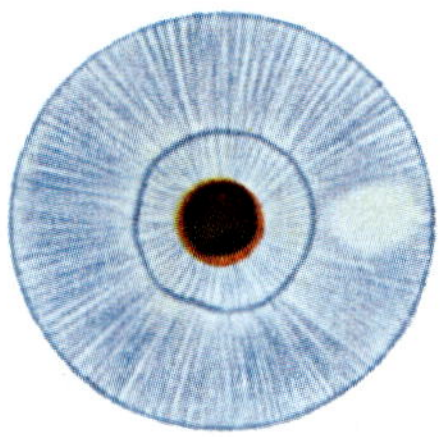

Abb. 96

Endocarditis Stadium I

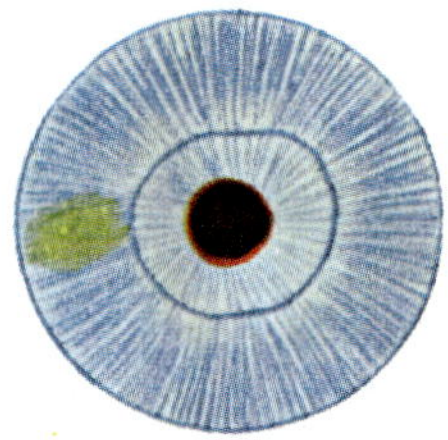

Abb. 97

Endocarditis Stadium II

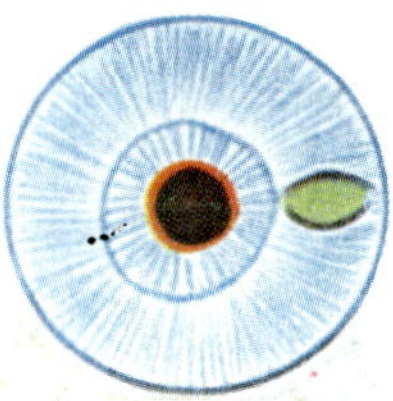

Abb. 98

Sept. Endocarditis mit
eingedellten Staketen

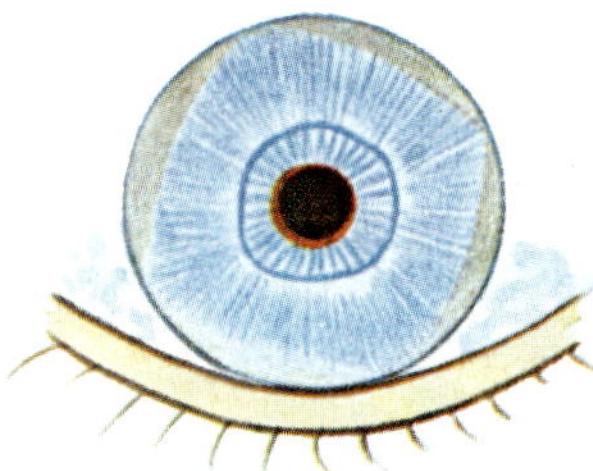

Abb. 99

Atherosklerose mit
Schaumbildung

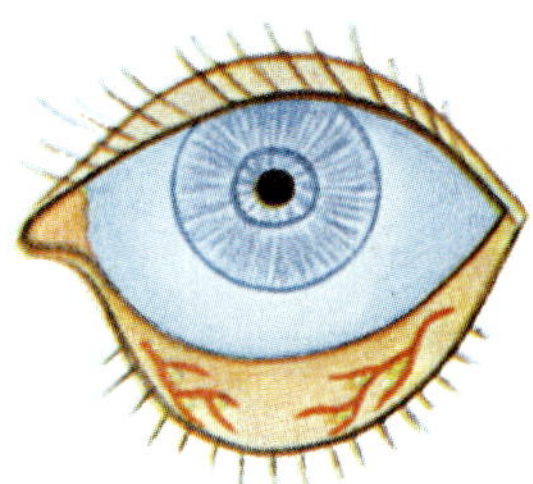

Abb. 100

Luetische Zeichen

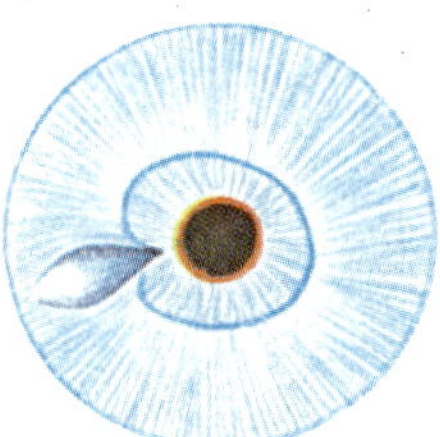

Abb. 101

Eingedrückter KR

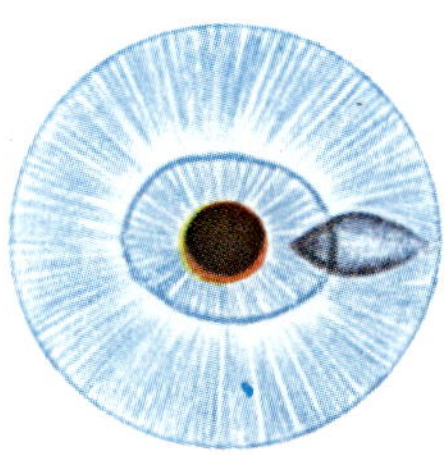

Abb. 102

Durchstoßener KR

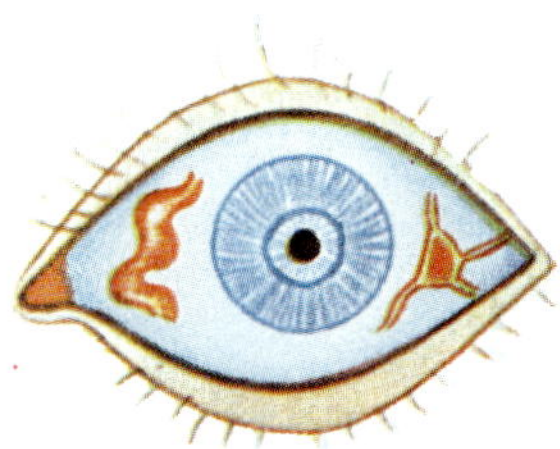

Abb. 103

Porzellangefäß -
Tümpelgefäß

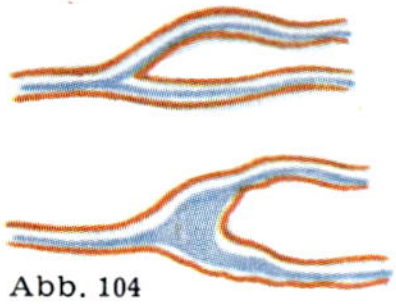

Abb. 104
normale
Abb. 105
pathologische Gefäß-abzweigung

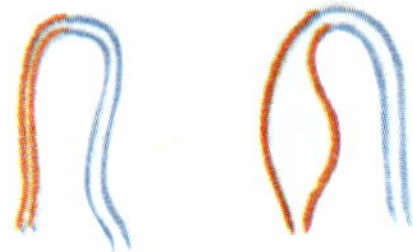

Abb. 106
normales Haargefäß
Abb. 107
Spindel-Haargefäß

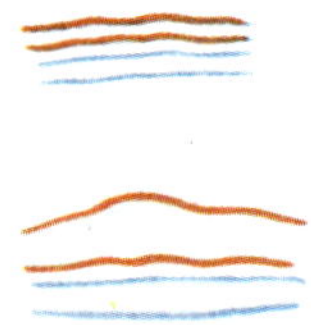

Abb. 108
normale
Abb. 109
atonische Querdynamik

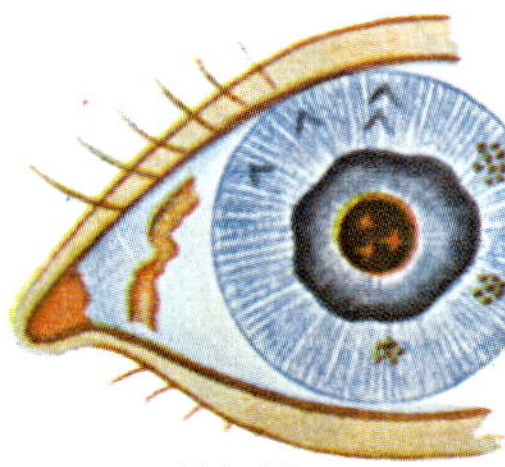

Abb. 110

Coronarspasmen aus verschiedenen Ursachen

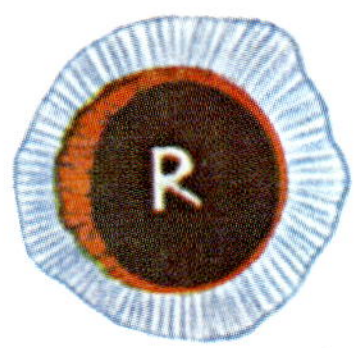

Abb. 111

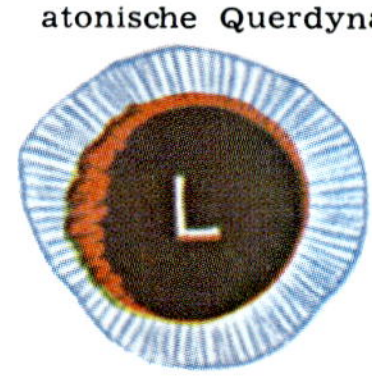

Abb. 112

Parallel symmetrische Verdickung des KR

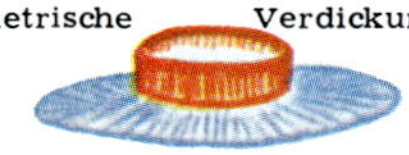

Abb. 113 Zylinderförmiger PR

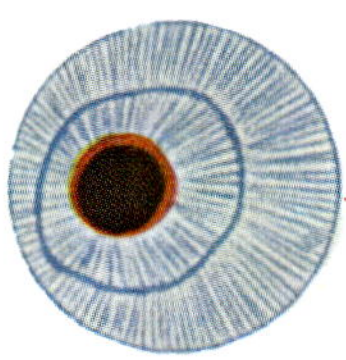

Abb. 114

Temporal exzentrische Pupillenanordnung

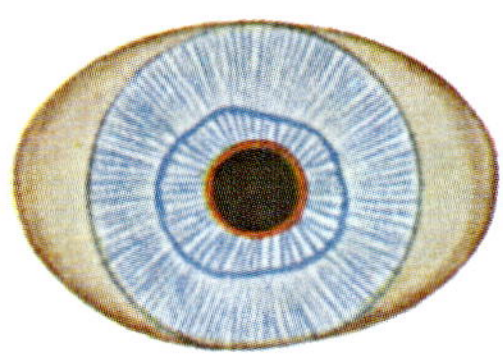

Abb. 115

Liegend ovale Cornea

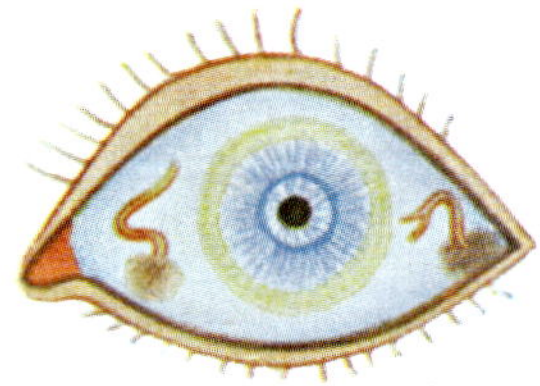

Abb. 116

Stenocardische Symptome infolge schwerer Anämien

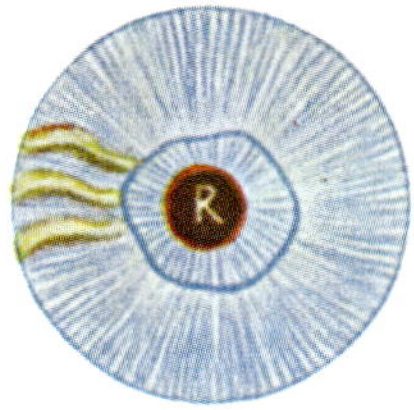

Abb. 117

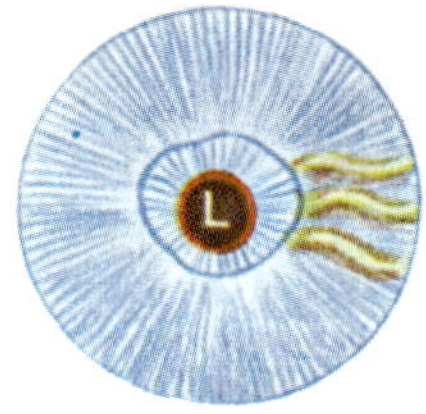

Abb. 118

Schweißige Radialen bei Pericarderkr.

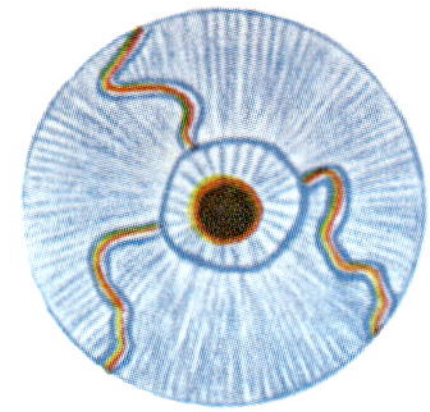

Abb. 119

Stauungstransversalen

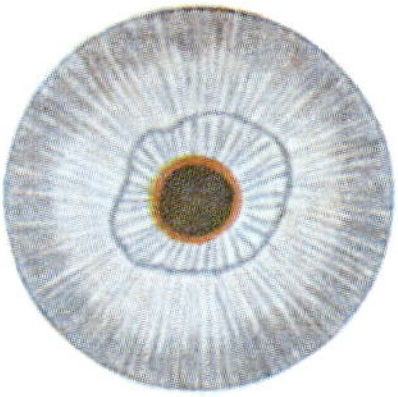

Abb. 120

Dunkler Irisrand

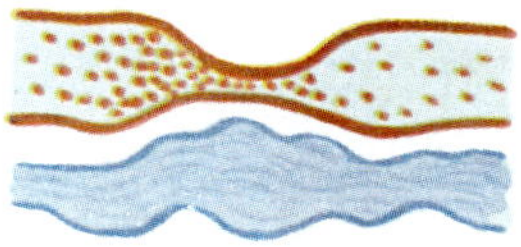

Abb. 121

Ringförmig eingezogene Gefäße mit venöser Tümpelbildung

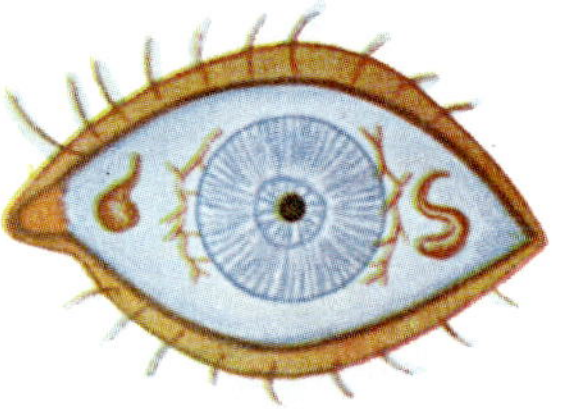

Abb. 122

Zirkuläre Gefäßkrone; sack- und hantelförmige Gefäßausstülpungen

Abb. 123

a) Kropfgefäß
b) eingeschnürtes Gefäß
c) Tümpelbildung

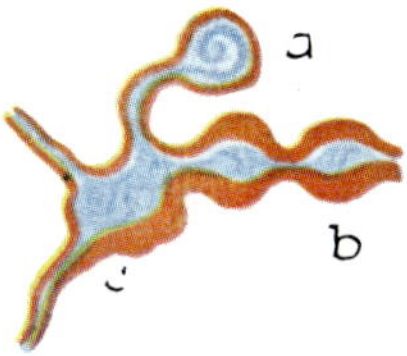

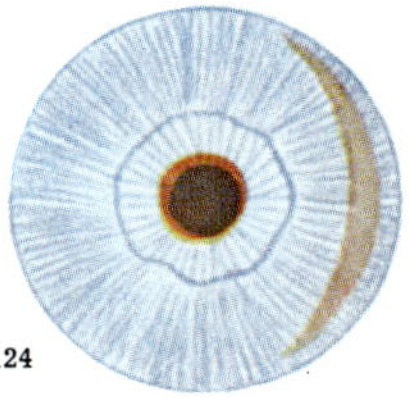

Abb. 124

Sektoraler Arcus senilis

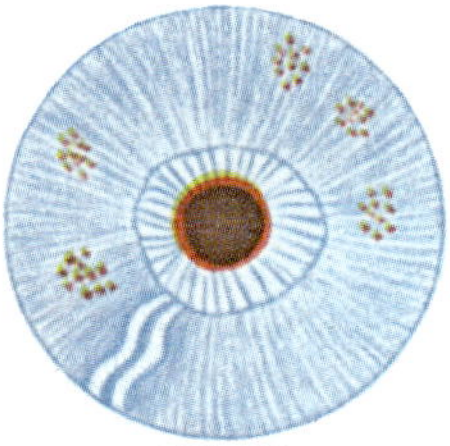

Abb. 125

Insuläre Rasterung Phlebitis-Radiale

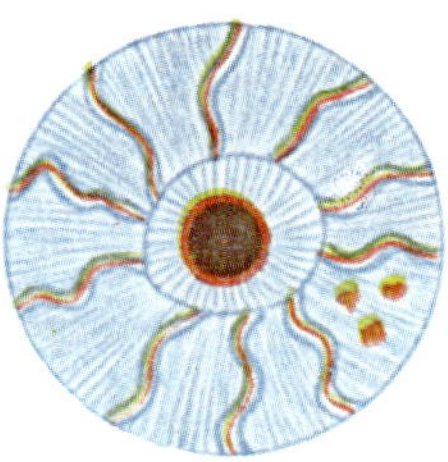

Abb. 126

Zirkulär erscheinende Radialen - Hämorrhagische Schollen

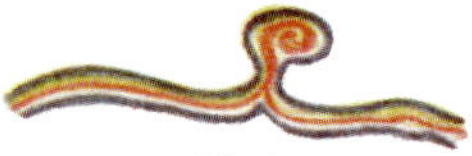

Abb. 127

Venöses Kropfgefäß

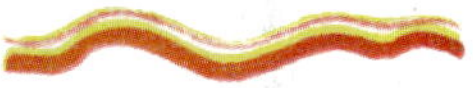

Abb. 128

Hämorrhoidalband

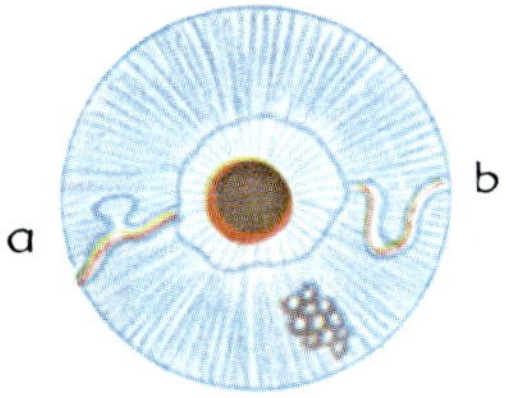

Abb. 129

Ektropierte Schleifenradiale - Venentraube

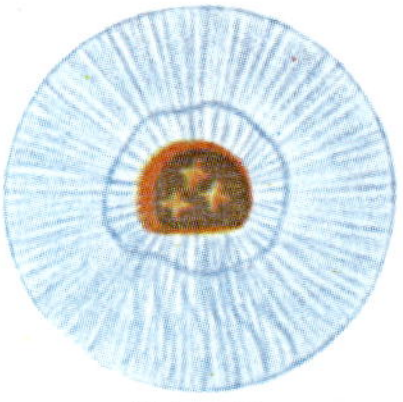

Abb. 130

Mechanischer Venenüberdruck

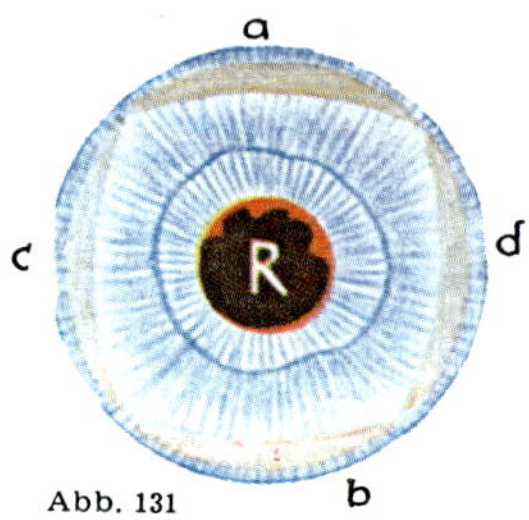

Abb. 131

a) Cerebralsklerose
b) Extremitätensklerose
c) Coronarsklerose
d) Pulmonalsklerose
Seniler PR

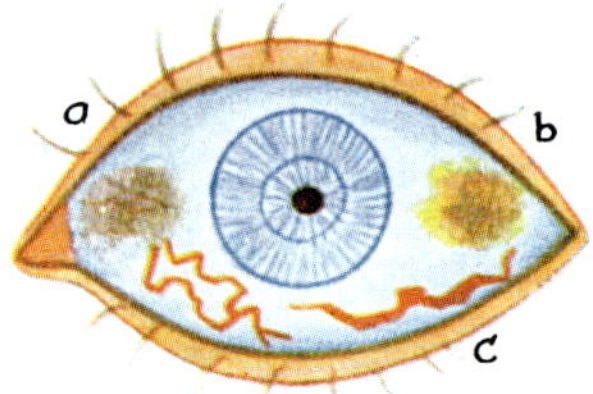

Abb. 132

a) amyloide
b) lipoide
Degeneration
c) Gefäßwanddegeneration

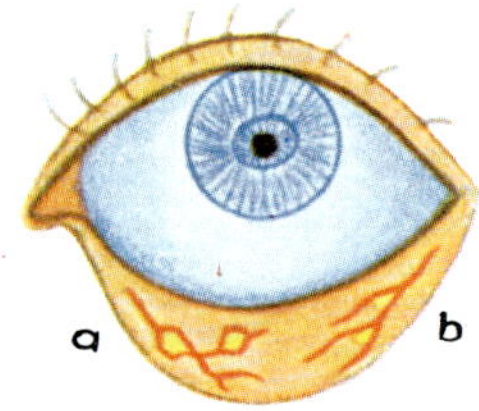

Abb. 133

Gefäßveränderungen
a) tuberkulöse
b) luetische

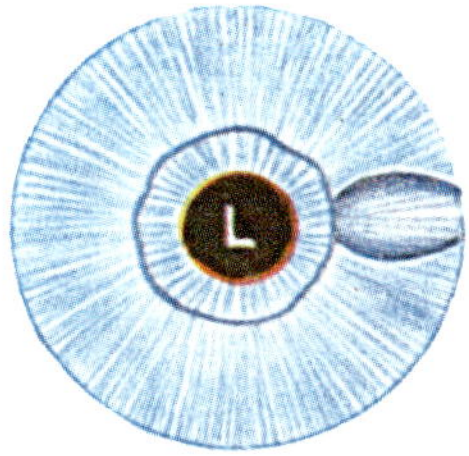

Abb. 134

Minutenvolumenhochdruck - Herzhypertrophie

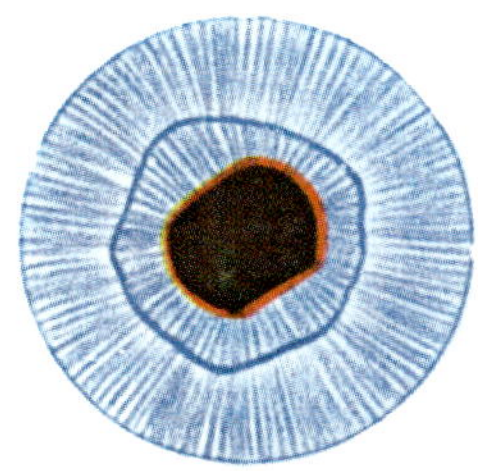

Abb. 135

Mechanische Behinderung der Systole - Subluxation von C5 und D3

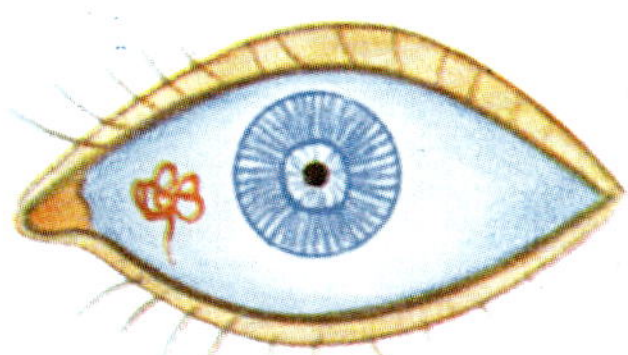

Abb. 136

Konstitutionelle Engstellung des Kapillarnetzes

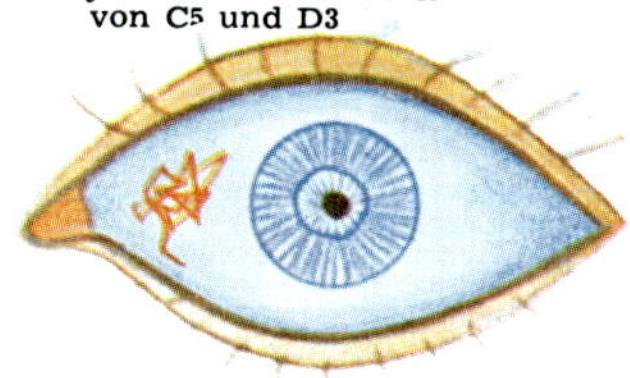

Abb. 137

Erstarrung der Arteriolen und der Haargefäße

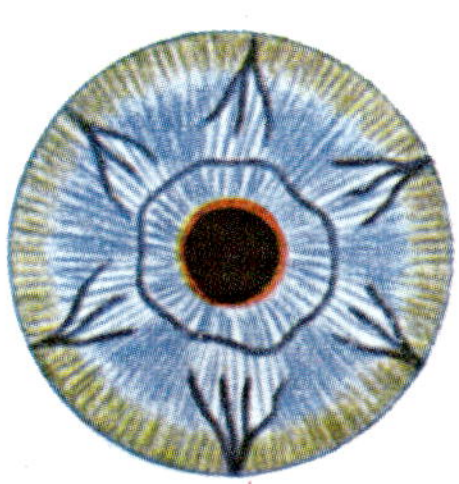

Abb. 138

Hypertonus im thorakalen und abdominellen Sektor

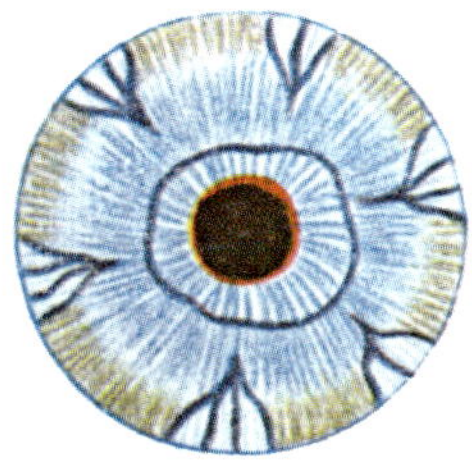

Abb. 139

Gefäßdruckstörungen in der Peripherie

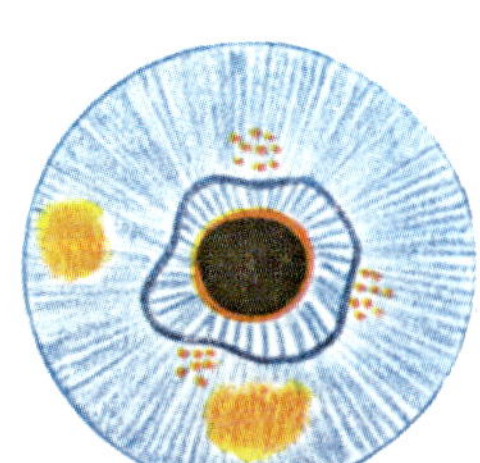

Abb. 140

a) Pankreatogene Venenbelastung
b) Schilddrüsenpigment

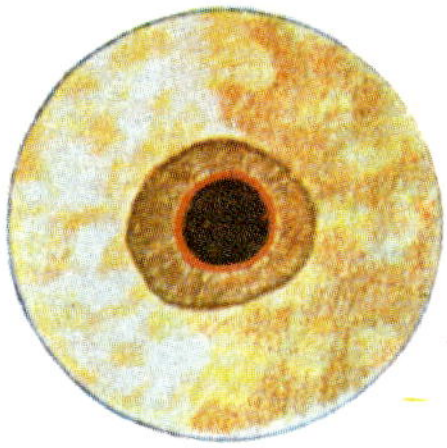

Abb. 141

Humoral-lymphatische Wandeinengung - Atrappenbildung

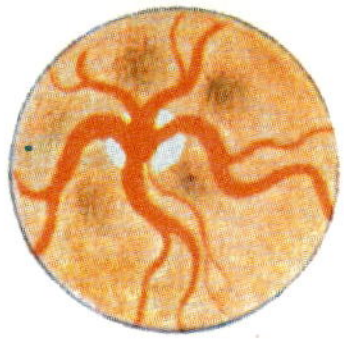

Abb. 142

Augenhintergrund, roter Hochdruck - pralle Gefäße

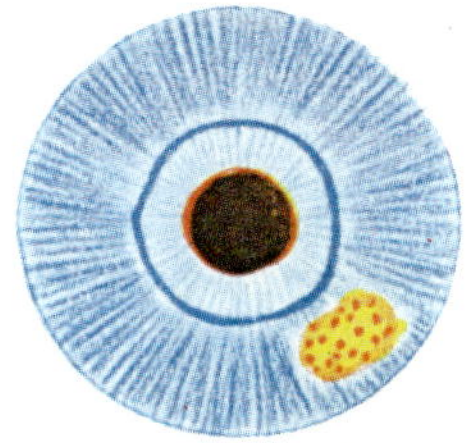

Abb. 144

Schrumpfnierenpigment

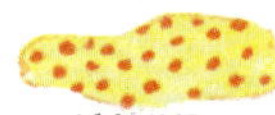

Abb. 145

Querschnitt von Abb. 144

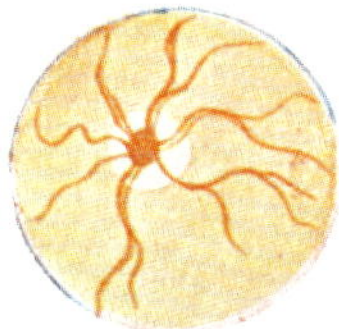

Abb. 143

Blasser Hochdruck, Retinitis angiospastica

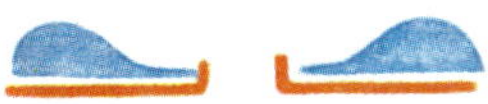

Abb. 146

Sympathicotoner Typ

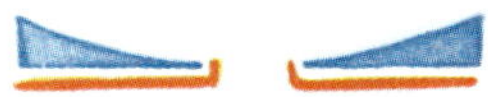

Abb. 147

Vagotoner Typ

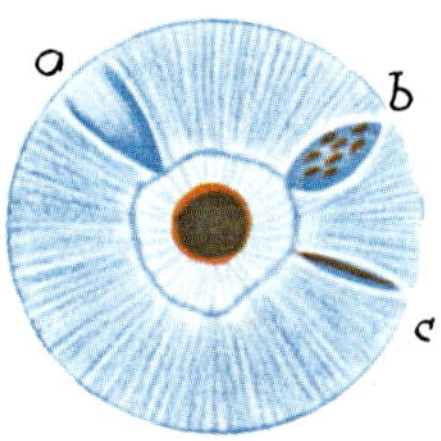

Abb. 148

Kehlkopftumoren
a) Torpedo
b) Lakune mit Lanzett
c) Mediastinaltumor

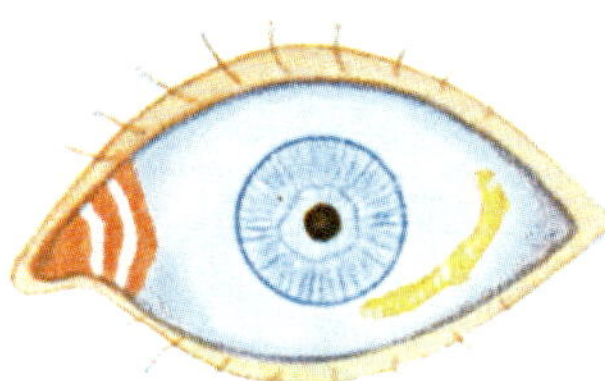

Abb. 149

Struma: Caruncula duplicata - Wurmform

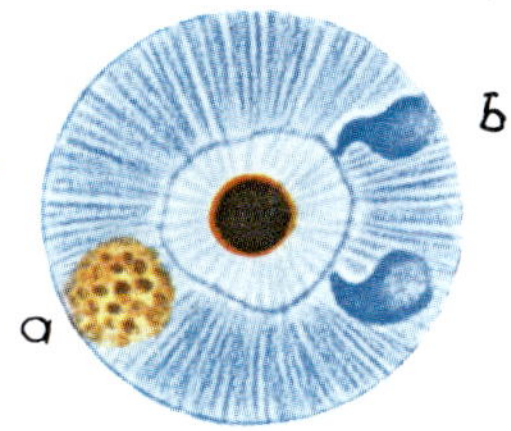

Abb. 150

Struma
a) Blumenkohlpigment
b) Schnabellakunen

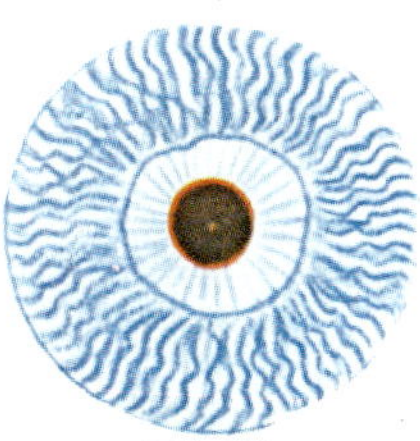

Abb. 151

Atelektasen: „gekämmte Haare“

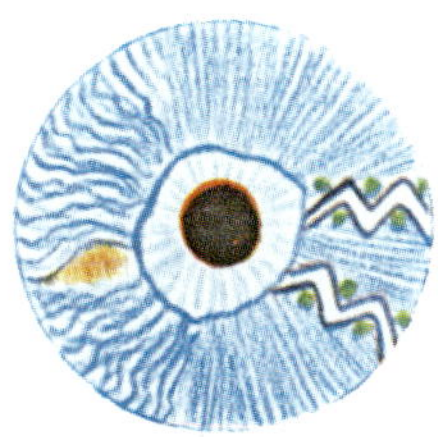

Abb. 152

Atelektasen mit Tbc-Infiltration, links = beginnender Affekt

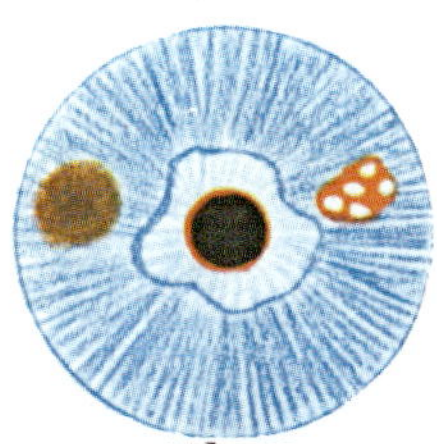

Abb. 153

Bronchialstenose - Maubachscher Reibekuchen - Fliegenpilz

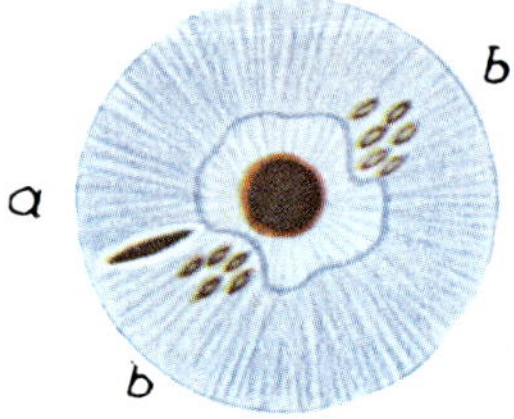

Abb. 154

Bronchialtumoren
a) Adeno-Tumor
b) Kleinstlakunöse Nester

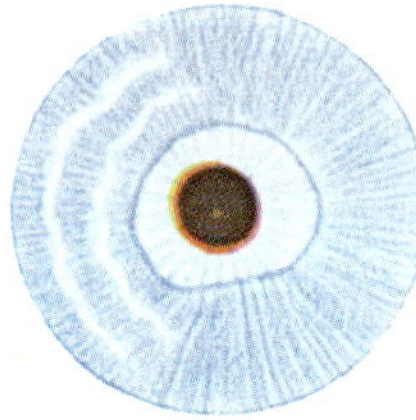

Abb. 155

Spastische Konstriktion der Bronchien

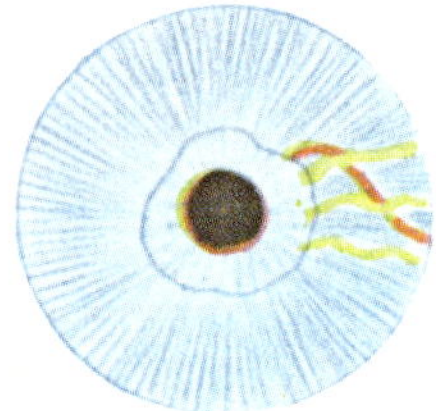

Abb. 156

Sekretorische Verengung
Bronchiolitis obliterans

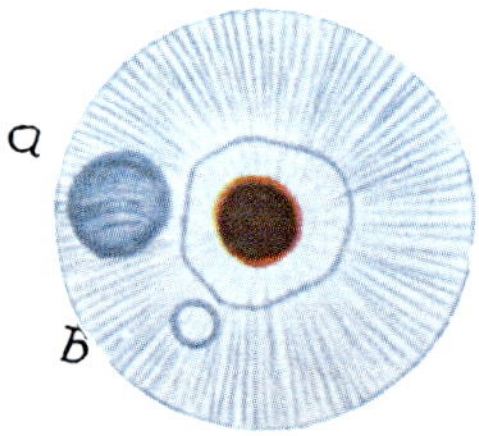

Abb. 157

a) Emphysem-Mulde
b) Epithelfenster

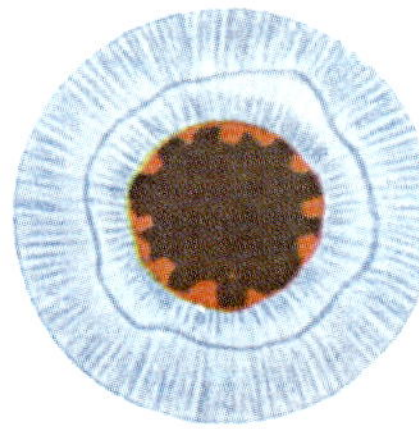

Abb. 158

Arthritis-PR

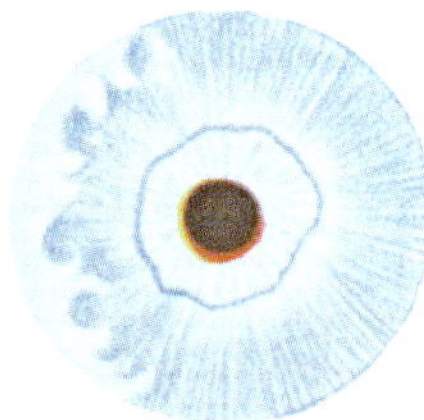

Abb. 159

Spondylarthritisring auf der Cornea

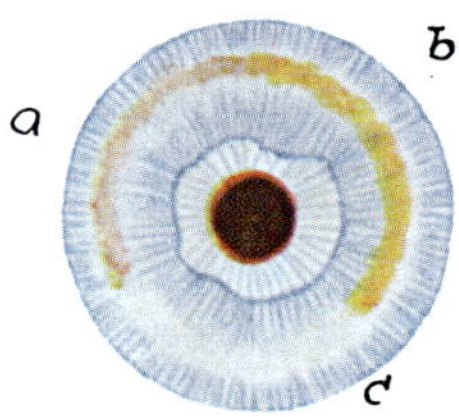

Abb. 160

a) Rheuma
b) Ekzeme
c) Saftkonzentration
Periphere chromatische Abblassung

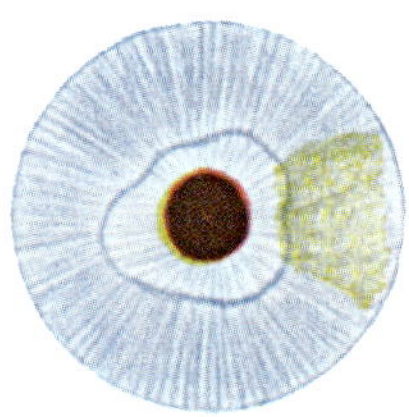

Abb. 161

Gewebsrarifikation

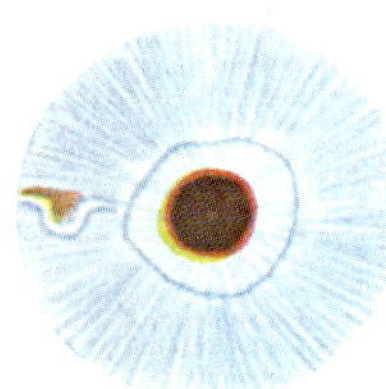

Abb. 162

Bronchiektasie
Hufeisenradiale

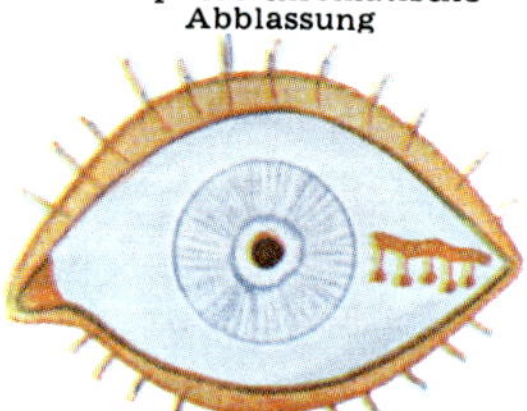

Abb. 163

Arrosion mit Blutungsbereitschaft - Perlenkette

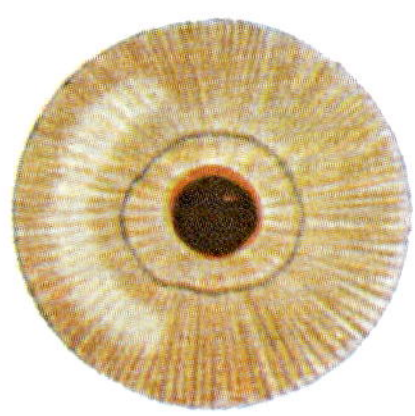

Abb. 164

Pneumonosering

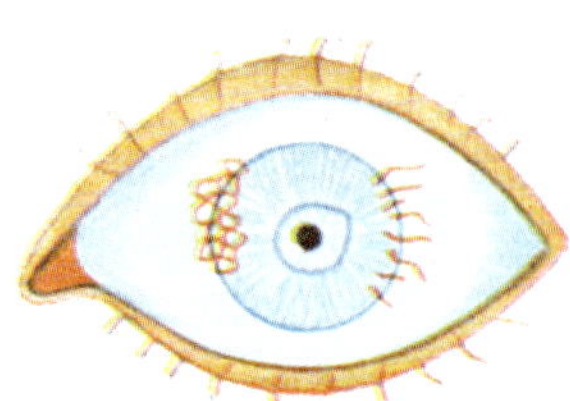

Abb. 165

Allergiegefäße
Netz- und Linienform

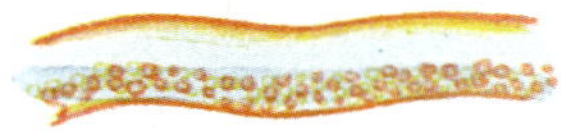

Abb. 166

Anämisches Skleralgefäß

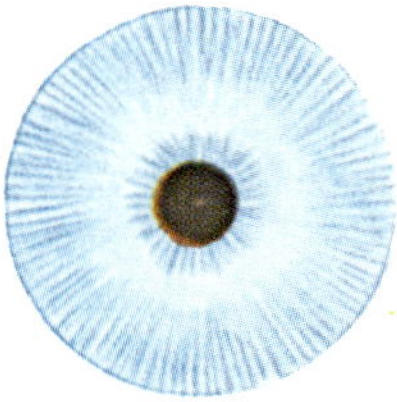

Abb. 167

Milchsäure

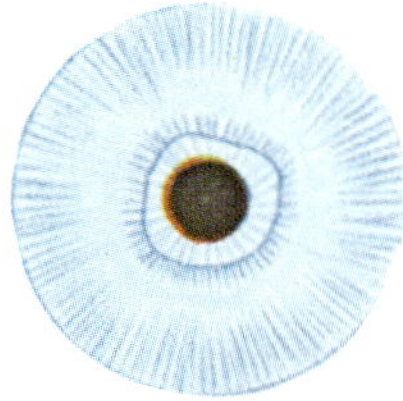

Abb. 168

Oxybutter } Säure
Acetessig }

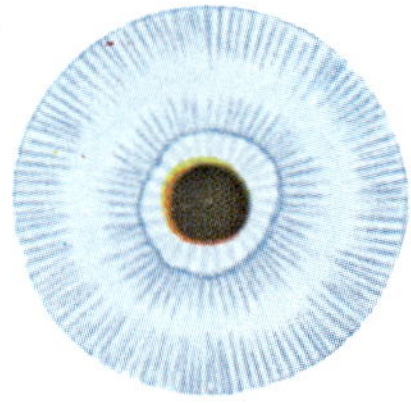

Abb. 169

Zentrales Rheuma

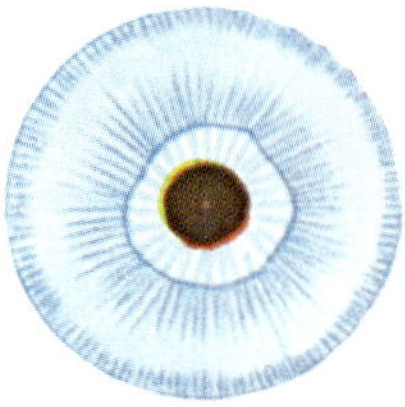

Abb. 170

Peripheres Rheuma

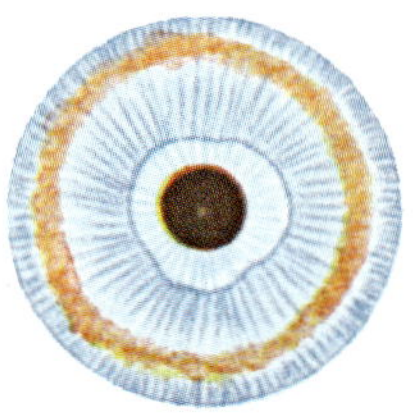

Abb. 171

Umschlagen von Rheuma in Ekzem

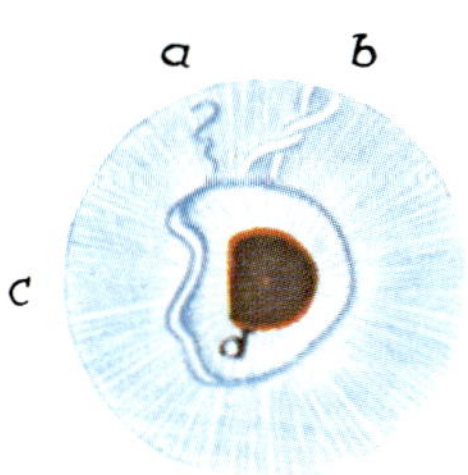

Abb. 172

a) Korkenzieher
b) Überschneidende Bänder
c) Plastisch eingezogener KR
d) Pupillendeformation

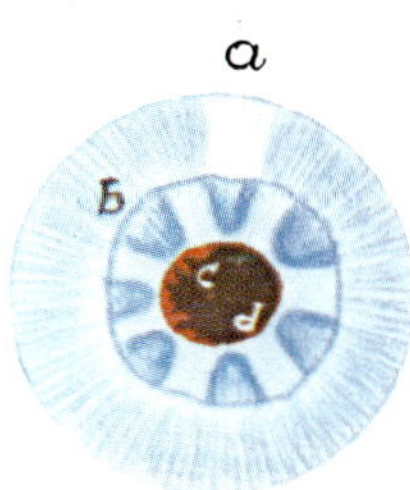

Abb. 173

a) Anachromie
b) Epi-Lamellen
c) Epileptiker-PR
d) Ausgeweitete Pupille

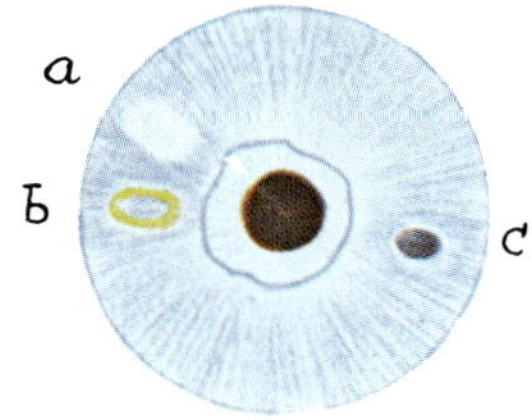

Abb. 174

a) Entzündung
b) Anschoppung und Hepatisation
c) Ausheilung

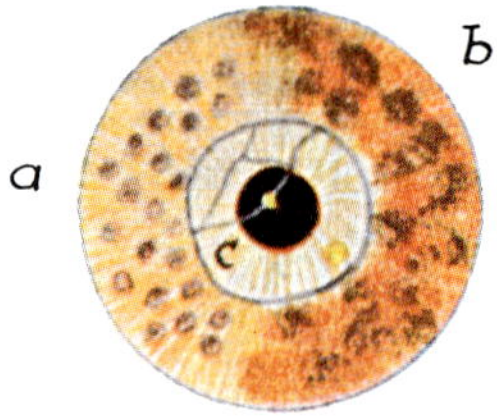

Abb. 175

a) Stromawarzen
b) Mondkrater
c) Seiltänzerfiguren

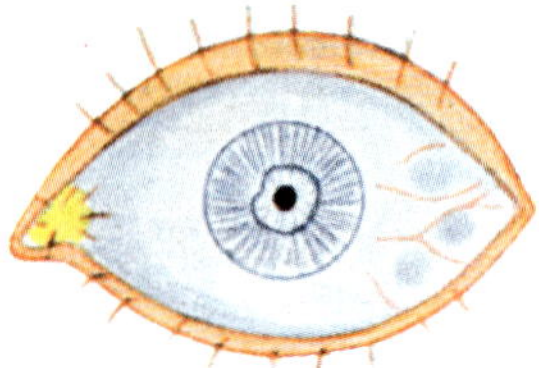

Abb. 176

Härchen in der Karunkel
Blaue Skleralflecken

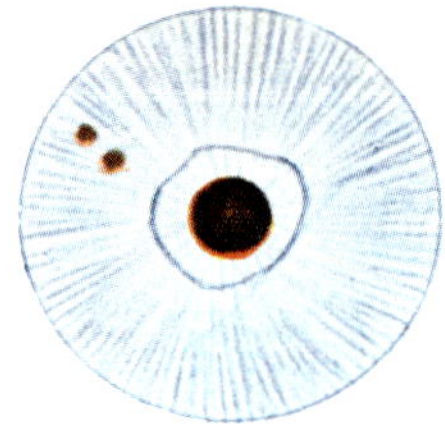

Abb. 177

Tbc-Primärstadium

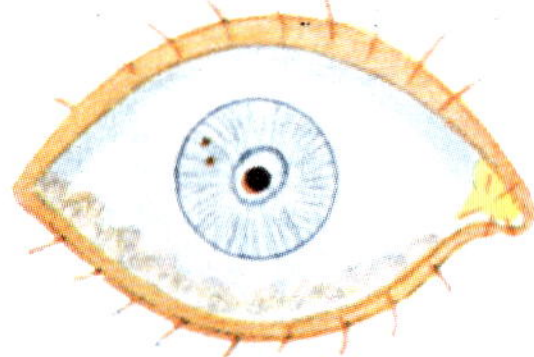

Abb. 178

Tbc-Sekundärstadium

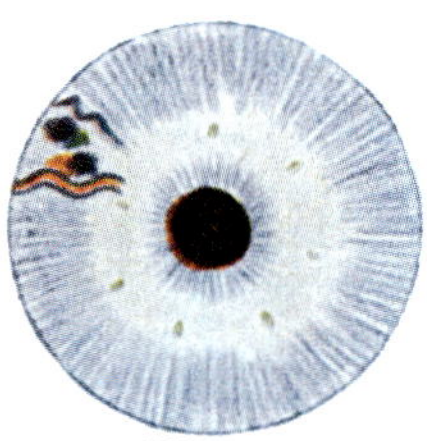

Abb. 179

Tbc-Tertiärstadium
Acidosisring mit intestinaler Streuung

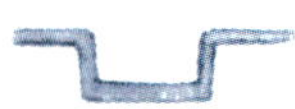

Abb. 181

Querschnitt durch eine Stanzlakune

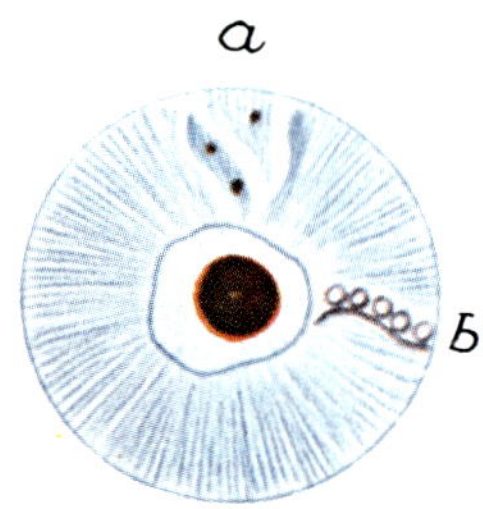

Abb. 180

a) Meningeale Verschleppung
b) Tuberkulöse Streuung ins Knochensystem

A.

Die Krankheiten des Verdauungstraktus

Die Projektion des Verdauungstraktus auf die Iris soll Abb. 1 veranschaulichen. Der Magen, der in beiden Augen sein Projektionsbild hat, liegt mit seinem cardianahen Teil nasal, mit der Pylorusgegend temporal. Die kleine Curvatur liegt jeweils in den frontalen Abschnitten der Iris, während die große Curvatur mit dem Magenfundus in den ventralen Abschnitten der Iris erscheint. Der Pylorus mit dem anschließenden Duodenum erscheint in jeder Iris zweimal, und zwar der vordere Abschnitt jeweils temporal, der hintere Abschnitt jeweils nasal. Die Peristaltik des oberen Verdauungstraktus wird vorwiegend von zwei Kräften gestaltet, und zwar vom intramuralen System, das einesteils vom **Auerbach**schen Plexus und anderenteils vom **Meissner**schen Plexus innerviert wird, sowie von einem darmeigenen, rein automatischen Peristaltiksystem (normal, vorwärts und rückwärts verlaufende Peristaltik). Während der **Auerbach**sche Plexus die abwärtsverlaufende Darmbewegung steuert, übernimmt der **Meissner**sche Plexus die Rückwärtsbewegung. Beide Systeme haben die Verantwortung für eine gleichmäßige Durchführung der Darmbewegung. Die Reflexzone des Plexus **Meissner** erscheint bei pathologischen Zuständen im rechten Auge bei $12^1/_2$ Uhr, die des Plexus **Auerbach** im linken Auge bei $11^1/_2$ Uhr. Im allgemeinen kann man aus der Erfahrung sagen, daß der Plexus **Auerbach** vorwiegend sympathisch gesteuert wird, während der Plexus **Meissner** überwiegend dem Vagus unterstellt ist. Fehlfunktionen innerhalb des intramuralen Systems erscheinen daher durch Zeichensetzung an der zuständigen topographischen Stelle. Der Ablauf der Verdauungsfunktionen im Sinne des physiologischen Umsatzes der aufgenommenen Nahrung, der Wassereinströmung bzw. Wasser-Rückresorption, der Zusammensetzung der Bakterienflora und der von ihr zum Teil bedingten Biosynthese der Vitamine hängt ab von der vegetativen intramuralen Steuerung (Abb. 1).

I.

Pathologische Fehlsteuerung im intramuralen System

Die pathologische Fehlsteuerung im intramuralen System zeigt sich:

1. in Pigmentveränderungen an der betreffenden Stelle der Krause. Fermentative Disharmonien im Verdauungsablauf erscheinen vorwiegend als Koloritveränderungen und Pigmentansammlungen im Krausensektor (Abb. 2). Rein nervale Fehlinduktionen im Funktionsmechanismus des intramuralen Systems zeigen sich:

2. in der Schirmkrause. Der Krausenrand erhebt sich lokal wie ein Baldachin über das Krausenareal und weist so darauf hin, daß der jeweils zuständige Plexus auf nervale Reize überempfindlich reagiert. Eine Schirmkrause in der linken Iris bedeutet also, weil sympathisch überreizt, eine Übererregung des Plexus **Auerbach,** d. h. eine erhöhte Abwärtsperistaltik des Darmsystems, während dasselbe Zeichen am rechten Auge eine Überreizung des Plexus **Meissner** und damit eine erhöhte Rückwärtsperistaltik der Därme manifestiert. Dementsprechend ist auch der jeweilige Verlauf der Defäkation (Abb. 3).

3. Eine helle, weiße, aufgelegte Schicht in dem zuständigen Krausenteil, der sog. Wattebausch, deutet auf eine erhöhte Ansammlung von Flüssigkeiten im Magen hin, die sich oft durch stoßartiges Wassererbrechen zum Ausdruck bringt. Dieses Zeichen wird von den Iridologen als Frühsymptom eines beginnenden Magen-Carcinoms gewertet (Abb. 4).

4. Ist in der vasalen Versorgung der Verdauungsorgane eine Arrhythmik vorhanden, so zeigt sich das auf der Iris durch das flottierende Seil, das vaskularisiert sein muß. Dieses Seil ist von einem Krausenrand zum anderen gespannt und schlottert bei Erweiterung bzw. Verengung der Pupille. Die ungleichmäßige Blutversorgung bestimmter Magenanteile wirkt auch auf die Funktion der nervalen Versorgung (Abb. 5).

II.

Motorische Störungen der Eigenperistaltik

Motorische Störungen der Eigenperistaltik des Verdauungsapparates, die sich in Stenosen oder Dilatationen äußern, zeigen vor allem ein zweifaches Bild:

1. Die stabilisierte Stenose bzw. Dilatation: eine partiell eingezogene oder erweiterte Krausenrandzeichnung weist auf eine spastische bzw. atonische Darmstörung hin. Meist ist diese Form angeboren (Abb. 6).

2. Die erworbene, in Intervallen auftretende Stenose bzw. Dilatation zeigt sich im Auftreten einer oder mehrerer Lamellen. Diese Lamellen sind stets Zeichen für eine gestörte Motorik epileptiformer Genese; sie können mit ihrer Öffnung am Krausenrand, aber auch am Pupillenrand erscheinen. Ihre Form kann kleinnasig oder auch großplattig sein. Reicht eine solche Lamelle über den Pupillenrand hinaus oder biegt sie gar noch über das Uvealblatt in die Tiefe ab, dann sind mit den Darmspasmen auch cerebrale Insulte im Sinne epileptischer Anfälle, die vom Magen ausgehen, möglich (Abb. 7).

III.

Psychische Faktoren

Für die motorischen Störungen der Darmperistaltik können auch psychische Faktoren verantwortlich sein, die in Form von Angst, Freude, Erregung usw. die Darmbewegung beeinflussen:

1. Das Zeichen der Korkzieherfasern im Magen- und Darmgebiet bedeutet eine erhöhte Reflexempfindlichkeit des Verdauungsapparates auf psychi-

sche Reize. Der klinische Begriff „Vegetative Dystonie" deckt dieses Krankheitsbild (Abb. 8).

2. Ein weiteres Zeichen für psychische Alteration mit Auswirkung auf den Verdauungsablauf ist der sog. Randwulst auf der Krause. Diese wulstartige Erhöhung mit Tälern und Gratbildungen zeichnet den Träger als psychisch empfindlich auf seelische Traumen, die sich besonders im Verdauungsapparat schlimm auswirken (Abb. 9).

3. Ein Pterygium (Flügelhäutchen) kann mit Darmstörungen zugleich auftreten. Das Flügelhäutchen ist eine von vielen Gefäßen durchzogene Verdickung der Lederhaut, die in die Hornhaut hinüberwuchert. Empirisch besteht irgendein Zusammenhang mit Grenzstrangaffektionen. Ein Parallelbild dazu sind Längsfalten in der Sclera, die auf eine von Phobien abhängige Darmempfindlichkeit hinweisen (Abb. 10).

IV.

Lokale Störungen der Darmmotorik

1. Die **Colitis** zeigt sich zunächst in Form einer Stromaaufhellung, die sich besonders in der blauen Iris klar von der übrigen Irisfarbe abhebt. Meist ist diese einfache Entzündung der Darmschleimhaut von dyspeptischen Pigmenten begleitet (Abb. 11).

2. Bei Fortschreiten des Prozesses erfolgt an der Stelle der Aufhellung in der Iris eine grünlich-gelbe Einschmelzung mit Lakunenbildung. Kommt es zur Ausheilung des geschwürigen Prozesses, dann bildet sich eine abgeschlossene massive Randzeichnung mit deutlicher Klärung der Lakunentiefe. Bleibt das Geschwür weiterhin aktiv, so ist dieser Zustand iridologisch erkennbar an dem unscharfen Rand und verschmutzten Grund der Lakune. Schlägt ein solches Ulcus ins Maligne um, so zeigt sich das auf der

Iris entweder durch Spitzenverschärfung oder durch das Hinzutreten eines Blumenkohlpigmentes (s. Teil I/S. 48, Abb. VI).

3. Die Lanzettlakune als Zeichen einer adenomatösen Entartung entsteht ohne Einschmelzung. Die Fibrillen weichen allmählich auseinander, verschmelzen miteinander und geben ein Loch frei bis zur zweiten Irisplatte. Je akuter der damit angedeutete Entartungsprozeß in dem betr. Drüsensystem wird, desto erheblicher ist die Schwingungsneigung der Lakune bei Lichteinfall.
Auch Reizfasern oder vaskularisierte Radialen in oder in der Nähe einer Lanzettlakune weisen auf eine Aktivität des Prozesses hin. Bei gelungener Heilung der Drüsenentartung verschwinden die Aktivitätszeichen: überhöhte Lichteinfallreaktion, Reizfasern, vaskularisierte Radialen usw. (Abb. 12; vgl. auch I/S. 48, III/Abb. 26, 148, 154).
NB. Die Lanzettlakunen erscheinen vorwiegend in den Sektoren der Bronchien, von Pylorus-Duodenum, Sigmoid und Uterus, also speziell in den Organregionen, wo sich Alkalose und Acidose begegnen.

4. Divertikel setzen ihre Zeichen vor allem im Bereich des Krausenrandes mit dem Bild der lockigen Ausbuchtung oder in der Halbseitenlakune mit verwaschenem bräunlichem Pigment (Abb. 13; Lieferung II/97).

5. In diesem Zusammenhang ist der Vollständigkeit halber auch die reflektorische Abbremsung der Peristaltik infolge Gallenstein- und Nierensteinkoliken zu erwähnen (III/10—14+37, 38). Medikamentös entstandene Steine (Sulfonamide und Penicillin) mit Steinstraßen vergl. Abb. 13.

V.

Die sekretorischen Störungen im Verdauungstraktus

1. Die tägliche **Mundspeichelsekretion** schwankt zwischen 1 und 2 Liter. Der Parasympathicus steigert die Mundspeichelproduktion, der Sympathicus

15. Der Trypsinring, eine ockergelbe Verfärbung im zentralen Teil der Krause, manifestiert **Trypsinstörungen** im Magensafthaushalt. Bei der Wichtigkeit dieses Verdauungsfermentes ist dieses Augenphänomen außerordentlich bedeutsam, weil es in diesem Zusammenhang auf Vorstadien tumorösen Geschehens deutet. Der Patient mit Trypsinring hat absolute Abneigung gegen Fleisch (I/S. 48, IVf).

16. Der Steapsinring, eine grünlich schimmernde Zone ziemlich an der Peripherie des Krausenrandes, ist das Zeichen für eine diesbezügliche **Fermentstörung** (I/S. 48, IVg).

b) Zentral-nervöse Magenaffektionen

1. **Seelische Verspannungen und Verkrampfungen** erzeugen mit Vorliebe spastische Zustände im Verdauungstraktus. Leuchtende, breite Kontraktionsringe in der Krause charakterisieren diesen verklemmten Menschentyp (Abb. 29).

2. Große Spangenbildung auf dem ersten Irisblatt ist ein Zeichen für große Sensibilität im Psychischen. Wie hochgeschwungene Viadukte erheben sich feine Fibrillen vom Krausenrand zum Irisrand, wie Schluchten liegen unten die Lakunen, so daß das einfallende Licht die herrlichsten Schattierungen schafft. Die dadurch gekennzeichnete psychische Stressempfindlichkeit erstreckt sich selbstverständlich auch auf die **Innervierung der Verdauungsorgane,** so daß vollständige Nahrungsverweigerung und Heißhunger miteinander abwechseln können (Abb. 30).

3. Die sog. „Geisterbrücke". Das erste Irisblatt ist bis auf ein kleines Teilstück abgetragen und liegt wie ein Findlingsstein auf dem zweiten Irisblatt. Die Träger dieses Phänomens sind äußerst empfindliche und **verängstigte Menschen.** Ihre seelische Erlebniskraft ist übersteigert und projiziert sich auch auf die animalischen Abläufe in einer hyperspastischen Form (Abb. 31).

4. In diesem Zusammenhang ist auch auf die Entstehung von **Magenschleimhautprozessen** hinzuweisen, die von Gallen- und Nierensteinen sekundär gesteuert werden können. Die entsprechenden Augenphänomene sind bei der Lithiasisdarstellung erwähnt (II/82—92; III/10—14).

5. Das Ulcus. Die Prädilektionsorte für das Magengeschwür sind vor allem die Übergangsstellen vom saueren zum alkalischen Milieu (Abb. 32). Der Zentralteil der Krause ist daher weniger disponiert zur Zeichensetzung von Ulcera, während die Übergangsstellen von der Speiseröhre zum Magen und vom Magen zum Zwölffingerdarm dafür prädisponiert sind. Die Ulcuszeichen in der Krause können längliche Einschmelzungen und auch runde Einstanzungen sein, die je nach dem Grad des ablaufenden Prozesses mit grauschmierigem Belag bedeckt sind. Bei zusätzlicher Fermentdyspepsie erscheinen in der Umgebung der Lakunen auch die entsprechenden Pigmente. Eine hellrote Randzeichnung der Einschmelzungsbucht deutet auf inflammatorische, abszeßartige Entzündungsprozesse, eine hellweißliche Randzeichnung auf kalt-käsig verlaufende Entzündungsprozesse (siehe auch bei Colitis, Abb. 11).

6. Eine nicht allzu seltene Ursache für die Entstehung von Geschwüren sind **angioneurotisch veränderte Gefäße,** die einen Schleimhautbereich in eine vasale Unterberieselung setzen. Die Blutdurchtränkung, die in Teilgebieten eine Überschwemmung, im Nachbargebiet dafür eine Austrocknung mit sich bringt, kann eine Trias erzeugen, bei welcher Migräne, Angina-pectoris-Anfall und spastische Krämpfe im Magen abwechseln (Abb. 33; III/120—123).

7. Das eigenartige Bild der frontalen Solarstrahlen, die vom Krausenrand in die Iris hinausstrahlen wie bei dem Bild der aufgehenden Sonne, bezeichnet eine **Diencephalose:** einen cerebralen Schwächezustand, der sowohl mit Allergie als auch mit atonischen Vorgängen im Verdauungskanal gekoppelt sein kann. Die Solarstrahlen sind genotypisch (Abb. 34).

8. Auch eine **gestörte Organrhythmik** ist in der Lage, den physiologischen Ablauf der Verdauung zu stören. Besonders Nachtarbeiter, Menschen mit unbiologischer Ernährungsweise, sind für solche Differenzen im Organrhythmus disponiert. Diese Situation wird iridologisch gekennzeichnet durch das Bild der aberrablen Fasern (Abb. 35).

Anacidität bzw. Subacidität und Dyspepsien. Auf der Iris manifestiert sich dieser Zustand durch Lanzettlakunen der Iriskrause (Abb. 12), durch helle Stromaverfärbung (besonders bei Kalt- oder Heiß-Essern), durch dunkelbraune Färbung der Krausenperipherie bei Alkoholikern und Kaffeetrinkern, durch schwärzliche Kolorierung um den Pupillenrand bei chronischen Rauchern (Abb. 16—18).

3. **Eine durch Infektion erzeugte Gastritis** (verdorbenes Eiweiß, Wurst- oder Pilzvergiftung) manifestiert sich auf der Iris durch die Kaskade. Hält dieser Vergiftungsvorgang längere Zeit an und verkoppelt sich die Gastritis mit einer Störung des Castleschen Prinzips, so bekommt die Kaskade im Laufe der Entwicklung eine bräunliche Pigmentierung mit kleinen, lakunenförmigen, schwärzlich kolorierten Einbrüchen in das Stroma. Diese Art der Kaskade weist immer auf eine carcinomatöse Prädisposition hin, die von einer sekundären Anämie frühzeitig begleitet wird (Abb. 19+20).

4. **Die tonsillogene Schluckgastritis** bei chronisch entzündlichen Mandeln entsteht durch regelmäßige Abwanderung der Streptokokken in den Verdauungstraktus. Die Entartung der Mundflora, besonders durch Streptococcus aureus, liefert dabei ständig neue dysbakterische Schübe. Iridologisch erkennen wir diesen Zustand an glasharten Staketen, abgerückt vom Irisrand (Abb. 21; III/35).

5. **Eine endogene,** vom Verdauungsapparat selbst verursachte **Streptokokkenüberschwemmung** zeigt sich iridologisch durch weiße, in die Tiefe gehende Staketen direkt am Rande der Iris (Abb. 22; III/74).
   In diesem Zusammenhang sei auf die braunen Staketen hingewiesen, deren gerade Form auf die **Laënnec**sche und deren geschweifte Form auf die **Hanot**sche Lebercirrhose hinweist (Abb. 46).

6. **Eine vom Darm her sekundär auftretende Gastritis** zeigt sich am Auge durch buchtenartige Ausstülpungen im Krausenareal. Die Kolorierung dieser Ausbuchtungen ist zentral schimmelpilzartig und in der Peripherie bräunlich verbrämt (Abb. 23).

7. Treten in einer sackartigen Ausbuchtung des Krausenrandes viele kleine lanzettfischchenähnliche Zeichen auf, so handelt es sich um **drüsige Störun-**

gen meist im unteren Darmabschnitt. Symptomatisch äußert sich dieser Zustand durch eine unberechenbare Abwechslung von Verstopfung und Durchfall (Abb. 24).

8. Pagodenförmige Zeichnung des Krausenrandes mit grünlich-gelblichem Pigment innerhalb der Pagodenspitzen weist auf **Wurmbefall** hin (Abb. 25; III/16 und 78).

9. Entsteht durch den Wurmbefall ein erheblicher **Phosphorverlust,** so daß die Phosphorylierungsvorgänge an der Darmwand gestört sind, so zeigt sich dieser Zustand an den sog. Phosphatstraßen. Die begleitende Appetitlosigkeit und die nervösen Schlafstörungen sind frühzeitige Hinweise (Abb. 25; II/15; III/16+78).

10. Wenn in einer ursprünglich homogen gefärbten Krause fleckförmige, dunklere Heterochromien erscheinen, so ist das ein allgemeiner Hinweis, daß alle in dieser Krause auftretenden Stromazeichen auf **chronische Krankheitszustände** deuten (Abb. 26).

11. Der atrophische Begleitschatten, der um den Pupillenrand herum auftritt, ist ein Zeichen dafür, daß die **Magensäure** unter die Norm gesunken ist und daß sich dieser Mangel in Magendruck, Appetitverlust, Unlustgefühlen und schneller Erschöpfung bemerkbar macht (I/S. 47, IVa).

12. Der Pepsinring, der nicht mit dem Zuckerring zu verwechseln ist, zeigt uns den **Ausfall des Pepsinprofermentes** an (I/S. 47, IVb).

13. Der Diabetesring, der direkt um die Pupille liegt und auf Bilanzstörungen im **Zuckerhaushalt** hinweist, kann auch dyspeptische Erscheinungen erklären (Abb. 27).

14. Der Salzsäurering, der vom Pupillenrand abgerückt ist, weist auf eine Steigerung des Salzsäurebestandes hin und somit auf die Gefahr der Bildung eines **Ulcus pepticum** (Abb. 28).

bremst sie. Der parasympathische Menschentyp (kleine Pupille, große Krause) ist der Speicherungstyp, benötigt daher viel Schlaf. Der Sympathicustyp (große Pupille, kleine Krause) ist der Leistungstyp und bedarf daher weniger Schlaf. Pathologische Mundspeichelveränderungen erfolgen bei beginnendem Parkinsonismus und bei nahender Apoplexie, die sich an der jeweiligen Pupillenstellung schon im voraus erkennen lassen (I/S. 25+26). Eine Blockierung der Mundspeichelproduktion stellt sich vor allem bei Erkrankungen des Striatum-Systems ein. Diese Situation wird auf der Iris durch Hypothalamuszeichen (Lakunenkranz frontal) gekennzeichnet. Derartige kleine Lakunen im oberen Abschnitt der Iris weisen also auf eine Diskrepanz im Säftehaushalt des Mundes hin, ohne irgendwelche Begleiterscheinungen von Kopfschmerzen oder anderen akuten cerebralen Symptomen (Abb. 14).

2. **Die Sekretion der Magendrüsen.** Wir unterscheiden dreierlei Magendrüsen: a) die Fundusdrüsen, b) die Hauptzellen, c) die Pylorusdrüsen. Die Funktion dieser Drüsen besteht in der Berieselung der Magenschleimhaut mit den Verdauungssäften. Ihre Produktionskapazität schwankt pro Tag von 2—10 Litern. Die gegenseitige Abstimmung der einzelnen Drüsensekrete aufeinander und die Produktion entsprechend der jeweiligen Anforderung garantieren einen harmonischen Ablauf der Verdauung. Daher ist der Einblick in den Safthaushalt des Magens von außerordentlich großer diagnostischer Bedeutung. Dazu kommt noch die wichtige Stellung des sog. **Castle**schen Prinzips, der gegenseitigen Abstimmung von Extrinsic und Intrinsic factor. In diesem Zusammenhang erscheint sehr beachtenswert das pathologische Absinken der Salzsäurewerte gegenüber der Milchsäure, deren Überwiegen als Voraussetzung für das Tumorgeschehen angenommen wird. Wenn der normale Funktionskreis der Milchsäure über die Muskelarbeit insofern unterbrochen ist, daß sie nicht mehr in Form des Glykogens in der Leber gespeichert und von dort aus als Monosaccharid dem Muskel wieder zugeführt werden kann, so wird nicht nur die Gewebsflüssigkeit, sondern auch der Magen von Milchsäure überschwemmt. Damit wird das Gleichgewicht zwischen Alkalose und Acidose im Gesamtorganismus gestört (II/2, III/34, 167, 179).

3. **Sekretionsstörungen im Dünn- und Dickdarm:** Die durch die Nahrung zugeführten Eigenfermente werden im Verdauungstraktus ergänzt durch Verdauungsfermente. Die große Zahl der Verdauungsfermente unterliegt infolge der heute meistens denaturalisierten Nahrungsmittel vielfachen

Schädigungen. So haben wir bei fehlerhaftem Abbau der Kohlehydrate Gärungsdyspepsien, bei fehlerhaftem Abbau der Eiweißstoffe Fäulnisdyspepsien und bei ungenügendem Abbau der Fette Dyscholien. Im Gefolge dieser Resorptionsstörungen erscheint die Dysbakterie. Die dysbakterischen Haushaltsstörungen beruhen also auf der Grundlage einer mangelnden Nahrungsfermentzufuhr, einer ungenügenden Sekretion der Fermentdrüsen und eines Fehlens von Vitaminen. Bei normalen Magensaftverhältnissen herrscht Keimfreiheit, erst bei Salzsäuremangel wandern die Darmbakterien in die Höhe und stören den Verdauungsablauf. Daher ist die Lenkung der Säure- und Basenbilanz für die Behandlung der Dysbakterie von eminenter Bedeutung. Wenn wir bedenken, daß vom Magen aus auch die Erythropoese mitgesteuert wird, so erscheint der Einblick in die Magen- und Darmberieselung außerordentlich wichtig. Nicht zu vergessen ist in diesem Zusammenhang die Berücksichtigung des natürlichen Rhythmus der Sekretionsdynamik, die ihrerseits wiederum an den Ein- und Ausatmungsrhythmus der Erde gebunden ist.

VI.

Spezielle Baucherkrankungen

a) Erkrankungen des Magens

1. **Die Cardia-Stenose** mit Dilatation des Oesophagus. Die spastische Verengung des Mageneingangs verursacht als spezifisches Symptom das Erbrechen von Speisen, die keinen Magensaft enthalten. Es kommt häufig zu einem Schluckkrampf mit Luftmangel; daher besteht bei dieser Situation auch immer die Gefahr einer Schluckpneumonie. Das Iriszeichen für die spastische Verengerung des Magenmundes sind zickzackförmige Bänder, die vom Krausenrand zum Irisrand laufen. Dieses Phänomen ist leicht zu verwechseln mit dem Knochen-Tbc.-Zeichen: Zickzackfaserung mit maikäferartiger Punktierung (Abb. 15 u. 15a).

2. **Die Gastritis** (Magenschleimhautentzündung) zeigt sich durch breite Schleimhautfältelung, ödematöse Umbauformen im Drüsenepithel, durch

VII.

Das Carcinom

Das Bestreben der medizinischen Wissenschaft, den Voraussetzungen des Tumorgeschehens auf die Spur zu kommen, hat sich in den letzten Jahren besonders der Frühdiagnostik gewidmet. Obwohl sich auf Grund dieser Forschungen allmählich ein Bild der wuchernden Zelle herauskristallisiert, sind doch die substilsten Vorstadien des Geschwulstgeschehens noch nicht umfassend geklärt. Die Schwierigkeit, die iridologischen Phänomene in dieser Sicht zu analysieren, liegt vor allem darin, daß die klinischen Resultate noch nicht jenen Stand erreicht haben, der wünschenswert wäre. Daher sind die folgenden Ausführungen z. T. noch hypothetisch, aber für die Praxis durchaus brauchbar.

1. Nach **Kuhl, Sander** u. a. Autoren spielt der anaërobe Stoffwechsel im Tumorgeschehen ein wichtige Rolle. Die Anaërobiose ist aber letztlich eine Konsequenz des gestörten Säure-Basenhaushalts. Die Gärungsprozesse bilden sich mit Vorliebe an den Übergangsstellen vom saueren zum alkalischen Milieu. Zu der pathologischen Ansammlung von Milchsäure kommt außerdem die außerordentliche Milchsäureproduktion des Tumors selbst, der 13mal soviel Milchsäure erzeugt, als sein eigenes Gewicht beträgt. Ist nun der Organismus zusätzlich nicht in der Lage, die aus der Muskelarbeit anfallende Milchsäure wieder in Monosaccharide umzuwandeln, so ist auch die Eigenregeneration der Zelle geschädigt. Die gestörte Dynamik des Säure-Basenhaushalts erscheint auf der Iris schon frühzeitig in dem Bild des Milchsäureringes, einer milchig weißen Trübung auf und um den Krausenrand (Abb. 36; II/2; III/43, 167).

2. Tritt diese allgemeine Haushaltsstörung in das Stadium der Tumorgenese, so stellen sich auf dem Milchsäurering lanzettartige lakunäre Eindellungen ein (Abb. 37; III/179).

3. Auch zu große Ansammlung von Aminosäuren zeigt sich auf der Iris durch einen Ring von rötlich-gelber Kolorierung. Auch dieses Phänomen beteiligt sich am Tumorgeschehen (Abb. 38).

4. Die Selbststeuerung des Organismus versucht häufig, die pathologische Übersäuerung über die Haut in Form von Ekzemen oder über die Lunge in Form von Kohlensäure abzuleiten. Bei letzterem Versuch haben wir oft das Bild des Status asthmaticus (Abb. 39; III/171).

5. Der Nobelpreisträger Prof. **Domagk** hat einmal die Forderung aufgestellt: „Man muß die Antifermente gegen das Carcinom finden." Er hat damit auf die Wichtigkeit des Fermenthaushaltes hingewiesen. Die Fermente üben eine katalytische Wirkung auf die Richtung und Geschwindigkeit chemischer Reaktionen im Organismus aus. Daher hängt von ihrer Wirkkraft, von ihrer Menge und von ihrem rhythmischen Einsatz der gesunde Ablauf des Stoffwechsels ab. Aus dieser Sicht heraus ist daher der Einblick in die fermentativen Vorgänge von eminent wichtiger diagnostischer und therapeutischer Bedeutung. Zu beachten sind die bekannten Fermentringe in der Krause: der goldgelbe Pepsinring, der aluminiumfarbige Labfermentring, der ockergelbe Trypsinring, der grüne Steapsinring, der Begleitschatten (I/S. 47 u. 48), die „**Schnabel**schen Sektperlen" (III/23 u. 24); ferner die großen strukturlosen, lappigen Pigmente (III/3 u. 4).

6. Unter den Aspekt des Tumors gehören ferner die Dysfunktionen des in- und exkretorischen Systems. Diese Situation zeigt das Auge unter dem Bild der pluriglandulären Iris. Dabei bedeuten die Lakunen außerhalb des Krausenrandes Störungen im inkretorischen System, die Lakunen innerhalb des Krausenrandes Gleichgewichtsstörungen im sekretorischen System (II/19—21 + 24; III 27 + 28). Die Aktivierung dieser genotypischen Anlagen zeigt sich am Auge durch Hinzutreten eines Blumenkohlpigmentes (III/19—22+150) und durch eine Erhöhung der Lichtempfindlichkeit der Lakune (Abb. 12).

7. Die hormonelle Diskrepanz stellt ebenfalls einen Teilfaktor der tumorösen Vorbereitung in einem Organsystem dar. Sie kann sowohl die Korrelation der Drüsen untereinander betreffen als auch eine innere Verschiebung der physiologischen Struktur eines einzelnen Hormons. Z. B. kann eine chronische Arrhythmik von Insulin und Glukagon (III/55) oder von Follikel- und Corpus-luteum-Hormon (III/3+4) zur Dauerschädigung führen. Die Zeichen am Auge, z. B. die Mensesflecken, verdichten sich im Verlauf der Organveränderungen zu massiven Zeichen.

nen in dieser Richtung ausgewertet werden. Ebenso ist der Pergamentrand an der Pupille ein Signum für hohe Empfindlichkeit gegen exogene Emanationen (Abb. 48).

Die Einflußnahme von Erdstrahlen auf den menschlichen Organismus zeigt sich am Auge durch die geopathischen Transversalen, deren typische Charakterisierung darin besteht, daß sie in ihrer Mitte vaskularisiert sind, während ihre Ränder eine breite, weißlich kolorierte Prägung zeigen. Die helle Vaskularisation weist auf einen Reizzustand im betr. Organsystem hin, während die ausgetrocknete Zone schon eine degenerative Zellschädigung in dem betr. Sektor anzeigt. Die Anordnung dieser Transversalen auf der Iris gibt uns zugleich einen Hinweis für den Verlauf der Erdstrahlen, denen der Mensch ausgesetzt ist (Abb. 49).

14. Die krebsmobilisierende Kraft der Radium- und Röntgenstrahlung. Radiumhaltige Luft und radiumgesättigtes Wasser einerseits, hochdosierte Röntgenbestrahlungen andererseits sind in der Lage, bei gewissen Konstitutionen die Tumorgenese zu aktivieren. Besonders gefährdet sind in dieser Hinsicht die lymphatischen Typen und die pluriglandulären Konstitutionen, die also nur mit großer Vorsicht solchen Behandlungsmethoden unterzogen werden dürfen. Ein Primat der Röntgentherapie bei der Tumorbehandlung schlechthin ist nicht anzuerkennen. Am Auge zeigt sich der röntgenempfindliche Typ am Röntgenchloasma (Abb. 46).

15. Nach Dr. **Tromp** besitzt auch ein negativer psychischer Stress tumorfördernden Charakter. Wenn auf der einen Seite der positive Stress einen Wärmeaufbruch seelischer Art erzeugt, psychische Tore im Menschen öffnet, das Gemüt auf Inspiration einstellt und die innere und äußere Sekretion anregt, so setzt der negative Stress einen Kälteeinbruch in die Seele, verursacht Angst und Beklemmung, blockiert die Gemütserregungen, sperrt die neurale Lenkung im Organismus, stoppt die hormonelle Fluktuation und verändert die elektrischen Spannungszustände in der Zelle. Künstlich gesetzte Furcht, Angst, Schrecken, feindselige Umgebung, Verfolgung, Haß, Eifersucht, Mißgunst töten die positiven Kräfte im Menschen. Diese künstliche Vereisung der psychischen und vegetativen Kräfte im Menschen erstreckt sich auf den gesamten Ablauf der Organfunktionen und bereitet somit den Weg zum Tumor. Die Affinität im Individuum für derartige Stress-Setzungen zeigt sich am Auge in den Bildern der Neurolappen (I/S. 44, Abb. 13), der irrlichternden Iris (Abb. 22), der „Geisterbrücke" (Abb. 23), des Bohnenzeichens, des Neurozopfes, der Scleralfalten u. a. (Abb. 50).

Aus dem Gesagten erkennen wir, wieviel Mosaiksteine das Bild des Carcinoms gestalten, wieviele Quellen den Strom des Tumorleidens speisen, wieviele Noten die Melodie des Leidens komponieren und wie andererseits das Auge einen unersetzlichen Einblick gewährt in die Werkstätte der Natur.

c) Eine besonders große Krause mit ganz engem peripheren Irisband (gleichzeitig Mydriasis) ist ein Hinweis auf tuberkulöse Anfallsbereitschaft (Abb. 45).

d) Die bräunlichen Staketen am Limbusrand stellen eine degenerative Erkrankung der Leber dar.

e) Das Röntgen-Chloasma, das sich bei röntgenempfindlichen Patienten nach Bestrahlungen einstellt, ist eine diffuse Einlagerung von bräunlichem Pigment in der Art des Spondylarthrosisringes. Gegen das Zentrum hin sind kleinere Inselbildungen mit dunklerer Färbung vorhanden.

f) Das Graviditäts-Chloasma ist ein diffuses, vom Irisrand abgesetztes Pigment, das in den unteren Partien am Limbus erscheint, wenn die Schwangerschaft mit Komplikationen verbunden ist.

g) Die pigmentierte Lunula, die sichelartig an den temporalen Hälften der Iriden bei gewissen Herzaffektionen auftritt, ist nicht selten ein Hinweis auf Kollapserscheinungen, die mit Leberstauungen vergesellschaftet sind (Abb. 46).

12. Weitere Vorbedingungen für die Tumorgenese bilden chronische Reize von Adhäsionen. Sie entstehen vor allem nach Entzündungen, Traumen, Operationen und Zerrungen. Die dadurch hervorgerufenen Störungen, besonders in den Redoxvorgängen der Zelle, bilden dann die Grundlage für eine maligne Entartung. Diese Entwicklungen projizieren sich ophthalmologisch in drei Phasen:

a) Eine normal verlaufende Radiale mit heller Randzeichnung und Vaskularisation weist auf einen entzündlichen Vorgang mit Verklebungsbereitschaft hin. Im Ablauf dieses Vorgangs geht die Entzündung zurück, die Verklebung massiert und stabilisiert sich. Iridologisch verschwindet allmählich die Vaskularisation, die Randbildung geht jedoch ins Breite.

b) Eine Überkreuzung zweier Radialen, wobei die eine noch vaskularisiert ist, stellt das zweite Stadium dieser Entwicklung dar. Die Verklebungsmassen ordnen sich zum Wachstum.

c) Im dritten Stadium ist die Vaskularisation überhaupt verschwunden, die Bänder verlieren ihre schöne weiße Farbe und werden schmutzig. Dieses Zeichen der „Ligamenta cruciata" ist bereits ein Tumorzeichen, das absolut ernst genommen werden muß (Abb. 47).

13. Ein sehr häufig übersehener tumorbegünstigender Faktor ist die sphärische und geopathische Induktion, die bioklimatische Anstrahlung. Gefäßtonus, Temperaturschwankungen, Blut- und Gewebsacidose, die Mineralstofflage im Organismus, der Kolloiddruck und viele andere Grundbeziehungen des Organischen zum Anorganischen schwingen unter sphärischer Strahlung. Die Vermittler zwischen Klima und Körperhaushalt, die inkretorischen Drüsen, z. B. die Schilddrüse, leiden besonders unter ungünstigen sphärischen Einflüssen und geben diese Induktionen an ihre Einflußsphären weiter. Wir denken dabei u. a. an die Auswirkungen, die sich z. B. allein aus einer Verschiebung des Cholesterinhaushaltes ergeben.

Ebenso interessant ist die geopathische Sensibilisierung von Organsystemen durch Erdstrahlen, die entweder von Verwerfungen, Wasseradern oder strahlenden Elementen in der Erde ausgehen. Die empfindlichsten Organe sind Leber und Harnwege, Bandscheiben, Artikulationsapparat und Kreislauf.

Bemerkenswert in diesem Zusammenhang ist ein eigenartiger Kontakt zwischen der siderischen Strahlung und der Erdstrahlung. Die Kontaktfläche wird gebildet von der Erdoberfläche mit ihren Lebewesen. Während das Wildtier noch ein Gespür besitzt für diese Strahlung, für Naturkatastrophen und Naturrhythmus, und sich dementsprechend verhält, ist dem Menschen der Sinn dafür meistens abhanden gekommen, so daß er sich in diesem Raum nicht mehr lebensgesetzlich orientieren kann. Um so interessanter ist es, daß sich diese sphärische bzw. terrestrische Sensibilität des Menschen am Auge manifestiert. Sie zeigt sich vor allem durch die verschiedene Dichte des Stromas und durch die Farbintensität des Irisrandes, während die direkte Empfindlichkeit für Wetterfronten an querlaufenden Neuronennetzen und weitmaschigen Strickmusterzeichnungen zu erkennen ist. Auch die frontalen Solarstrahlen (Abb. 34) kön-

Auch die Schilddrüse spielt in diesem Funktionskreis eine wichtige Rolle. Der Zusammenhang von Thyroxin mit den Phosphorylierungsvorgängen im Darm, mit den Vitaminbiosynthesen, mit den Sexualhormonen, mit den Inkreten der Nebennierenrinde usw. ist in dieser Hinsicht sehr beachtenswert (II/32, 33, 34; III/9, 58, 59).

8. In die Korrelation der Frühstadien von Tumoren gehört auch das Atemferment. Die sog. Atmungskette: Pyridin, Flavin, Cytochrome und Cytochromoxydasen mit ihrem differenzierten Verbrennungsablauf, je nach dem Verbrennungsobjekt, führt bei Ausfallserscheinungen zur Anaerobiose und begünstigt damit den pathologischen Stoffwechsel im Carcinomgewebe. Die Funktionsfähigkeit des Darms ist dabei so wichtig, weil das Laktoflavin im Darm nur mit Hilfe von Phosphorsäure zur Laktoflavinphosphorsäure verestert wird, wodurch es erst in die wirksame Form gerät, welche als Co-Ferment des gelben Atmungsfermentes für die Redoxprozesse der Zelle von großer Bedeutung wird. Dieser Mangel an Atmungsferment zeigt sich auf der Iris durch das **Maubach**sche Reibekuchenpigment. Man versteht darunter kleine Pigmentschollen von gelblichem Ocker, manchmal von strohgelber Farbe, die in ihrem mittleren Abschnitt etwas angebräunt erscheinen (daher Vergleich mit Kartoffelpuffer) (Abb. 40 u. 41).

9. Eine besondere Modalität für Tumoranlage zeigt der Lymphatiker. Sein pathologischer Lebensweg ist durch folgende Marksteine gekennzeichnet. Im Kindesalter treten in Intervallen Erkrankungen des lymphatischen Rachenringes auf: Mandelabszesse, Polypen, Parotitis usw.; Appetitlosigkeit und Bleichsucht begleiten diese Phasen. Im Entwicklungsalter kommt die Auseinandersetzung mit der Tuberkulose, die ihn im Gegensatz zu anderen Typen besonders lange beansprucht. Im Gefolge dieser Auseinandersetzung stellen sich Überfunktionen der Schilddrüse mit starken vegetativen Begleiterscheinungen ein. Diese vegetative Dystonie bereitet den Boden für die spätere Steindiathese in Galle und Niere. Als Ergänzungsbild findet man häufig arthritische Prozesse, vor allem im Wirbelbereich. Im fortschreitenden Alter stellen sich mit Vorliebe ernstliche Drüsenkrankheiten ein, mit Tendenz zum Carcinom.

Das Irisbild des Lymphatikers ist reisfarben; Lakunen befinden sich auf den Mandelsektoren, ziemlich massiv weiß eingerahmt; auf den Lungenfeldern liegen feinste rötliche Radialen und auf der ganzen Iris verteilt liegen kleine weiße Flocken.

Die vorhandene Nieren- und Gallensteindisposition zeigt sich in den Lithiasisstraßen, die sich mit den Kontraktionsringen kreuzen. Die arthritischen Schübe manifestieren sich in einer Rarefikation der Irisfasern mit gelbbräunlicher Ausschwitzung. Die spätere Neigung zu bösartiger Veränderung der Drüsen zeigt sich durch eine allmählich eintretende Abgrenzung der lymphatischen Wölkchen (Abb. 42).

10. Einer der unbekanntesten Wegbereiter des Tumors ist die pathologische Gefäßsprossung. Ein unendlicher Gefäßreichtum versorgt das Neoplasma mit immer neuen Sprossungsvorgängen. Diese Anlage zur pathologischen Gefäßsprossung zeigt sich mit besonderer Vorliebe in der blauen Iris durch wellig verlaufende, speichenförmige, vaskularisierte Radialen. Bilden sich an diesen Radialen kleine Wärzchen, so erkennen wir daran die Aktivitätsneigung der vorhandenen Anlage (Abb. 43).

11. Die chronische Infektion wird häufig auch als Ursache für neoplastisches Geschehen angesprochen. Besonders im Bereich der Leber führen toxische Infektionen zu Zellveränderungen. Daher zeigen sich im lymphatischen Ring, der um die Regenbogenhaut läuft, jeweils spezifische Ablagerungen. Die Abwehrstellung des Individuums gegenüber Fremdgiften hängt sowohl von der eigenen Immunitätsdynamik als auch von der Intensität der Fremdgifte ab. Ein vollständig klarer lymphatischer Ring um die Iris, eine absolut strukturlose und weiße Sclera, unveränderte Conjunctivalfalten und eine normale Karunkel lassen eine gute, ungeschädigte Abwehrkraft erkennen. Treten dagegen in den genannten Sektoren Einlagerungen, plastische Veränderungen, Verfärbungen, pathologische Betauungen auf, so erkennen wir daran, daß die Abwehrfunktion bereits gestört ist.

a) Gelbliche oder grünliche Einlagerungen mit feinen Härchen in der Karunkel bedeuten eine gewisse Tuberkuloseempfindlichkeit, die entweder ererbt oder erworben ist (III/61, 62, 176, 178).

b) Rautenförmige, viereckige, runde oder ovale Gebilde in den Unterlidern sind ein Hinweis für nicht restlos überstandene Infektionskrankheiten, wobei die Würfelform auf postinfektiöse Belastung durch Go. hinweist, die Brikettform auf Streptokokken (Abb. 44).

B.

Der rheumatische Formenkreis und seine Reflexe auf dem Augenareal

Knochen, Gelenke und Muskeln stehen im Blickfeld dieses Kapitels. Wenn wir vorerst die Krankheiten des Knochensystems behandeln, so wird uns ein allgemeiner Überblick vor allem über die innersekretorische Steuerung der Knochenfunktionen den Zusammenhang mit dem großen Ganzen erkennen lassen. Die Knochenapposition und -resorption hängt zusammen mit dem Wechselrhythmus von Acidose und Alkalose: Der alkalotische Zustand begünstigt die Einlagerung von Kalk im Knochen, während die acidotische Phase mit Hilfe des Epithelkörperchenhormons den Kalk aus dem Knochen mobilisiert, ins Blut abtransportiert und unter gesunden Verhältnissen zur Ausscheidung bringt. Dabei ist zu bedenken, daß in der Jugend die alkalische Phase überwiegt, daher das Knochensystem in der Aufbauebene liegt, während das Alter überwiegend acidotisch ist, daher die Knochen entkalken und die Blutgefäße verkalken. Außerdem ist mancher Menschentyp schon rein genotypisch und alimentär mehr auf eine dieser beiden Phasen festgelegt. Diese Grundhaltung ist auf dem Auge zu erkennen durch den acidotischen Ring einerseits und durch die alkalische Abblassung der peripheren Iris andererseits. Außerdem zeigt sich der Vitamin-D-Mangel durch Auftreten von rautenförmigen Lakunen am Krausenrand (II/13 und Abb. 53), die mangelhafte Funktion der Epithelkörperchen durch spezifische Pigmente und Lakunen auf dem Nebenschilddrüsensektor in der Höhe des Episektors (Abb. 51 bis 54).

Das Wachstumshormon des Hypophysenvorderlappens und das Schilddrüsenhormon regulieren teils zentral, teils sekundär die Generation und Regeneration des Knochensystems.

Bei der Betrachtung der einzelnen Knochenkrankheiten richten wir uns nach der der biologischen Sicht nahestehendsten Arbeit: „Klinische Physiologie und Pathologie" von **Ferdinand Hoff.** Er unterscheidet vier Grundphänomene bei Knochenstörungen:

1. die Knochenatrophie, die sich in einer Minderwertigkeit der Knochenbalkenstruktur darstellt,

2. Kalkmangel der Knochensubstanz, der zu Biegsamkeit des Knochens, zu Rachitis und Osteomalazie führt,

3. hochgradigen Umbau der Knochenstruktur, der bei der Ostitis fibrosa Brüchigkeit und Biegsamkeit verursacht,

4. Osteosklerose, die trotz der Verdichtung des Knochens zu erhöhter Brüchigkeit führt.

Bei der Osteoporose zeigt sich auf der Iris die bekannte sympathicotone Acidose, die sich in weißlichen Auflagerungen auf dem Irisfeld markiert (Abb. 51). Bei mangelhafter Kalkeinlagerung in der Knochensubstanz erscheinen hauptsächlich zwei Krankheitsbilder: die Osteomalazie, die besonders auf der Basis der tuberculinischen Konstitution im Sinne **Vannier**s entsteht, und die Rachitis, die durch Vitamin-D-Mangel und Anheliose verursacht wird.

Die Osteomalazie wird ophthalmologisch gekennzeichnet durch das Koch'sche Seil auf einer reisfarbenen Iris, die rachitische Erbanlage durch das Phänomen des Windmühlenkatarakts. Die thyreogen bzw. parathyreogen gelenkte Knochenstörung zeigt sich durch ein feines beigefarbenes Pigment, das über einem weißen Wölkchen geschichtet erscheint (Abb. 55, 56, 57).

Augendiagnostisch ist zu beachten, daß sich das Erbmäßige in der Linse darstellt, das persönlich Erworbene dagegen auf der Iris.

Die schwerste innersekretorische Knochenstörung ist die Ostitis fibrosa nach **Recklinghausen,** die mit Epithelkörpertumoren einhergeht. Sie stellt sich am Auge dar durch eine graugrüne Einschmelzung mit weißlicher Umrandung auf dem Hüftfeld (Abb. 58).

Zur Ostitis fibrosa gehört auch das Symptom der blauen Scleren (Abb. 59). Von dieser Krankheit unterscheidet man in neuerer Zeit die polyostotische Knochendysplasie mit Pubertas praecox. Bei dieser meist familiären Erkrankung treten Entkalkungen mit Verbiegungen und Frakturen am Skelett auf, auf der Haut außerdem große Pigmentflecken. Die dabei zu frühzeitig einsetzende sexuelle Entwicklung weist auf Störungen der Keimdrüse hin. Iridologisch erscheint eine Enthemmung der Epiphyse durch Reizfasern bzw. Pigmentanlagerungen im zuständigen Sektor (Abb. 60).

Die Ostitis deformans **Paget** ist eine bindegewebige Umwandlung des Knochenmarks und der Architektonik der Wirbel, so daß eine charakteristische Mosaikstruktur zustandekommt. Iridologisch weist der Arcus senilis mit Eisschollen auf der Pinguecula darauf hin (Abb. 61).

Die Knochenernährungsstörungen können auch tumorbedingt sein. Abgesehen von den bereits bekannten Tumorzeichen ist hier zusätzlich die in einer Lakune liegende Leiter als Hinweis auf einen Tumor im Knochensystem anzusprechen (Abb. 62).

Ein Tumor, der vom Nervengewebe ausgeht und das Knochensystem mit einbeziehen kann, zeigt sich an durch eine aluminiumfarbene Infiltrierung der Hornhaut. Die Farbe ist verschieden von der des Arcus senilis und außerdem enthält dieses Cornealsymptom lochförmige Einstanzungen (Abb. 63; III/52).

Ernährungsbedingte Phosphoranomalien finden sich besonders bei Menschen, die unter der Erde arbeiten. Die Phosphormangelerscheinung zeigt sich auf der Iris durch Phosphorfurchen, die vom Krausenrand ausgehen, an der Peripherie verlaufen und in der Tiefe grünliche Einlagerungen haben. Zweifellos spielt bei diesem Krankheitsbild ein Enzym, eine Phosphatase, eine maßgebliche Rolle (II/15; III/56).

Die trophoneurotischen Osteopathien hinterlassen auf dem optischen Feld sehr interessante Merkmale:

a) Die Chondrodystrophie mit mangelhafter Knorpelbildung und enchondraler Knochenbildung bei ungestörter periostaler Ossifikation bringt einen Clowntyp hervor. Ophthalmologisch läßt sich diese Konstitution erkennen an der sog. Wagenradkrause und an dem Phänomen des Maikäferbandes. Dazu treten lakunöse bzw. pigmentöse Veränderungen am Thymus- und Hypophysensektor (Abb. 64 und 65).

b) Die spontane Knochennekrose (**Axhausen**), die unverkennbar auf eine traumatische Ursache zurückzuführen ist, wird durch die Kombination von Traumagefäßen auf der Lederhaut und Zerfallszeichen auf dem betroffenen Sektor markiert (Abb. 66).

c) Die **Perthes**'sche Krankheit (Osteochondritis coxae juvenilis), die auf eine Erkrankung der Epiphyse zurückzuführen ist, zeigt sich auf der Iris durch eine grünlich-gelbe Einschmelzung, begleitet von einem feinmaschigen Neuronennetz (Abb. 67).

d) Die Osteochondritis dissecans, die sich hauptsächlich in der Bildung von Gelenkmäusen und freien Knochen-Knorpelkörpern in den Knie- und Ellenbogengelenken äußert, zeigt sich am Auge durch Limbusüberwucherungen in die Cornea mit kristallinischen Auflagerungen und hellen, weißen Radialen in der Iris (Abb. 68) .

I.

Die entzündlichen Knochenerkrankungen

Diese gehen vom Gefäßbindegewebeapparat der Knochen aus.

a) Die Osteomyelitis wird durch Staphylokokken, vielfach auch durch Streptokokken und andere Bazillen verursacht. Markphlegmone oder umschriebene Markabszesse sind häufig die Folge dieser Entzündungen. Durch die Toxinwirkung entstehen nekrotische Zerfallsherde. Dabei können kleinere Knochenteile als Sequester abgestoßen werden. Dieser Prozeß zeigt sich auf der Iris durch eine längliche Einschmelzung, die auf der einen Seite von einer geraden, auf der anderen Seite von einer welligen Radiale begleitet wird. Ein Traumagefäß am Limbus weist auf einen operativen Eingriff hin und die über die Iris wuchernde Lederhaut auf die Chronizität des Prozesses (Abb. 69).

b) **Die Knochen-Tbc.**, die in der Regel auf dem Blutwege zustande kommt, ist meistens in den langen Röhrenknochen lokalisiert und zieht sich vielfach in die Gelenke hinein. Ihre ophthalmologischen Zeichen sind einerseits das Zickzackband (III/152) und andererseits die Osteo-Eierchen (III/180), die auf einer geraden Radiale sitzen und mehr oder weniger zahlreich auftreten (Abb. 70).

c) In diesem Zusammenhang ist die **Lymphogranulomatose** zu erwähnen, deren spezifisches Granulationsgewebe im Röntgenbild umschriebene Aufhellungen in den Wirbeln und Zerstörungen mit Kompression des Rückenmarks hervorrufen kann. Auf einem eigenartig durchsichtigen Irisblatt liegen in den Buchten der Krause ganz zarte und fein ziselierte Drüschen oder tropfenförmige Lakunen, meist in der Mitte des Irisblattes (Abb. 71).

Von den **Speicherkrankheiten** mit besonderer Schädigung des Knochensystems sind zu erwähnen die Gauchersche Krankheit mit Einlagerung von Cerebrosiden in den Knochen, die Niemann-Picksche Krankheit mit einer Durchtränkung der Knochensubstanz mit Phosphatiden, besonders mit Sphingomyelin, endlich die Schüller-Christian-Handsche Krankheit mit Cholesterinablagerungen im Skelettsystem.

Iridologisch ist die Gauchersche Krankheit charakterisiert durch die Hyperplasie am Milzsektor mit nach außen gedrücktem Irisrand, die Niemann-Picksche durch den breiten Phosphatring und die Christiansche Krankheit durch eine Imprägnierung des Cornealendothels (Abb. 72, 73, 74).

Das **multiple Myelom** (Plasmocytom) zeigt auch typische Zerstörungsherde im Knochen. Dabei finden starke Einschmelzungen des Knochens und in vielen Fällen charakteristische Veränderungen des Blutbildes statt. Gekoppelt ist damit die Gefahr einer Schrumpfniere mit einer sekundären Anämie. Auf dem Auge zeigt sich diese Zerstörung am Skelettsystem durch hellschimmernde, plastisch gefaltete Zickzackbänder (Abb. 75).

Eine **nephrogene Anämie** zeigt sich am Auge durch ein Torpedo, begleitet von einem blauen Keilpigment im Nierenbeckensektor (Abb. 76).

Eine Gefahr für das Knochensystem sind **Metastasen von Carcinomen,** vor allem solchen des Drüsensystems. Besonders oft setzt das Tumorgeschehen in Prostata, Portio, Mamma, Bronchien und Niere Knochenmetastasen. Auf der Iris zeigen sich diese durch das Auftreten von Lanzettlakunen (III/148c, 154), durch Blumenkohlpigmente (III/19—22, 150) und durch das gestanzte Cornealphänomen (Abb. 63; III/52).

II.

Subluxationen der WS und Bandscheibendefekte

Nachdem die Behandlung kleinster Verschiebungen in den Artikulationsflächen der Wirbelgelenke und der Bandscheiben mehr und mehr in das ärztliche Blickfeld getreten ist und weder die röntgenologische Diagnostik noch die Messung der Veränderungen im Muskeltonus diagnostisch ausreicht, ist die augendiagnostische Betrachtungsweise für den biologisch denkenden Behandler unersetzlich geworden. Bei der unkomplizierten Subluxation bieten die Pupillendeformationen einen klaren Einblick in die veränderte Dynamik der Wirbelsäule. Für die Zugehörigkeit der einzelnen Deformationen zu dem entsprechenden Wirbelbereich verweise ich auf die Ausführungen in der ersten Lieferung. Zwei Dinge sind jedoch noch anzufügen: Die Deformation der Pupille verschwindet erst

a) nach der richtig gesetzten Reposition und

b) nach Abklingen der durch die Wirbelfehlstellung verursachten körperlichen und seelischen Veränderungen.

Speziell die cerebralen, mentalen und emotionalen Veränderungen, die sich im Laufe der Jahre eingestellt haben, bedürfen einer langen Genesungszeit. Z. B. eine traumatische Epilepsie, die durch eine Atlasverstellung hervorgerufen wurde und bereits das Menschenbild pathologisch verändert hat, wird nach erfolgter Reposition allmählich verschwinden, aber die Deformation der Pupille wird erst ausgeglichen sein, wenn alle psychischen Symptome wieder zur Norm zurückgekehrt sind.

Die chiropraktische Reposition ist bei folgenden Krankheiten nur unter Gefahr durchzuführen:

1. bei der hypoplastischen Atrophie wegen erhöhter Brüchigkeit der Knochen,
2. bei der hyperplastischen Atrophie wegen der mangelhaften Verkalkung,
3. bei der Osteomalazie wegen schlechter Kalkfixierung,
4. bei der Ostitis deformans Paget wegen der Mosaikstruktur des Knochensystems,
5. bei allen entzündlichen Knochenerkrankungen (Osteomyelitis, Knochen-Tbc. und Lymphogranulomatose),
6. bei Tumoren,
7. bei der myeloischen Leukämie wegen der verstärkten Blutungsgefahr,
8. beim Plasmocytom wegen der Zerstörungsherde in den Knochen,
9. beim Bechterew wegen der zackenförmigen Auswüchse an den Wirbelkörpern.

Die Pupillenrandphänomene geben Aufschluß über die Struktur der Wirbelkörper und der Bandscheiben. Zackenbildung mit Stellungsanomalien spiegelt der eingebrochene bzw. abgebrochene Pupillenrand, eine Situation, die sowohl durch Verschleiß als auch durch senile Degeneration hervorgerufen werden kann (Abb. 77).

Die stoffwechselmäßig geschädigte Wirbelsäule läßt sich besonders erkennen an Zeichen auf der Cornea.

a) Der Spondylarthrosisring, diese feine kristallinische Auflagerung am Übergang von der Hornhaut zur Lederhaut, ist ein nicht zu übersehender Hinweis auf schwere Degenerationen im Wirbel- und Bandscheibenbereich im Sinne einer entzündlichen Verödung der Wirbelgelenkspalten und schaliger Verknöcherung der Wirbellängsbänder. Nicht selten tritt im Zusammenhang damit eine Iridocyclitis auf (Abb. 78).

b) Der Bechterew-Ring ist ein vollständig ausgebildeter, kristallförmig aufgebauter Bogen am Limbus, aber mit ausgesprochener Bogen- und Gratbildung. Es handelt sich dabei um eine schwere Spondylarthritis ankylopoetica, wo die Versteifung auch auf die Wirbel-Rippengelenke übergreift, so daß die Atmung eingeschränkt wird, und wo außerdem die Iliosacral- und die Hüftgelenke arthrotisch deformiert sind (III/54).

Auf einer anderen Ebene der Krankheitsgenese liegen die pathologischen Erscheinungen bei den Scleralphänomenen:

a) Der „Limes Romanus", der die Lederhaut wirklich wie ein aufgeworfener Wall am Irisrande begleitet und je nach dem Prozeß mit mehr oder weniger Pigment versehen ist. Er bedeutet eine Belastung des Halssympathicus und Myogelosen vorwiegend im Halswirbelbereich mit Ausstrahlungen auf die großen und kleinen Brustmuskeln und dementsprechend auch muskuläre Herzbelastungen. Sekundäre Verschiebungen der Wirbel um die Vertebra prominens erklären die Verspannungen (Abb. 79).

b) Die Eisnadelpinguecula, eine schollenartige Bestückung der kraterartig aufgebauten Pinguecula, bedeutet schnabelartige, arthrotische Zacken an den Wirbelkörpern, die die mechanische Stoßdämpfung über die Bandscheiben abschwächen (Abb. 80).

Die auf die Bioklimatik hinweisenden Irisphänomene mögen in diesem Zusammenhang noch kursorisch aufgeführt werden:

a) Die geopathischen Reiztransversalen, die sich auf dem iridologischen Feld durch längere Einwirkung von Erdstrahlen bei den dafür empfindlichen Menschentypen einstellen, weisen in erster Linie auf rheumatische Affektionen in dem zuständigen Wirbel- und Gelenkbereich hin (Abb. 54 u. 55).

b) Die sphärischen Sensibilitätszeichen wie Strickmuster, Neuronennetze, Solarstrahlen (Abb. 48), Mystikerring (I/S. 44 Abb. 7) usw. bedeuten eine erhöhte rheumatische Empfindlichkeit bei Durchzug von Wetterfronten und bei starkstrahlenden kosmischen Konstellationen.

Bei den **klassischen Rheumaformen** steht die Polyarthritis rheumatica im Vordergrund, bei der sich die Entzündungen vor allem am Gefäßbindegewebsapparat abspielen. Zu ihrer Entstehung muß auf die Zweifaktorentheorie hingewiesen werden: Auf den allergisierenden spezifischen Infekt und auf die unspezifische, hyperergische Gewebsreaktion mit exsudativen Vorgängen in den Gelenken und mit knötchenartigen Granulationsbildungen in den Organen (Aschoffsche Knötchen). Am Auge erscheinen diese Vorgänge einerseits dargestellt durch die vom Irisrand abgesetzten Staketen und andererseits durch die den Stoffwechselveränderungen entsprechenden Zeichen

(bei latenter Acidose, Cholesterinverschiebungen, Avitaminose, lymphatischer Blockade, Dyspepsien, Mangel an Spurenelementen, bei gestörter Bilanz im in- und exkretorischen Drüsensystem, Verschiebungen der Fermente usw.), also

durch den Acidosisring (Abb. 52), durch eingelagerte Cholesterinkristalle in der Linse (III/9, 58 u. 59), durch die Vitaminmangelzeichen am Krausenrand (Abb. 53; II/6—18), durch die lymphatischen Ansammlungen auf dem Irisfeld (Abb. 42), durch die Enzymringe in der Krause (I/S. 47 u. 48) und durch die Schimmelpilzpigmente in den Darmfeldern (Abb. 23; III/74), durch die Transparenzphänomene in den Fibrillen (Abb. 81), durch den Lakunenkranz innerhalb und außerhalb des Krausenrandes (II/19—21, 24; III/27 u. 28), durch die trophischen Pigmente (III/3) und das Atemferment (Redoxstörungen in der Zelle) (Abb. 40 u. 41).

Die Spondylarthritis ankylopoetica wurde bereits bei den Erkrankungen der Wirbelsäule besprochen.

Von der Gruppe der **Stoffwechsel-Arthropathien** ist die Gicht, die Arthritis urica am bekanntesten. Durch eine Störung des Purinstoffwechsels kommt es dabei in der Synovialis, im Knorpel und in der Umgebung der Gelenke zu einer Ablagerung von Harnsäure, die zu erheblichen Knoten führen kann usw., meistens in den Zehen (Podagra) und den Fingern (Chiragra).

Eine seltenere Erkrankung als die Gicht ist die Arthropathia alcaptonurica. Statt Harnsäure wird hier die Homogentisinsäure im Gelenkknorpel angelagert, wodurch dieser braunschwarz verfärbt wird. Die ophthalmologischen Zeichen für diese Stoffwechselkrankheit sind ockergelbe Ringe an der Peripherie der Iris mit dunkelbraunen Körnern (Abb. 82).

Der Vollständigkeit halber sei noch auf drei andere Arten von Gelenkerkrankungen hingewiesen; es sind das:

1. Hormonell gesteuerte Arthritiden, die besonders im Klimakterium auftreten (Bleigußpigment); die Dystrophia adiposogenitalis mit einem massiven beigefarbenen Thyreopigment (II/32—34) und die Cortison-Arthritis mit einem strohgelben Bleigußpigment (Abb. 83).

2. Die von organischen Nervenkrankheiten ausgehenden neurotrophischen Gelenkerkrankungen, z. B. bei der Tabes dorsalis und bei der Syringomyelie mit oft geradezu grotesken Verunstaltungen der Gelenke. Iridologisch kennzeichnen sich die Zustände durch arthritische Radialen im Hypothalamussektor (Abb. 84).

3. Auch Störungen des Gefäßsystems und der Wärmeregulation infolge mangelhafter Steuerung der Gefäßdurchblutung können als Rheumaursache angesehen werden. Die ausgesprochene Empfindlichkeit gegen Kälte, Feuchtigkeit und Zugluft kann durch eine pathologische Blutversorgung von Knochen, Gelenken und Muskulatur begünstigt werden. Im Hintergrund dieser Systemstörung steht dann immer eine Wetterfühligkeit (Abb. 85).

Iridologisch zeigt sich diese Situation dadurch, daß auf der Lederhaut von großen Gefäßen plötzlich ganz kleine Gefäße abzweigen, die in dem von ihnen versorgten Gebiet eine Anämie und einen Temperaturabfall begünstigen (Abb. 86).

III.

Krankheiten der Muskulatur

Wenn auch **das rheumatische Geschehen** in erster Linie die Knochen und Gelenke befällt, so sind doch sehr häufig auch die Muskeln, Sehnen und Bänder dabei beteiligt. Die Bewegung der Muskulatur unterliegt zentralnervösen Einflüssen, ihre Ernährung dem Stoffwechselgeschehen und das Muskelgefühl der entsprechenden Durchblutung. Soweit die vegetative Innervation in Frage kommt, tritt als erstes Bild einer nervalen Störung die Dystrophia musculorum progressiva (besonders der Rumpfmuskulatur und der rumpfnahen Extremitätenmuskulatur) in Erscheinung. Im Anschluß an diese Stoffwechselerkrankung der Muskulatur treten Lähmungen und Gelosen auf. Bei dieser Situation begegnet uns auf der Iris das Phänomen der Pergamentrolle, das darin besteht, daß die Iris wellig verändert ist, wobei die Wellentäler scharfe radiale Einschnitte enthalten (Abb. 87).

Die **Myasthenia gravis pseudoparalytica,** die vermutlich auf einer Fehlfunktion der Thymusdrüse basiert, manifestiert sich hauptsächlich in einer pathologisch gesteigerten Ermüdbarkeit der Muskulatur, die nach Überanstrengung in eine Lähmung übergehen kann. Ophthalmologisch sehen wir bei dieser Krankheit Tumorzeichen auf dem Thymusdrüsensektor (Abb. 88).

Die **Myotonia congenita** kennzeichnet sich demgegenüber durch eine Spannung der Muskulatur, wobei es sich zweifellos um eine Störung der Überleitung des Reizes von der Nervenendplatte auf die Muskelzelle handelt. Als Ursache wird eine übermäßige Konzentration von Acetylcholin angenommen. Als iridologisches Zeichen kennen wir das Acetylcholinpigment, das im Gegensatz zum Adrenalinpigment einen dunklen Untergrund mit rötlicher Bekörnung aufweist (Abb. 89).

Treten Störungen des Kalkhaushaltes der Muskulatur auf, wie z. B. bei der **Myositis ossificans,** so ist an chronische mechanische Insulte zu denken (Reit- und Exerzierknochen). Als iridologische Anhaltspunkte dienen uns die sog. Osteolakunen, die etwas abgerückt vom Krausenrand regionär auftreten (Abb. 90; II/14; III/14).

Die **Calcinosis universalis,** die das mesenchymale Zwischengewebe sowie das perimuskuläre und peritendinöse Gewebe befällt, kann zu einer Verkalkung der Muskeln führen. Iridologisch sehen wir bei diesem Krankheitsbild exsudative, gebündelte Radialen (Abb. 91).

Die größte praktische Bedeutung innerhalb dieses Formenkreises hat der **Muskelrheumatismus** erlangt. Die erkrankte Muskulatur ist dabei sehr schmerzhaft und weist Knoten und strangförmige Verhärtungen im Verlauf der Muskelfasern auf. Bei diesen Myogelosen handelt es sich wohl um kolloidale Störungen. Theoretisch könnte man von der Myalgie das rheumatische Granulom unterscheiden. Zweifellos sind bei dem Muskelrheumatismus infektiöse Prozesse beteiligt. Die Augenzeichen des Muskelrheumatismus gehen denen des Gelenkrheumatismus parallel (Abb. 52—81).

Eine weniger häufige Erkrankung der Muskulatur ist die **Polymyositis.** Die entzündlichen Infiltrationen werden durch Lymphocyten hervorgerufen. Eine Komplikation dieses Krankheitsbildes ist oft das Hinzutreten eines Milztumors oder einer Myocarditis. Diese entzündliche Muskelerkrankung tritt häufig bei Patienten auf, die ein Pterygium (Flügelhäutchen) auf der Sclera aufweisen. Dieses Flügelhäutchen ist eine Wucherung auf der Lederhaut mit langgezogenen Gefäßsprossen, die sich auf die Cornea fortpflanzen (Abb. 10).

Die Krankheiten des Verdauungstraktus

Abb 1. Topographie des Verdauungstraktes

intramurales Nervensystem

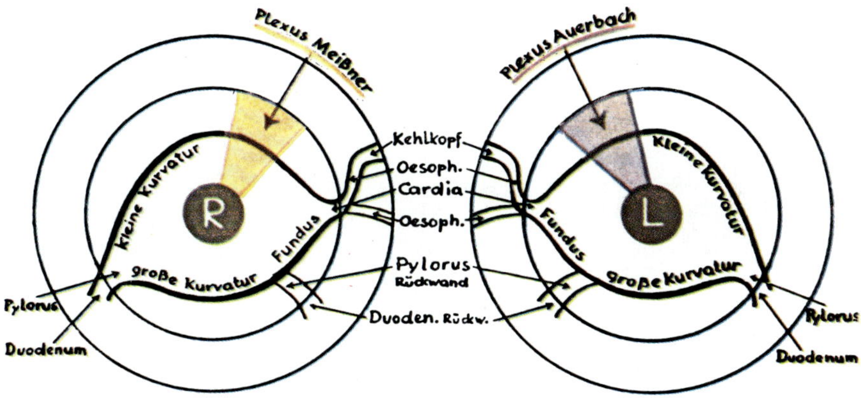

Aspekte der Verdauungsbilanz

Pl. Meissner = Gegenperistaltik

(Obstipation)
Sammlung dyspeptischer Pigmente
venöse Phase
Speicherung
Parasympathicus
Blutalkalose
Asthenischer Typ

Pl. Auerbach = Peristaltik zum
Leibesausgang
(Diarrhoe)
Vitaminverluste
arterielle Phase
Leistung
Sympathicus
Blutacidose
Sthenischer Typ

Pathologische Fehlsteuerung im intramuralen System

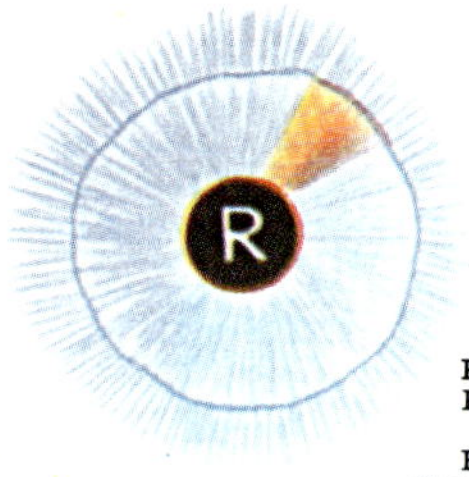

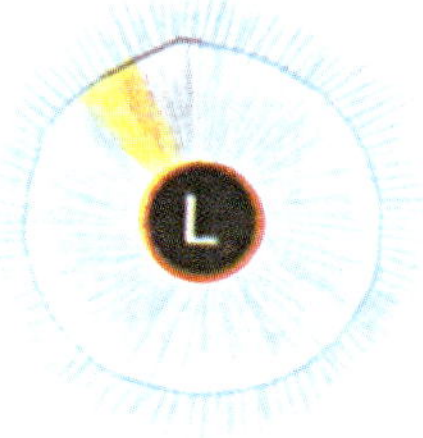

Abb. 2
Pigmentveränderungen
Koloritansammlung im
Krausensektor
Farbe richtet sich nach
der jeweiligen Fermentlage
(siehe auch Text I/S. 59)

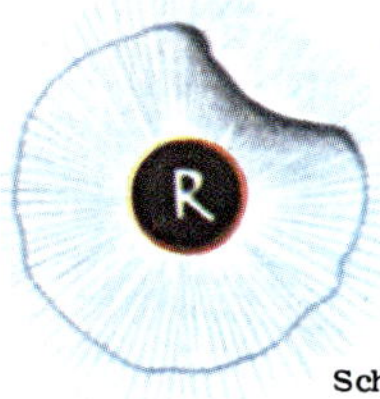

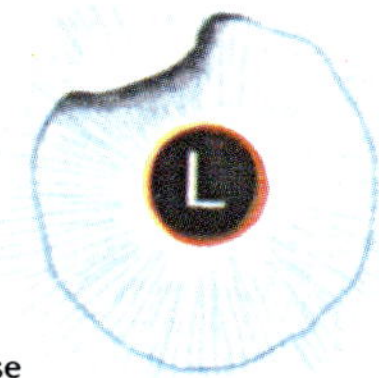

Abb. 3a
Schirmkrause

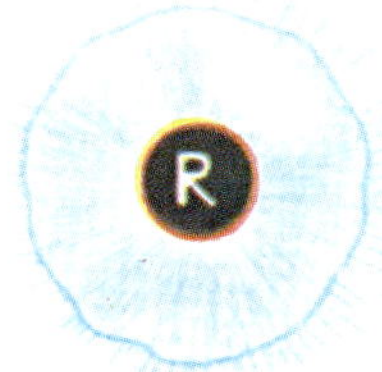

Diagonalschnitt

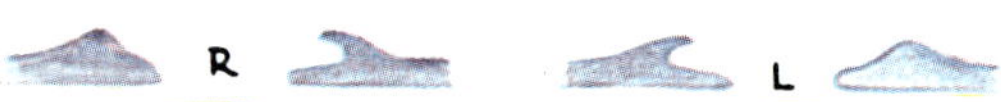

Abb. 3b

Pl. Meissner überwiegt   Pl. Auerbach überwiegt

Abb. 4
Wattebäuschchen
auf Pl Meissner =
Wasserbrechen
auf Pl. Auerbach =
Darmkatarrhe

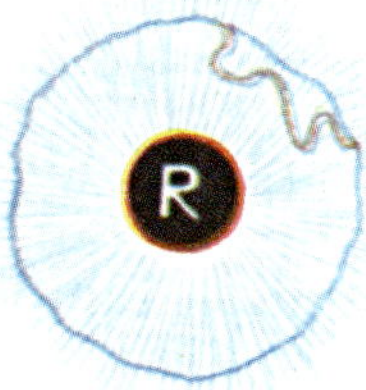

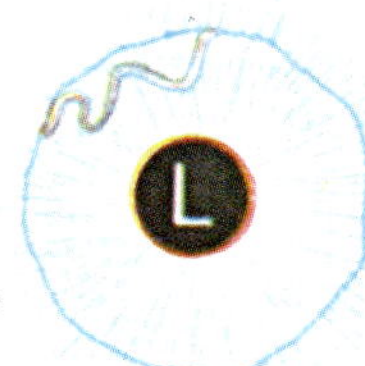

Abb. 5
Flottierendes Seil
oft anstelle von
Schirmkrause;
nicht rhythmengerechte
Versorgung des Gefäßsystems;
beginnender Kreislaufschaden

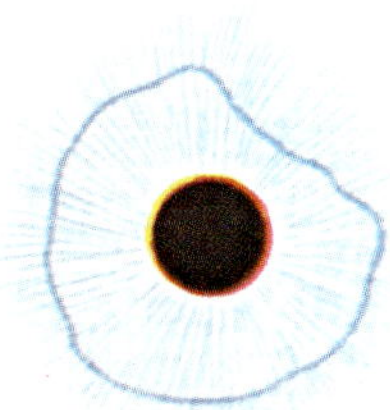
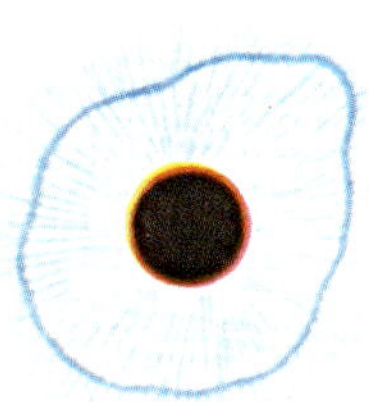

Abb. 6
Störungen
in der Eigenmotorik
meist ererbt
Neigung zu
Stenose oder Dilatation

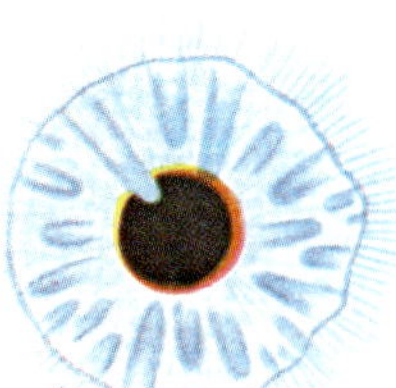

Abb. 7
Lamellen

Zentralgestörte Motorik auf
Grund epileptischer Spasmen, meist erworben.
(Gegenüber beachten!)
(Teil III, Abb. 173)

Psychische Beeinflussung der Darmperistaltik

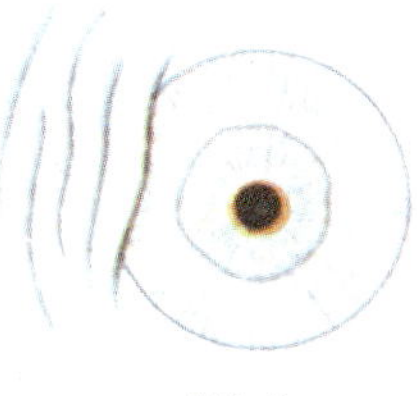

Abb. 9
gefalteter Randwulst =
psych. Stress

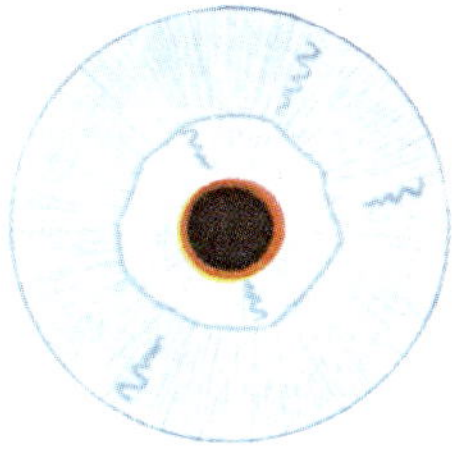

Abb. 8
Korkzieher = psych. Spasmen

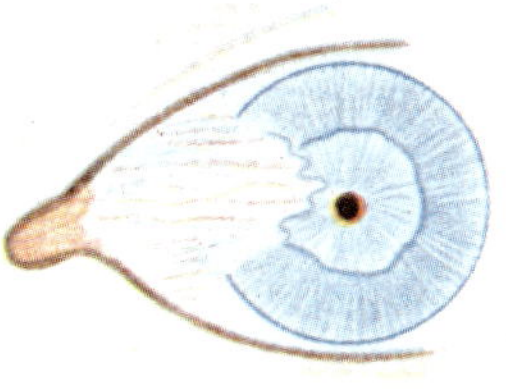

Abb. 10
Flügelhäutchen = Pterygium
Grenzstrangblockade
C 4/5—D 4/5
Krankhafte Angst

Lokale Störungen der Darmperistaltik

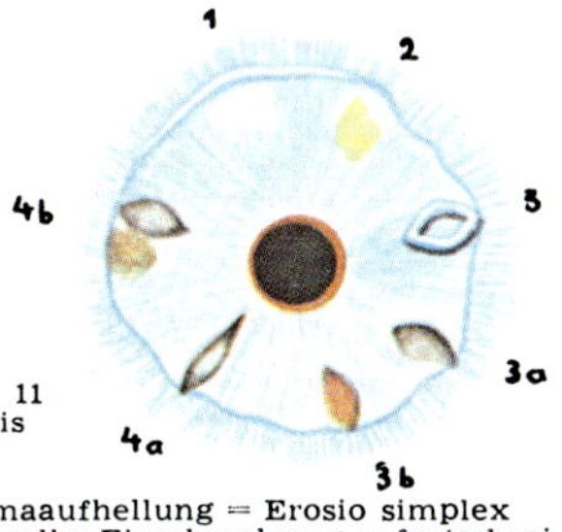

Abb. 11
Colitis

1) Stromaaufhellung = Erosio simplex
2) Grüngelbe Einschmelzung = fortschreitender Prozeß
3) umrandete Lakune = Ulcus
3a) mit grauschmierigem Belag = käsige Form
3b) mit rötl. Filigranimprägn. = abszeßartige Form
4a) mit verschärften Spitzen } Umschwung
4b) mit Blumenkohlpigment } ins Maligne

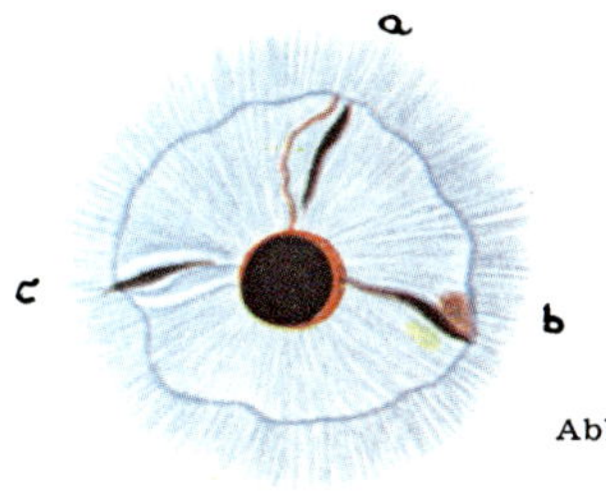

Abb. 12

Lanzettlakune = adenomatöse Entartung

a) mit Reizfaser
b) mit Pigment
c) mit Begleitradialen
d) Fluktuation bei Lichteinfall

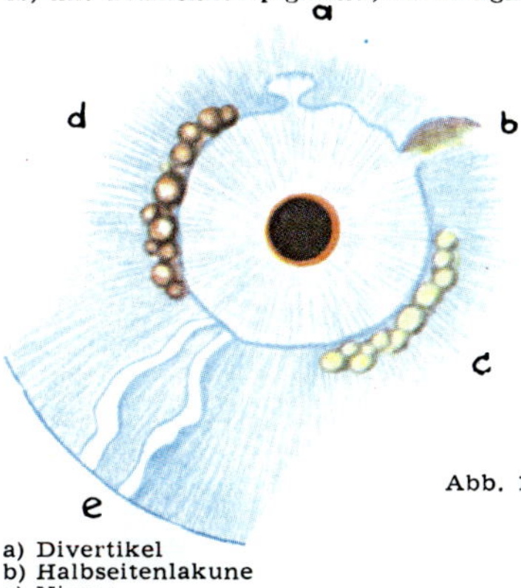

Abb. 13

a) Divertikel
b) Halbseitenlakune
c) Nieren- } Koliken inf. medikamentöser Steinbildung
d) Gallen- }
Sulfonamide = Nierenschäden
Penicillin = Leberschäden
e) Steinstraßen

Sekretionsstörungen im Verdauungstraktus

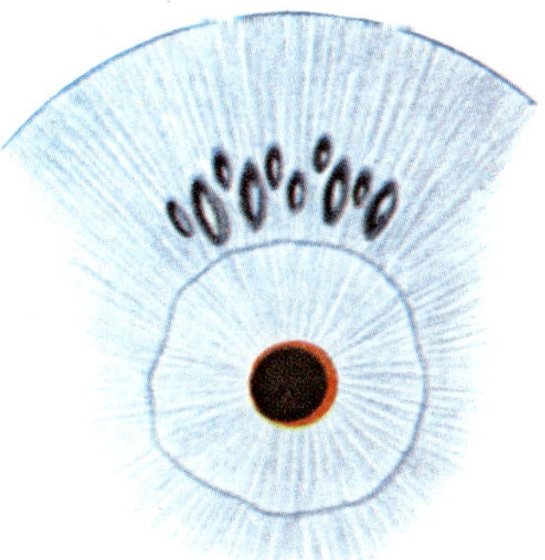

Abb. 14
Frontalkranz
Blockade der Speichelsekretion

Erkrankungen des Magens - Gastritis

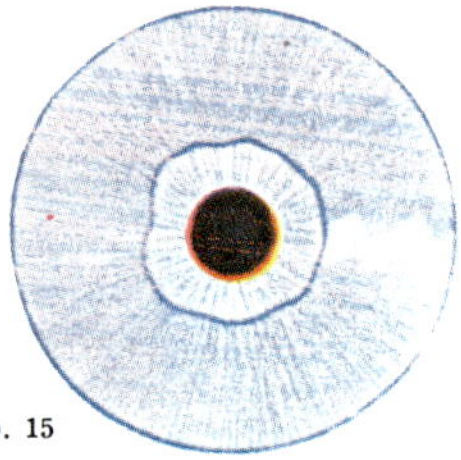

Abb. 15
Oesophagus-Spasmus

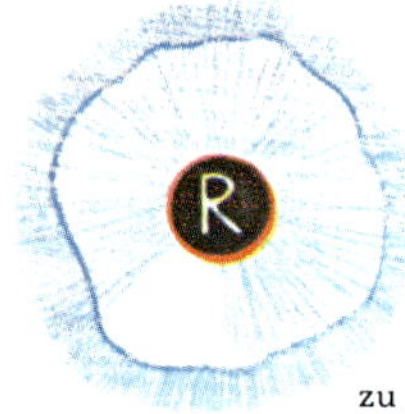

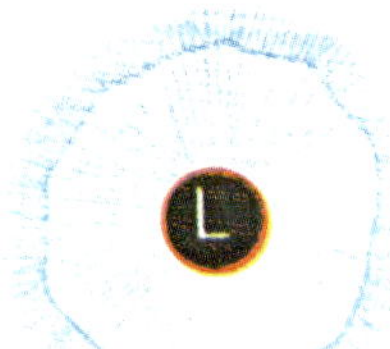

Abb. 16
zu heißes Essen
zu kaltes Trinken

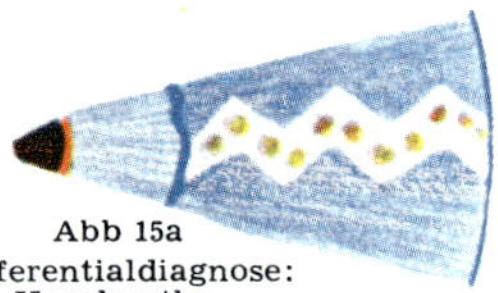

Abb 15a
Differentialdiagnose:
Knochentbc.

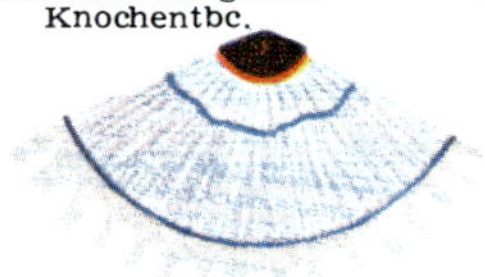

Abb. 21
Glasharte Staketen durch
Streptococcus aureus
Entartung der Mundflora

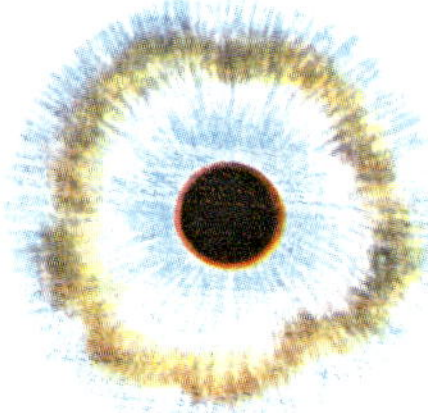

Abb. 17
Alkoholabusus
(Kr. verdeckt)

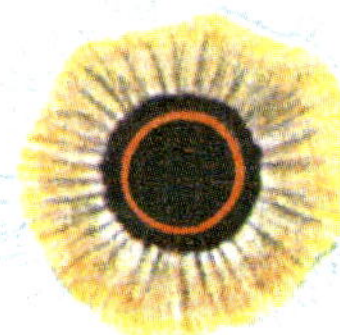

Abb. 18
Nikotinabusus-Röststoffe
abgesetzter PR

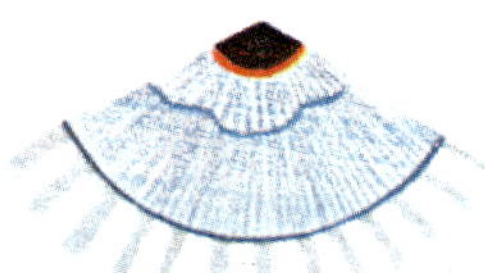

Abb. 22
Weiße Staketen, direkt am
Limbusrand
endogene Streptococcen
Entartung der Magenflora,
bakterielles Rheuma

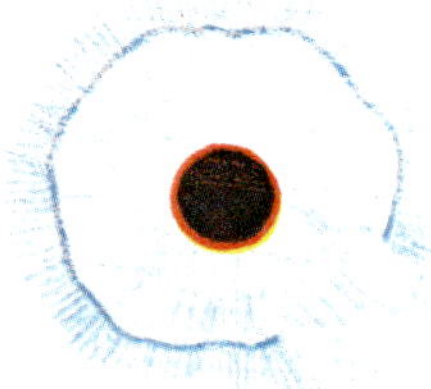

Abb. 19
Kaskade
durch Gifte erzeugte
Mucosaschwellung
(Fleisch-Wurst-Fisch-Pilze
u. a.)

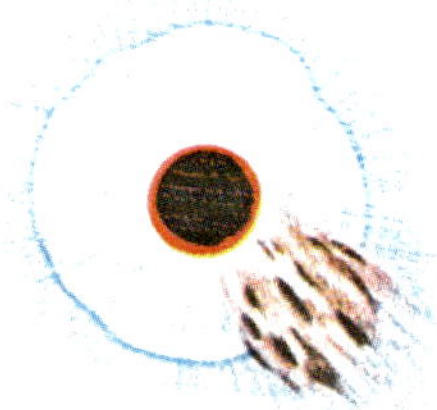

Abb. 20
II. Stadium:
Intrinsic-Störung
Sekundäre Anämie
im Alter oft Übergang in Ca

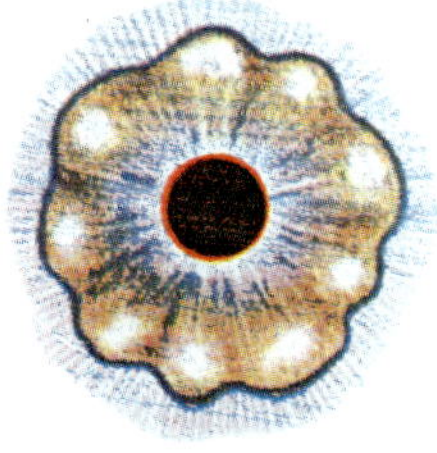

Abb. 23
Sekundäre Gastritis vom
Darm her
Paratyphus
eitrig-entzündliche
Vorgänge

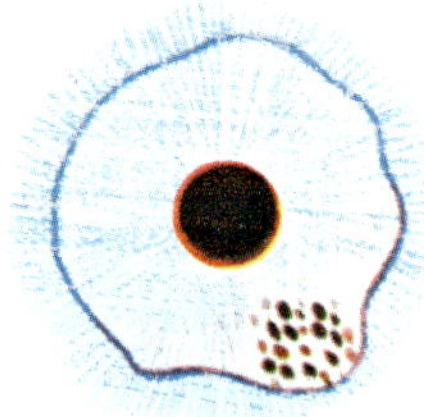

Abb. 24
Darmdrüsenstörung
meist im unteren Darm-
abschnitt
unberechenbarer Wechsel
von Obstipation und
Durchfall

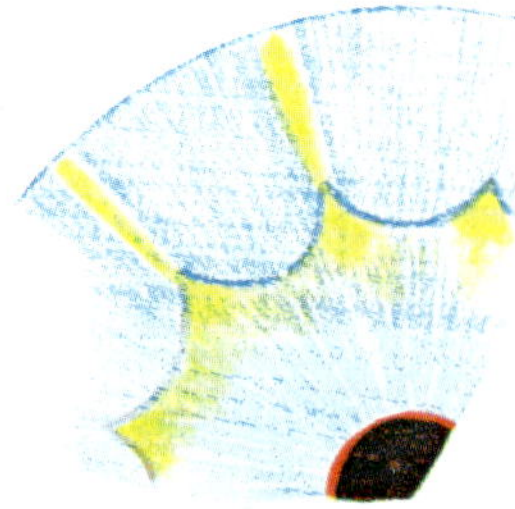

Abb. 25
Parasitär bedingte Gastritis
Ascaridennester
Phosphatlinien

Erkrankungen des Magens - Ulcus

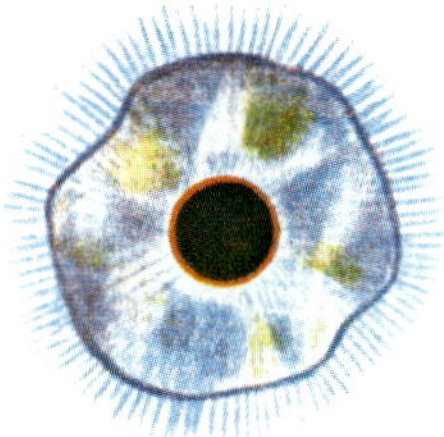

Abb. 26
Fleckförmige Heterochromien = chronische Krankheitszustände

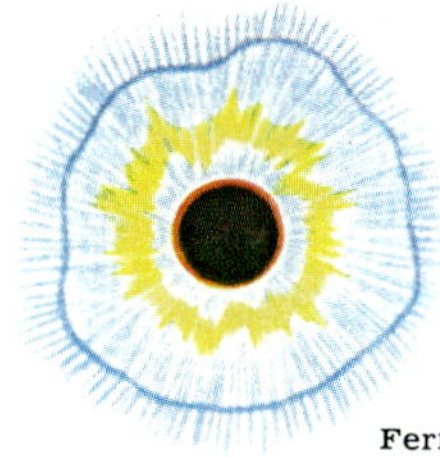

Abb. 27
Zuckerring (Farbe des Neugolds) Ptyalin-Maltase-Laktase-Mangel

Fermentmangel

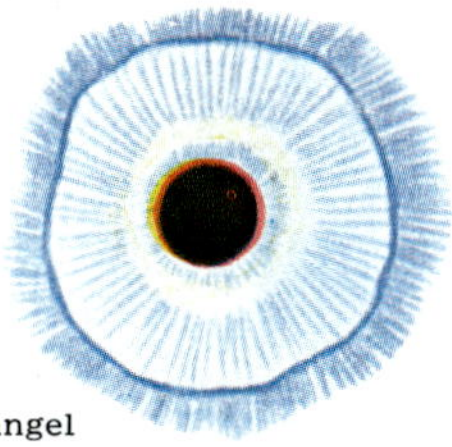

Abb. 28
Salzsäurering (elfenbeinfarbig) zu viel Salzsäurebildung (kann wandern vom PR zum KR)

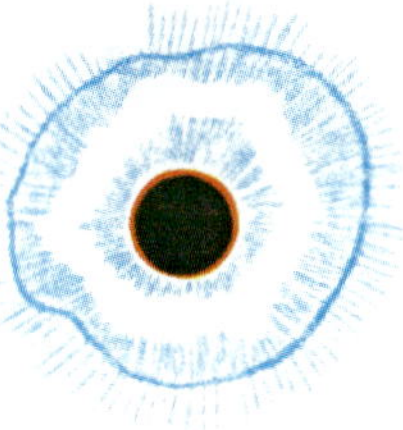

Abb. 29
leuchtender Kontraktionsring = seel. Verspannung

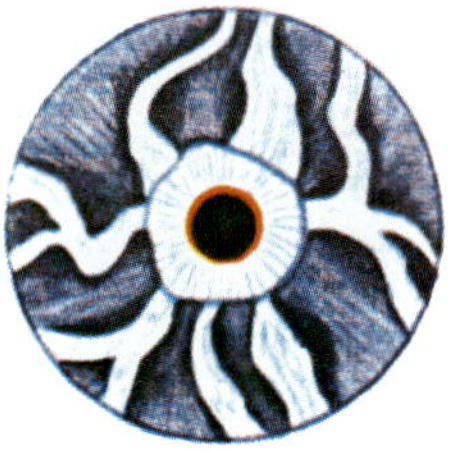

Abb. 30
„irrlichternde Iris" = große psych. Sensibilität

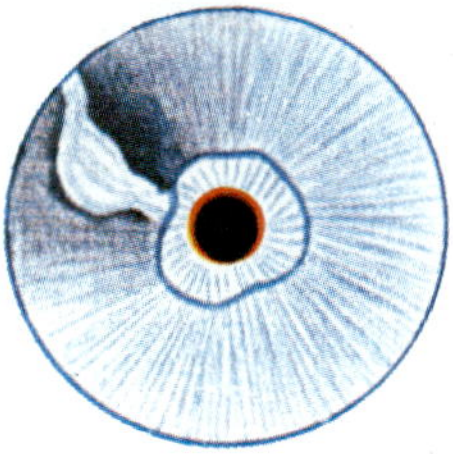

Abb. 31
„Geisterbrücke" = hyperspastische Psychopathen

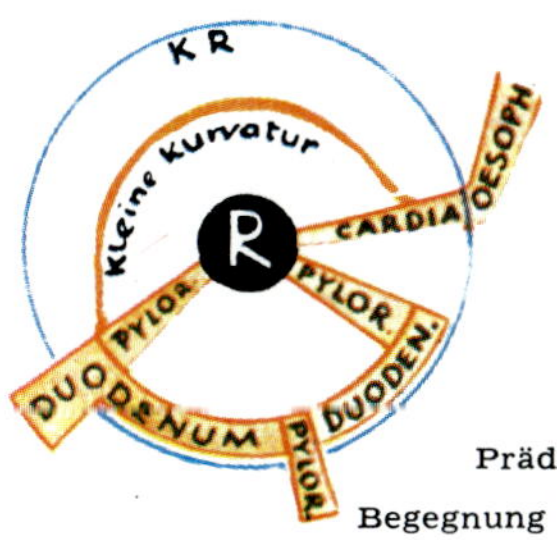

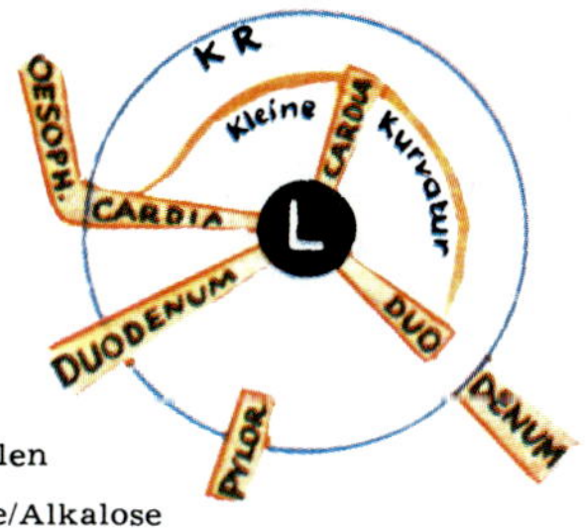

Abb. 32
Prädilektionsstellen des Ulcus:
Begegnung von Acidose/Alkalose

Cardia/Oesophagus — Magenstraße/Kleine Kurvatur — Pylorus/Duodenum

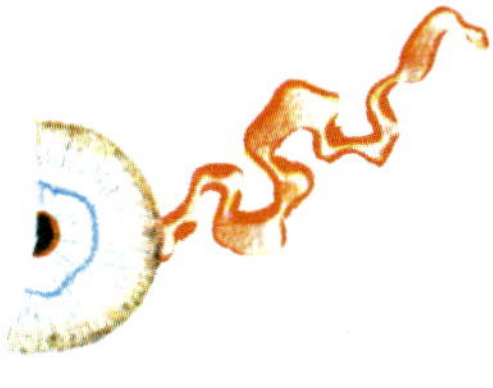

Abb. 33
Angioneurotisches Scleralgefäß
dunkler, anachrom. Irisrand
teils Überschwemmung — teils Austrocknung
Symptomen-Trias (im Wechsel): Migräne, Angina pect., Magenkrampf

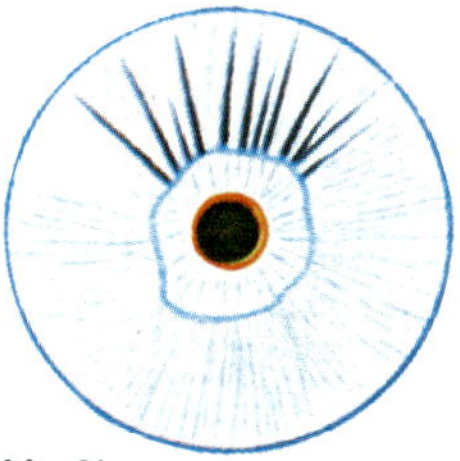

Abb. 34
frontale Solarstrahlen = Diencephalose
Cerebrale Schwäche mit Allergie und Atonie im Verdauungskanal, meist vererbt, Angstzustände

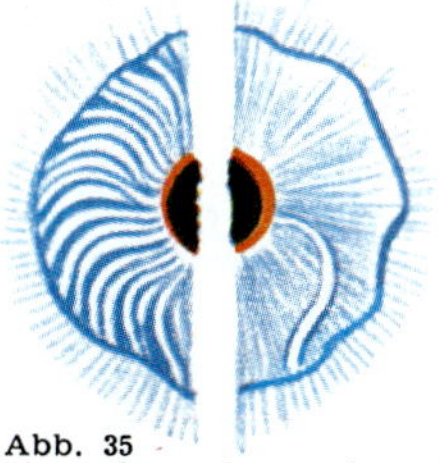

Abb. 35
Eine oder mehrere aberrable Fasern = gestörter Organrhythmus
Nachtarbeiter — unbiolog. Lebensweise

Carcinom-Genese

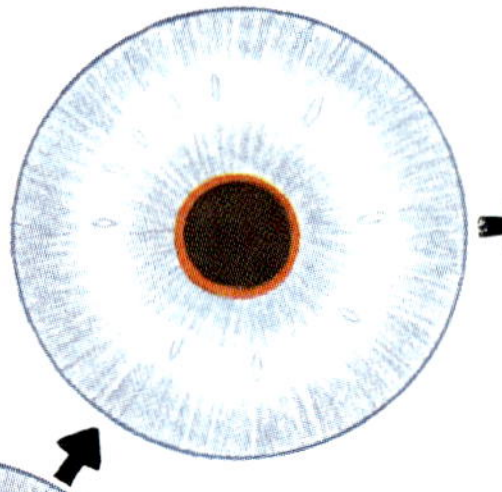

Abb. 37
Stadium der Aktivierung: Tumor bildet sich aus (ohne KR)

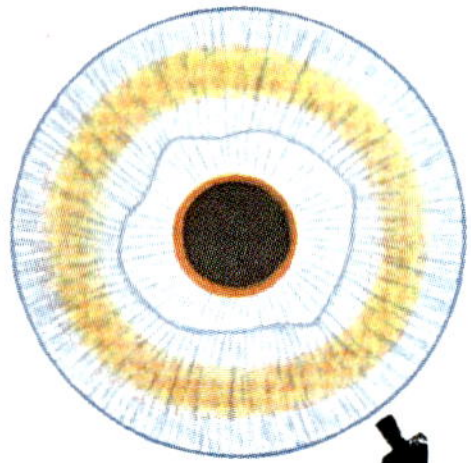

Abb. 38
Anhäufung von Aminosäuren (Fleischring)

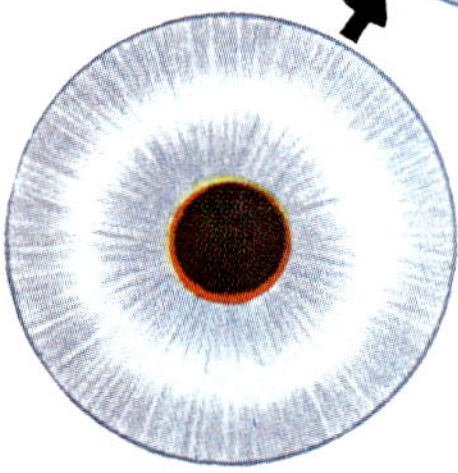

Abb. 36
Ansammlung von Milchsäure; gestörter Säure-Basenhaushalt (ohne KR)

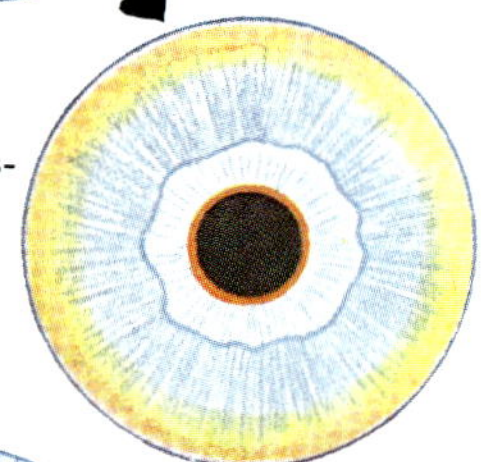

Abb. 39
Selbststeuerungsversuch über Haut-Lunge: Ekzem-Asthma

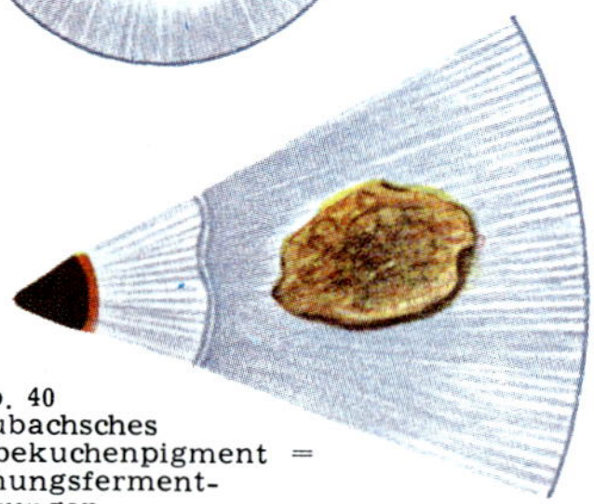

Abb. 40
Maubachsches Reibekuchenpigment = Atmungsferment-Störungen

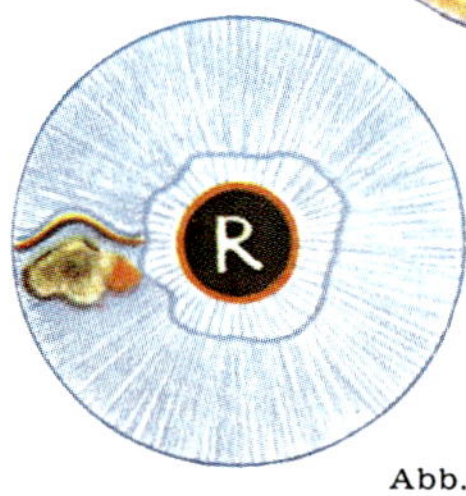

Abb. 41
Mit rotem Gefäß und rotem Pigment = abszeßartiger Tumor (besonders häufig in der Lunge)

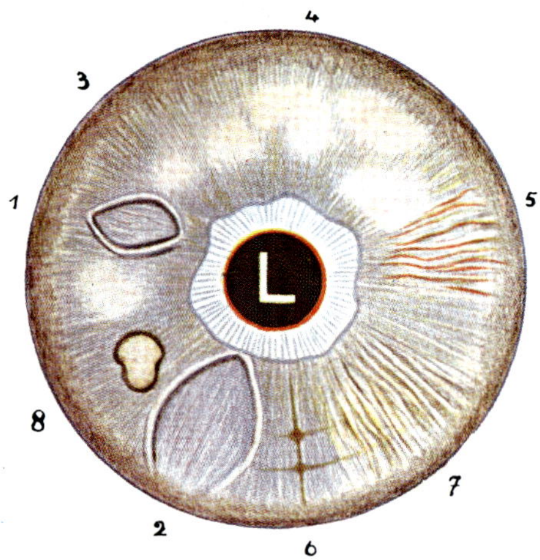

Abb. 42: Lymphatische Iris
1. Lakunen auf Mandelsektor (immer wieder aufflackernde Halserkrankungen)
2. Lakunen auf Sexualsektor
3. Irisfarbe am Rande abgeblaßt
4. Weiße Flocken überall (medikamentöse Belastung)
5. Feine rötliche Radialen auf dem Lungensektor mit kleinen grünlichen Verschmierungen = Cavernen
6. Radiäre Steinlinien auf Nierensektor = schon stattgefundener Nierensteinanfall
7. Rarefikation der Irisfasern mit gelblichbraunen Ausschwitzungen = arthritischer Schub mit teigiger Gelenkschwellung
8. Tophus, eng begrenzt und wellenförmig mit Farbverstärkung am Rand = Carcinom

Carcinom-Genese

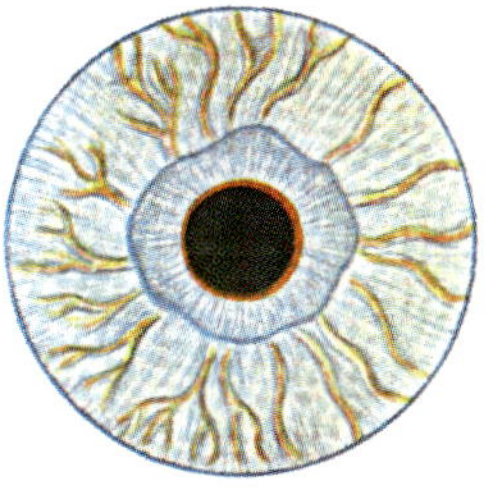

Abb. 43
Vasale Fehlsprossung

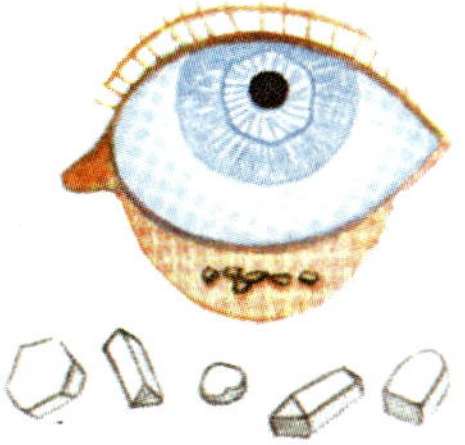

Abb. 44
Chron. Infektionen
(Versch. kristallinische Formen)

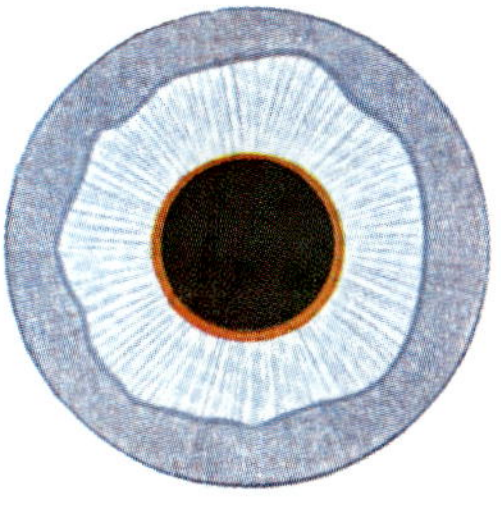

Abb. 45
Tuberkulöse Anfallsbereitschaft

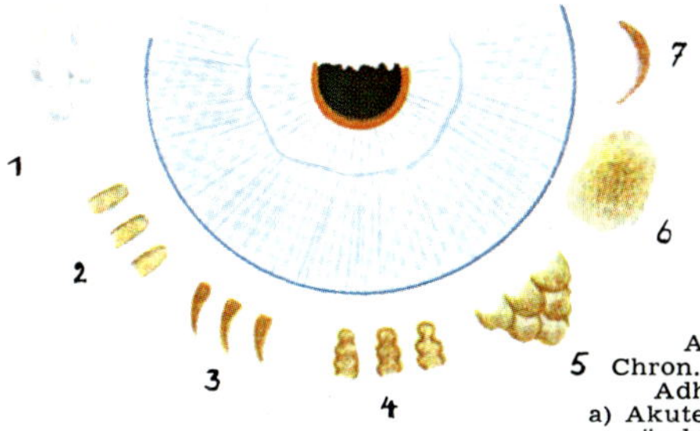

Abb. 46: Infekte mit Leberbelastung
1. Röntgensensibilität
2. Laënnecsche Cirrhose
3. Hanotsche Cirrhose
4. Paratyphus
5. Gelbe Leberatrophie
6. Schwangerschaftsflecke
7. Herzkollaps mit Leberbeteiligung

Abb. 47
Chron. Reiz durch Adhäsionen
a) Akute lokale Entzündung.
Entz. geht zurück
Verklebung stabilisiert
b) Verklebungsmassen ordnen sich zum Wachstum
c) ernst zu nehmendes Tumorzeichen

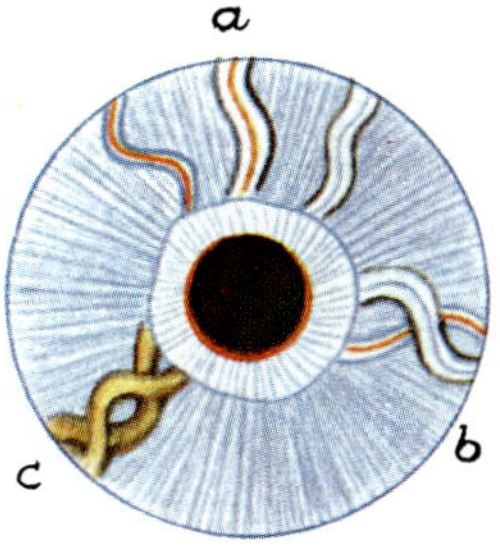

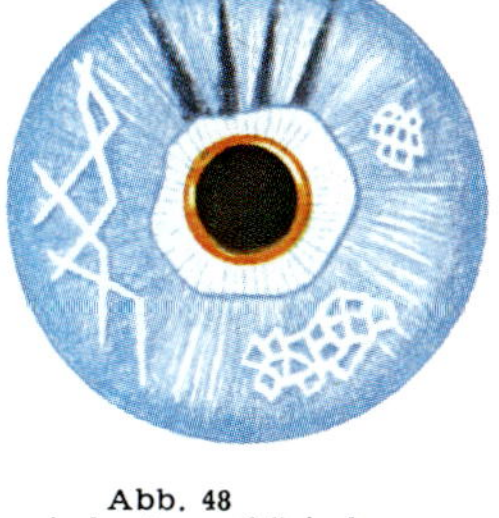

Abb. 48
Kosmisch-atmosphärische Empfindlichkeit:
verschiedene Stromadichte
farbverstärkter Irisrand
Neuronennetze
weitmaschige Strickmuster
frontale Solarstrahlen
Pergamentrand der Pupille
(demontierter Ring)

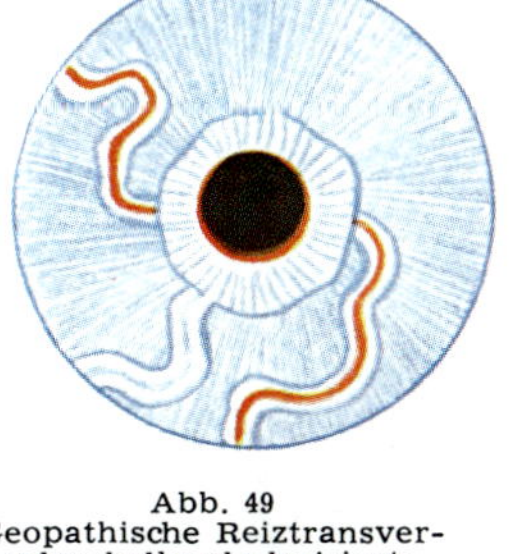

Abb. 49
Geopathische Reiztransversalen hellvaskularisiert:
akuter Reizzustand;
ausgetrocknet:
degenerative Zellschädigung
schnell wachsender Tumor

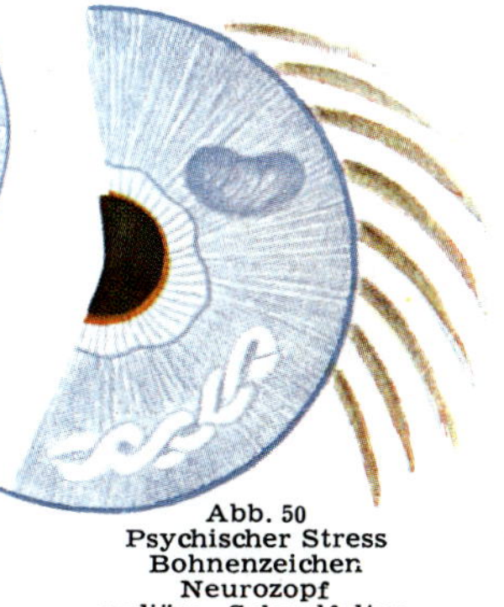

Abb. 50
Psychischer Stress
Bohnenzeichen
Neurozopf
radiäre Scleralfalten

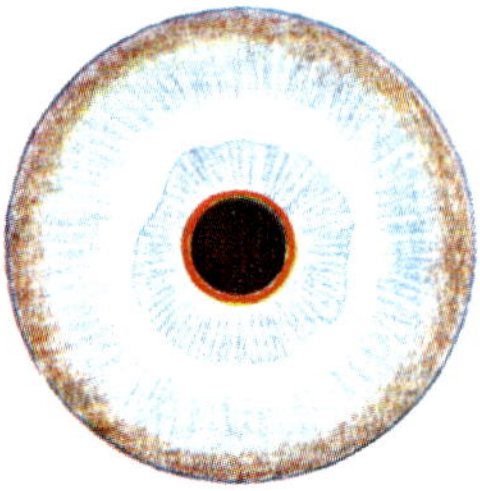

Abb. 51
Alkalische Abblassung

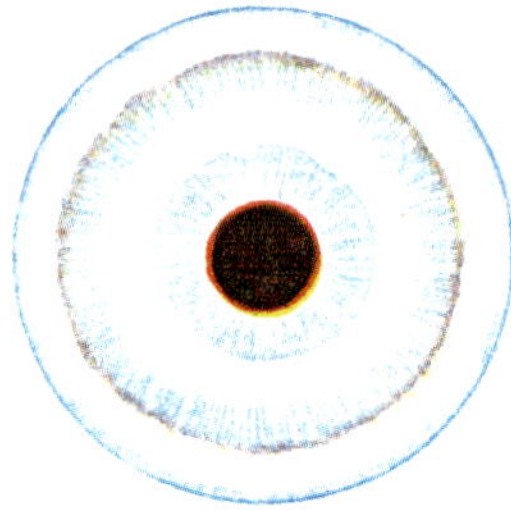

Abb. 52
Acidotischer Ring

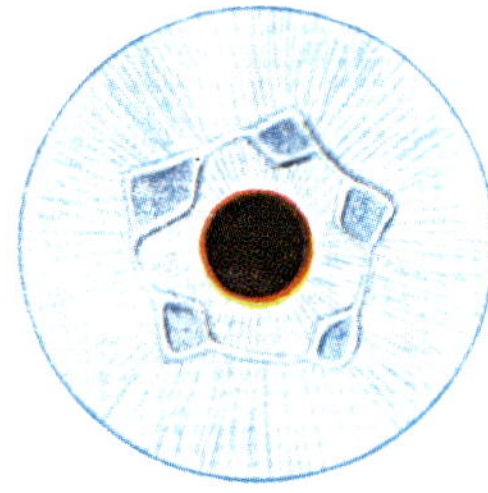

Abb. 53
Vitamin-D-Mangel

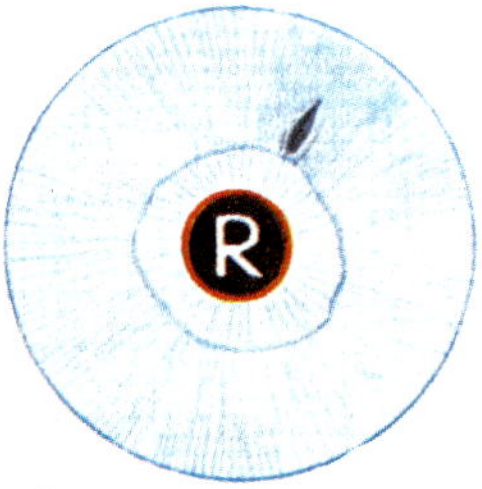

Abb. 54
Funktionsstörungen der Epithelkörperchen

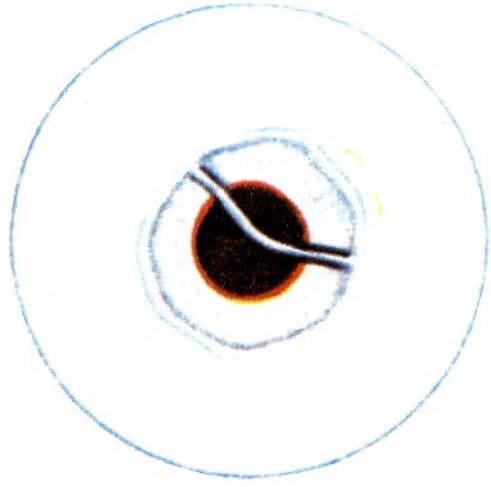

Abb. 55
Kochsches Seil auf reisfarb. Iris

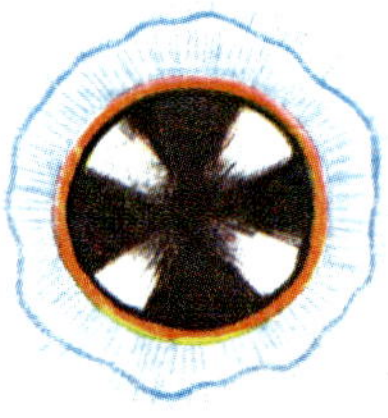

Abb. 56
Windmühlenkatarakt
Vit.-D-Mangel und Anheliose

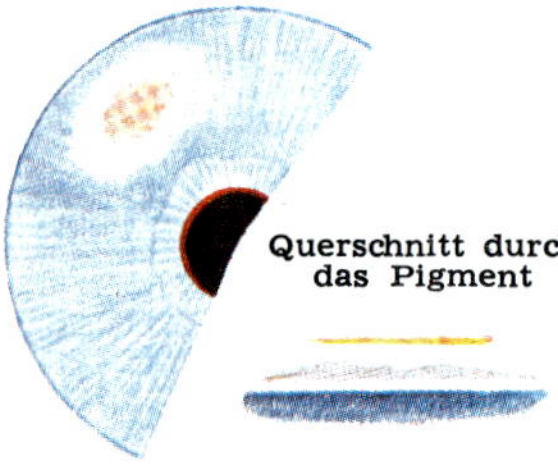

Abb. 57
Thyreogene oder parathyreogene Rachitis

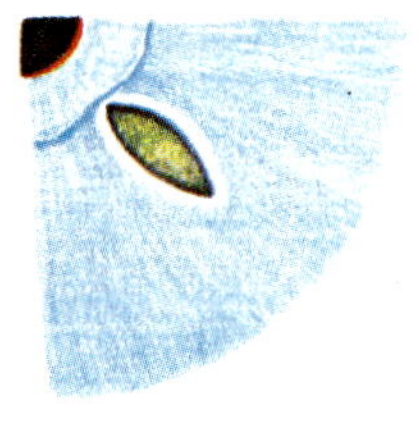

Querschnitt durch die Lakune

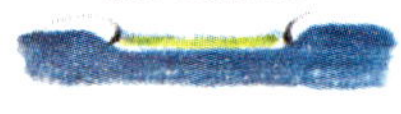

Abb. 58
Ostitis fibrosa Recklinghausen mit Epithelkörperchentumor (auf dem Hüftfeld) dazu blaue Sclera

Abb. 59

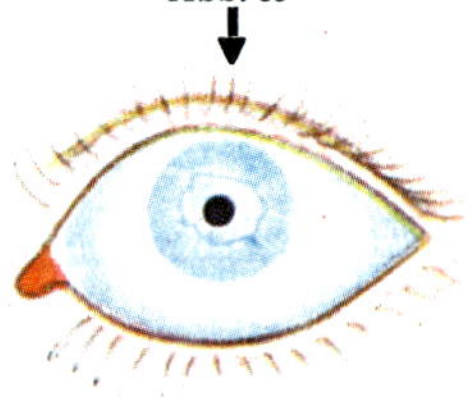

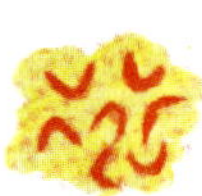

Hormonelles Pigment auf dem Epiphysensektor

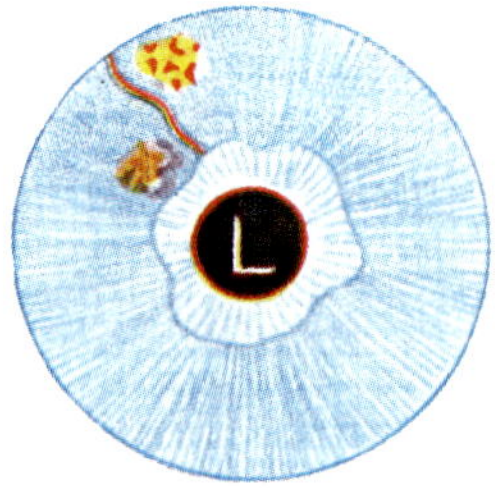

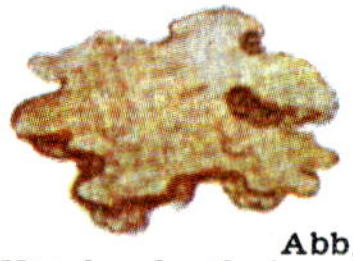

Abb. 60
Knochendysplasie mit Pubertas praecox

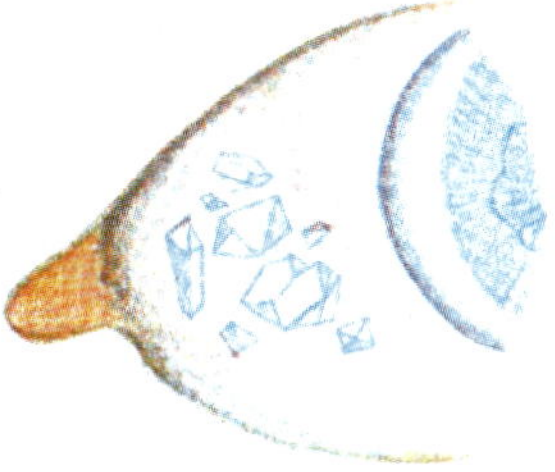

Abb. 61
Ostitis deform. „Paget"
Eisschollen auf der Pinguecula

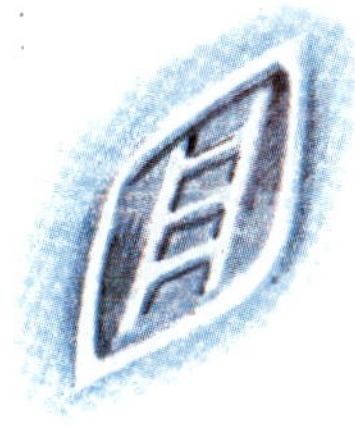

Abb. 62
Tumorbedingte
Knochenernährungs-
störung =
Leiterlakune

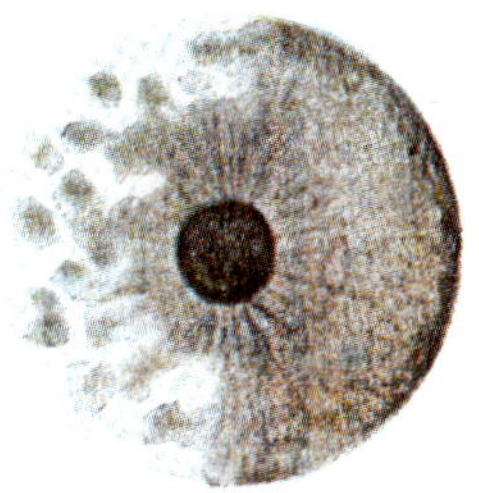

Abb. 63
Tumorring auf der Cornea
(nur bei Seitenbeleuchtung)

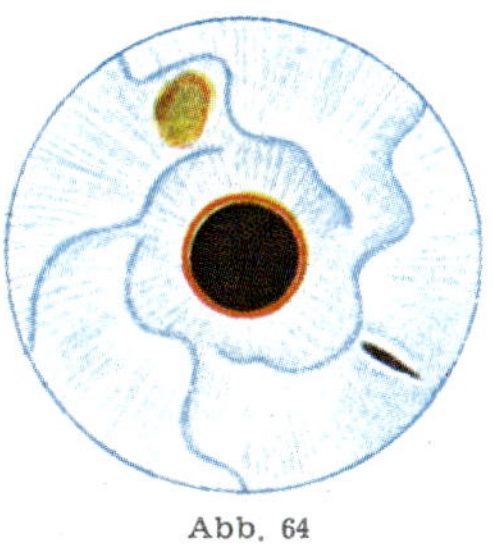

Abb. 64

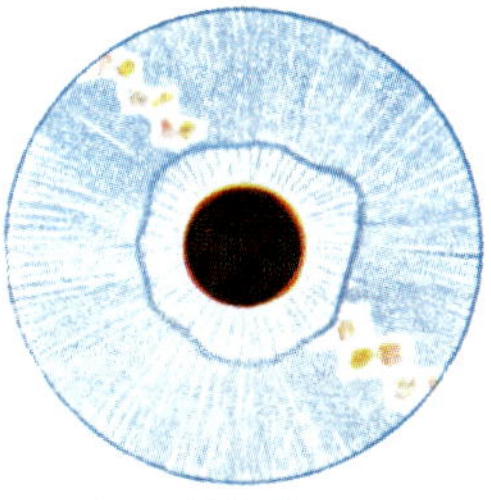

Abb. 65

Chondrodystrophie = Clowntyp, intelligent

Wagenradkrause und
lakunöse oder pigmentöse
Veränderungen:
Hypophyse—Thymus

oder
Maikäferband

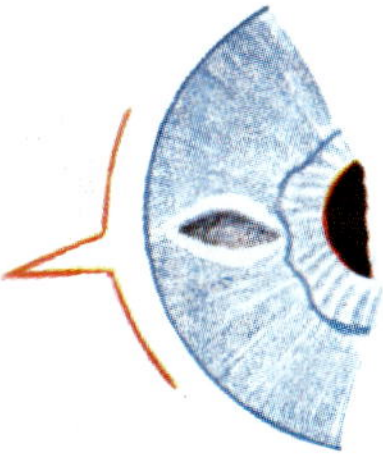

Abb. 66
Spontane Knochennekrose
(Axhausen)
Traumagefäß und Zufalls-
zeichen

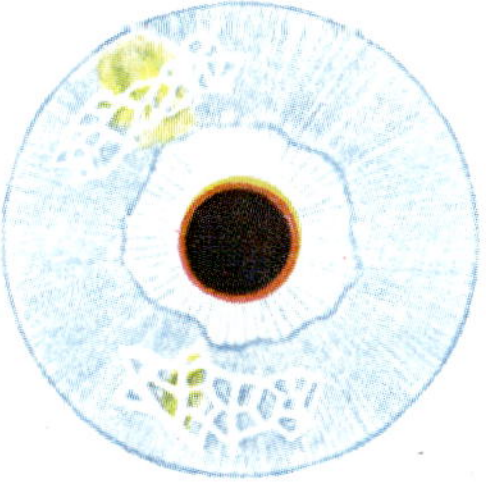

Abb. 67
Perthes'sche Krankheit
grüngelbe Einschmelzung
überdeckt mit feinmaschi-
gem Neuronennetz

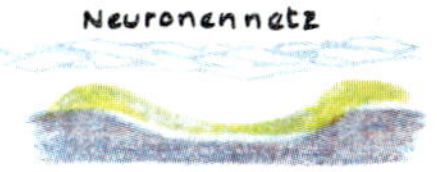

Querschnitt durch das
Pigment

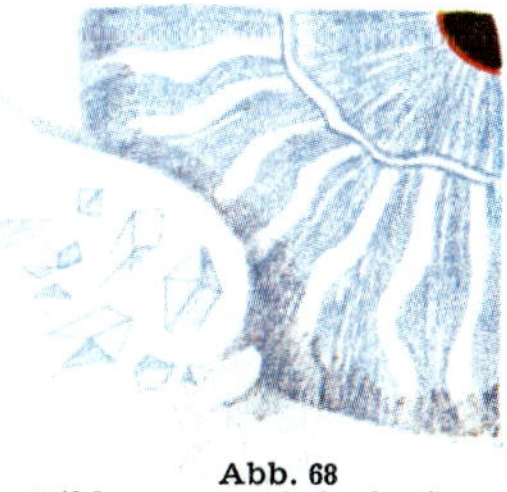

Abb. 68
Bildung von Gelenkmäusen
Limbuswucherung in die
Cornea mit kristallinischen
Auflagerungen und hellen
Radialen in der Iris

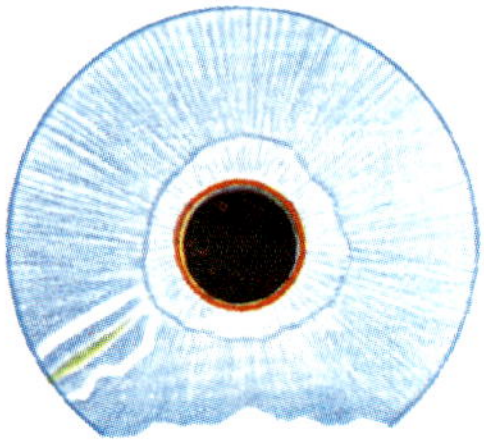

Abb. 69
Osteomyelitis
1. längl. Einschmelzung mit Begleitradialen
2. Traumagefäß
3. flache Sclerenüberwucherung

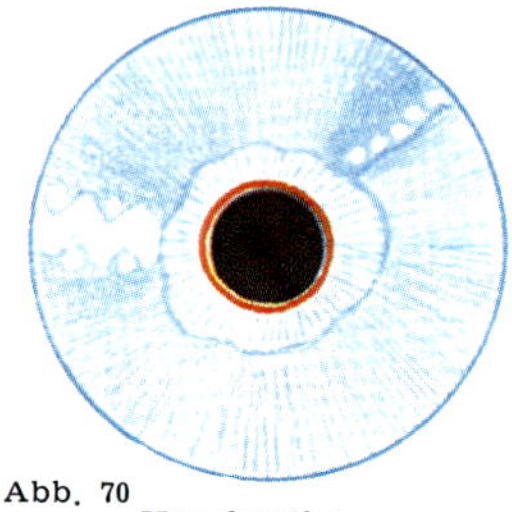

Abb. 70
Knochentbc.
1. Zickzackband
2. Osteoeierchen

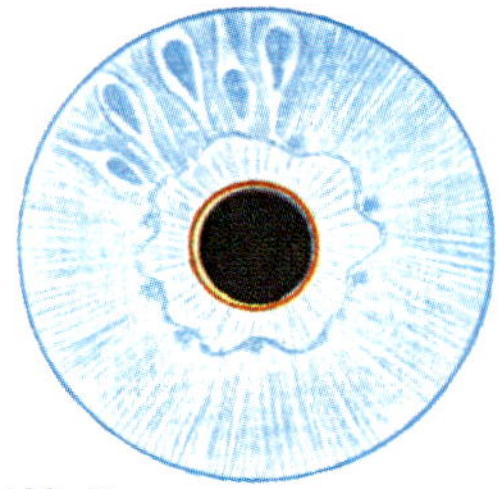

Abb. 71
Lymphogranulomatose
1. feinziselierte Drüsen in den Buchten des KR
2. tropfenförmige Lakunen

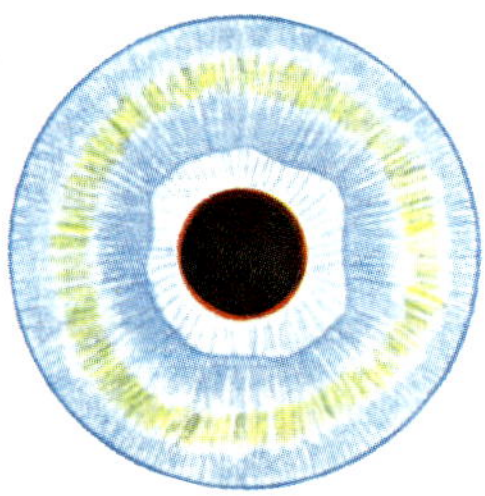

Abb. 72
Niemann-Picksche Krankheit

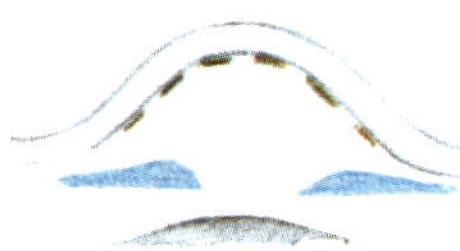

Abb. 74
Schüller-Christian-Handsche Krankheit

Speicherkrankheiten

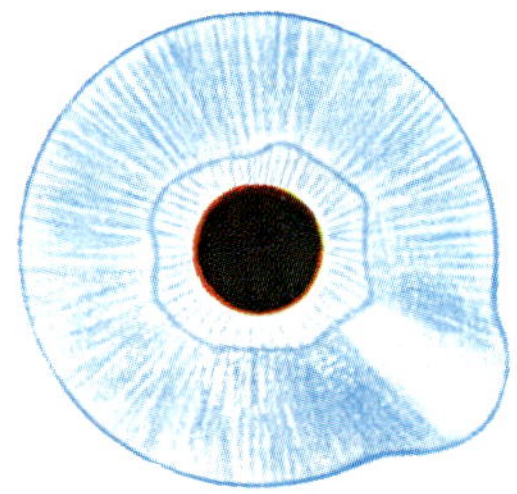

Abb. 73
Gauchersche Krankheit

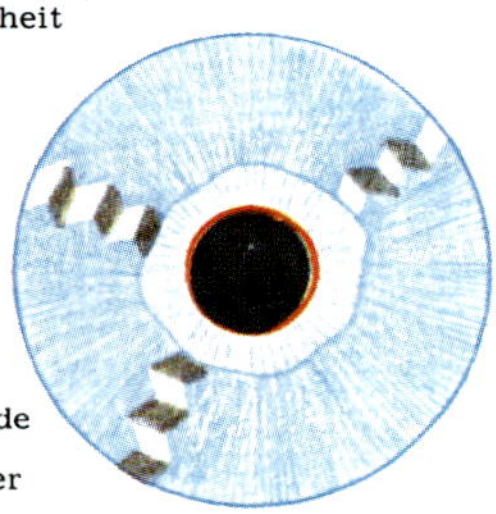

Abb. 75
Multiples Myelom
hellschimmernde gefältelte Zickzackbänder

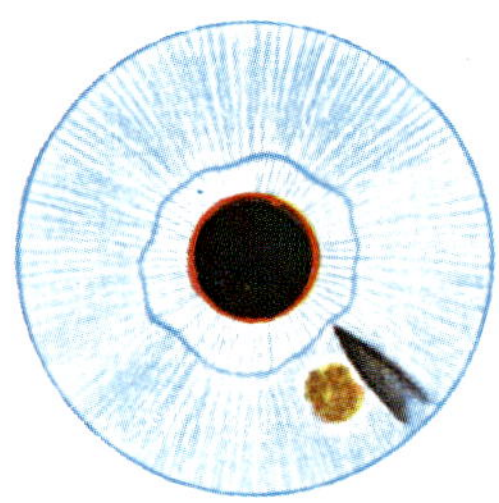

Abb. 76
Nephrogene Anämie
Torpedo mit Blumenkohl

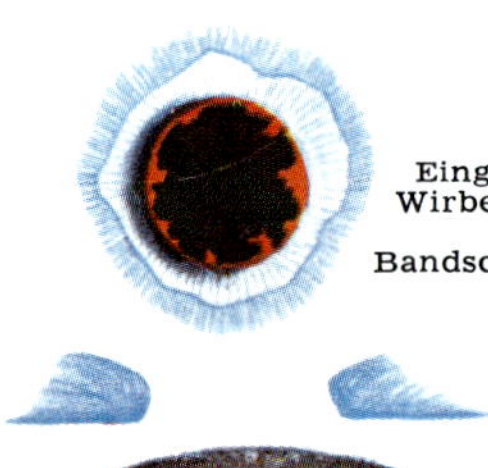

Abb. 77
Eingebrochener PR:
Wirbelkörper—Zackenbildung
Bandscheiben—Anomalien

Querschnitt

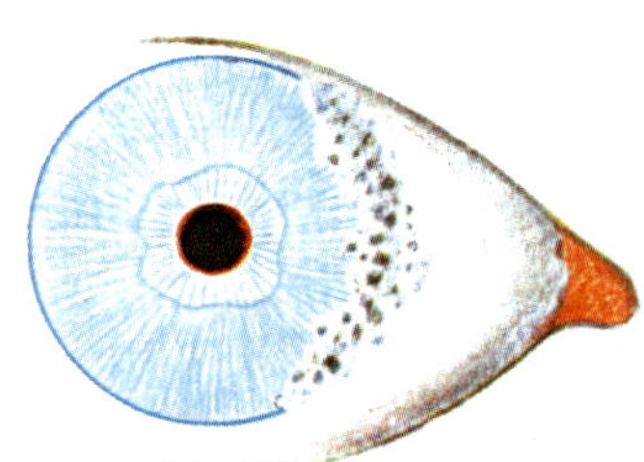

Abb. 78
Spondylarthrosisring auf der Sclera

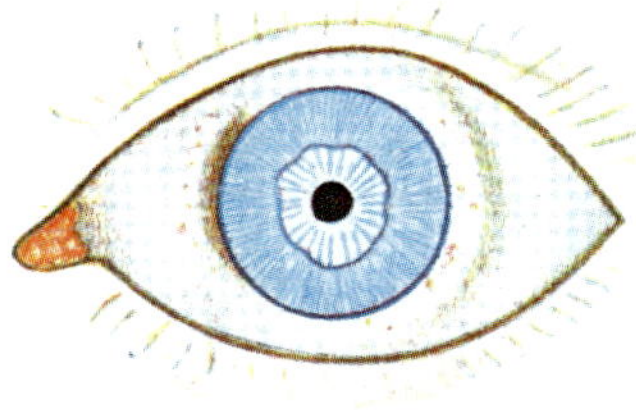

Abb. 79
„Limes romanus“
Myogelosen im Bereich der HWS
Sympathicusbelastung

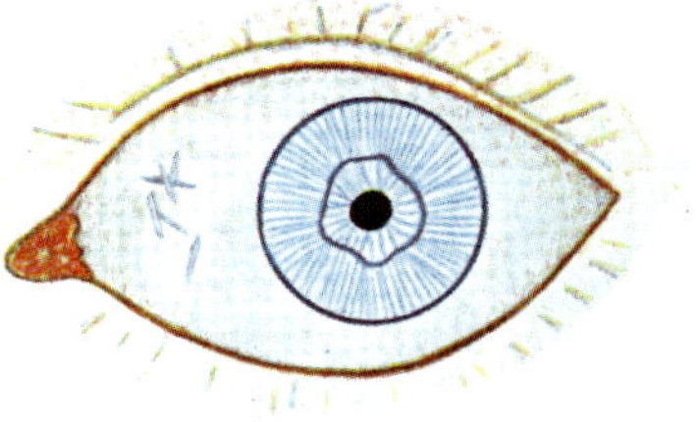

Abb. 80
Eisnadelpinguecula
arthrot. Zacken an den Wirbelkörpern

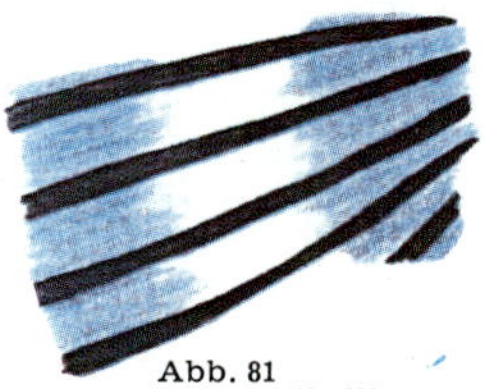

Abb. 81
Transparente Fibrillen
Polyarthritis rheumatica

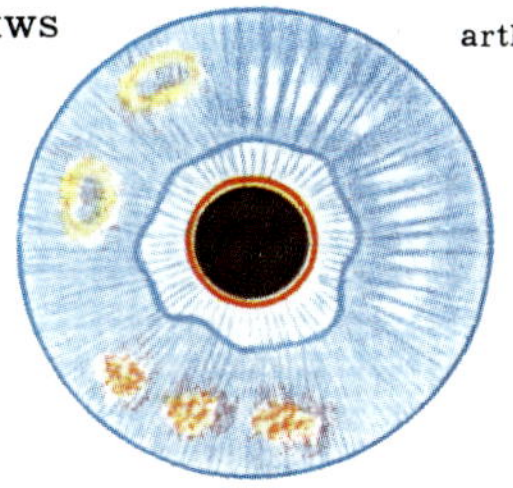

Abb. 82
Einlagerungen
in die Gelenkknorpel

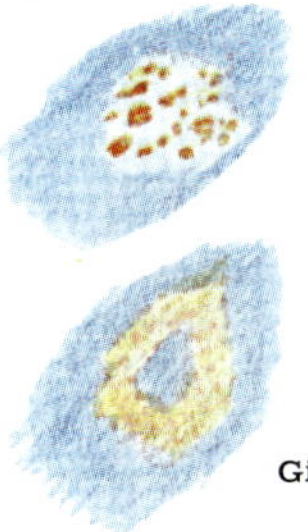

Arthropathia
alcaptonurica

Gicht

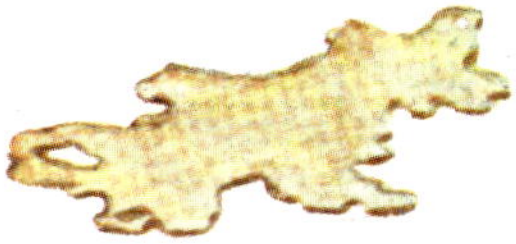

Klimakterisch:
Hellbräunliches, ganz flach
aufliegendesBleigußpigment

Abb. 83
Hormonell gesteuerte
Arthritis

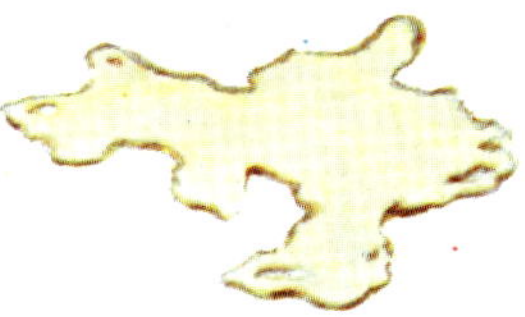

Cortison:
Strohgelbes Bleigußpigment

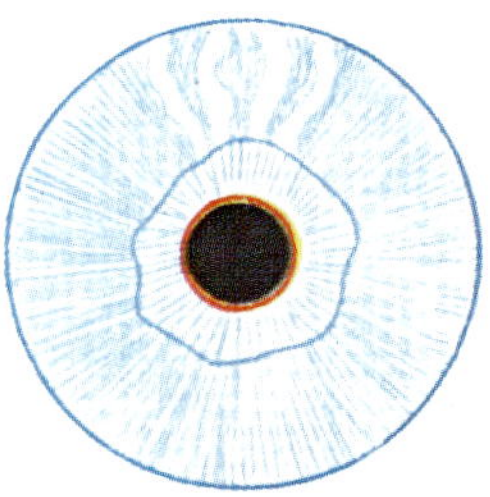

Abb. 84
Neurotrophische Gelenk-
erkrankung:
arthritische Radialen im
Hypothalamussektor

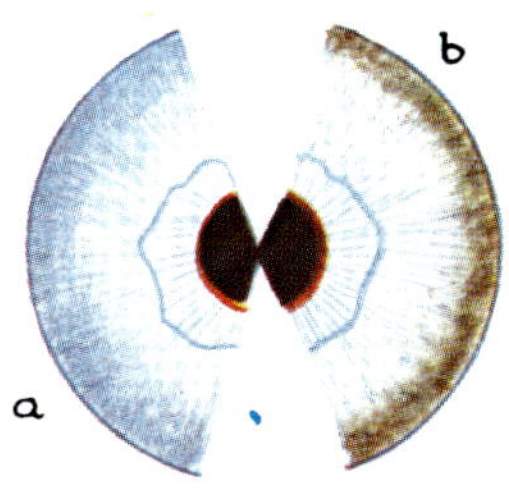

Abb. 85
Wärmeregulationsstörung
bei peripherer Anämie
a) zu wenig } Wärmeabgabe
b) zu viel

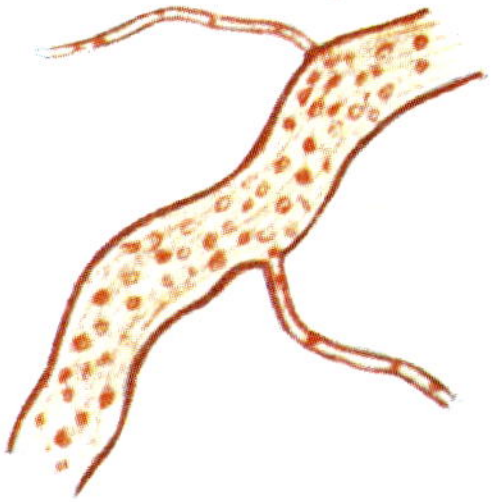

Abb. 86
Durchblutungsstörungen
als Rheumaursache:
großes Scleralgefäß mit
ganz engen Abzweigungen =
Wetterfühligkeit

Krankheiten der Muskulatur

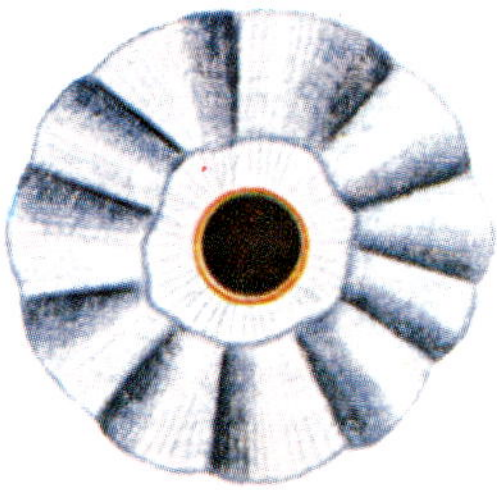

Abb. 87
Dystrophia musculorum progressiva
Pergamentrolleniris

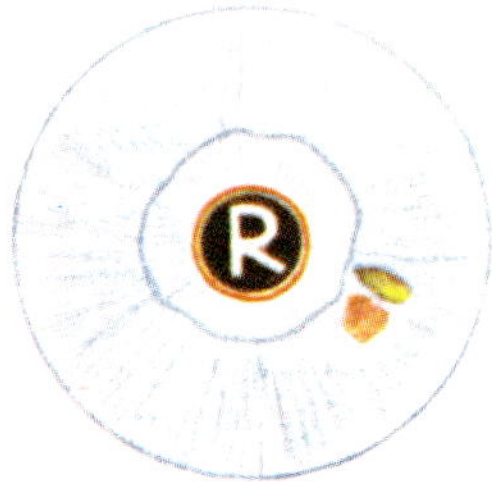

Abb. 88
Myasthenia gravis pseudoparalytica
Tumorzeichen auf dem Thymussektor

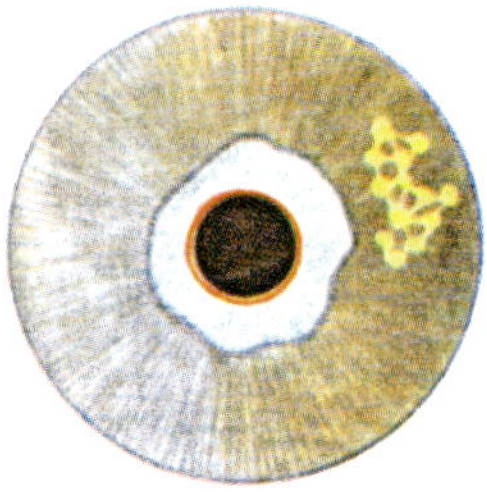

Abb. 89
Myotonia congenita
Acetylcholinpigment

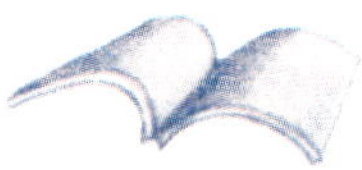

wie ein aufgeschlagenes Buch

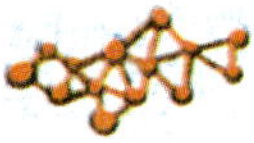

Differentialdiagnose:
Adrenalinpigment

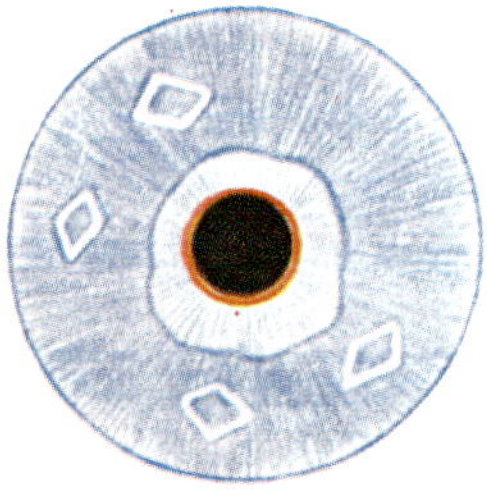

Abb. 90
Osteolakunen rautenförmig, abgerückt vom KR

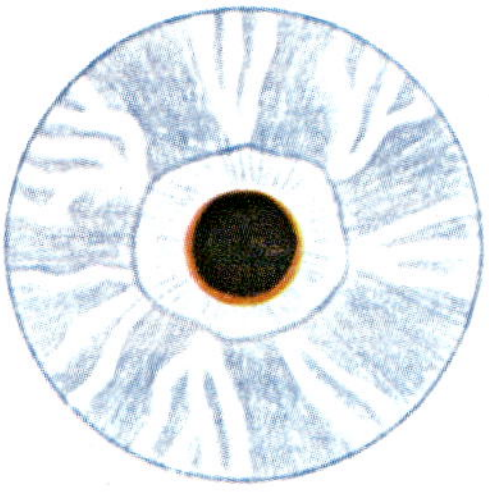

Abb. 91
Calcinosis universalis:
exsudative gebündelte Radialen

Sachverzeichnis